妇产科主治医师
资格考试精选题集

第四版

卫生专业职称考试研究专家组　编写

中国健康传媒集团

中国医药科技出版社

内 容 提 要

本书由具有多年教学和考前辅导经验的老师，在研究分析了妇产科主治医师资格考试的考纲考点和历年真题命题规律的基础上精心编写而成。全书共二十六章，根据大纲所要求的考点，分章节精选试题 3000 余道，题量丰富，题型全面，题目针对性强；书中还附有综合复习题，有助于考生快速掌握考试重点内容，便于自测和提前感受考试氛围，在短期内提高复习效果。本书是参加妇产科主治医师职称考试考生的制胜参考书。

图书在版编目（CIP）数据

妇产科主治医师资格考试精选题集/卫生专业职称考试研究专家组编写 . —4 版 . —北京：中国医药科技出版社，2018.9

ISBN 978 – 7 – 5214 – 0432 – 6

Ⅰ. ①妇…　Ⅱ. ①卫…　Ⅲ. ①妇产科学 – 资格考试 – 习题集　Ⅳ. ①R71 – 44

中国版本图书馆 CIP 数据核字（2018）第 213631 号

美术编辑　陈君杞
版式设计　张　璐

出版　**中国健康传媒集团** | 中国医药科技出版社
地址　北京市海淀区文慧园北路甲 22 号
邮编　100082
电话　发行：010 – 62227427　邮购：010 – 62236938
网址　www. cmstp. com
规格　787 × 1092mm $^1/_{16}$
印张　14 $^1/_2$
字数　345 千字
初版　2014 年 11 月第 1 版
版次　2018 年 9 月第 4 版
印次　2018 年 9 月第 1 次印刷
印刷　北京市密东印刷有限公司
经销　全国各地新华书店
书号　ISBN 978 – 7 – 5214 – 0432 – 6
定价　**45.00 元**

编 委 会
（按姓氏笔画排序）

前言 PREFACE

　　卫生专业技术资格考试是由国家人力资源和社会保障部、国家卫生健康委员会（简称卫健委）共同组织实施的全国性卫生专业职称考试，包括西医、中医、计生类等五十余个专业。由卫健委人才交流中心负责报名、资格审核等全部考务工作。考试每年进行一次，一般在 5 月中下旬举行。其考试科目包括"基础知识""相关专业知识""专业知识""专业实践能力"等 4 项。考试成绩在各科目中以 100 为满分计算，每科目成绩达到 60 分为合格，考试成绩有效期 2 年。所有 4 个科目在 2 年内全部合格者可申请该级专业技术资格。

　　现在的您，还在为卫生专业技术资格考试而一筹莫展吗？还在为找不到复习重点而无从下手吗？我们组织了具有丰富教学和考前辅导经验的专家老师，深入研究多年来的命题规律，围绕最新考试大纲，精心编写了《妇产科主治医师资格考试精选题集》，为您的职场晋升提供助力。

　　本书依据考试大纲，分章节组织题目，考点全面覆盖，题量丰富，题型设置与卫生技术资格考试对该级别的要求完全一致，内容针对性强，可有效地帮助您熟悉学科内容，梳理考点知识，把握考试重点，成功过关！本书是参加妇产科主治医师资格考试考生的制胜辅导用书。

　　为了更好地为大家服务，欢迎广大读者提出宝贵意见，我们将在今后的工作中不断修订完善。反馈信息请发送至邮箱：kszx405@163.com。

　　愿本书陪伴您一起度过快乐、充实的学习时光！

目录 CONTENTS

第一章　女性生殖系统解剖

【A1/A2 型题】

1. 下列关于宫颈的叙述，哪项是错误的
   A. 主要由结缔组织构成
   B. 宫颈管黏膜为单层高柱状上皮
   C. 宫颈管内黏液栓呈碱性，无周期性变化
   D. 宫颈阴道部由鳞状上皮覆盖
   E. 宫颈外口柱状上皮与鳞状上皮交界处是宫颈癌的好发部位

2. 骨盆最小平面的范围，前面为耻骨联合下缘，两侧为坐骨棘，后面是
   A. 第 4~5 骶椎间
   B. 第 3~4 骶椎间
   C. 骶岬
   D. 骶骨下端
   E. 骶尾关节

3. 骨盆的关节包括
   A. 耻骨联合与骶尾关节
   B. 耻骨联合与骶髂关节
   C. 耻骨联合、骶髂关节与骶尾关节
   D. 骶髂关节与骶尾关节
   E. 骶尾关节

4. 女性的性腺器官是
   A. 阴道　　　　　　　B. 卵巢
   C. 输卵管　　　　　　D. 子宫
   E. 外阴

5. 关于卵泡的结构，下列选项中哪项是不恰当的
   A. 结缔组织分化形成卵泡膜
   B. 卵泡生长时期有颗粒层和卵丘形成
   C. 由卵母细胞和颗粒细胞构成基本结构
   D. 卵泡腔形成发生在次级卵泡阶段
   E. 透明带出现在原始卵泡

6. 关于女性外生殖器的叙述，正确的是
   A. 阴阜位于耻骨联合前面，皮下脂肪丰富，青春期该部位开始生长阴毛，呈尖端向上的三角形
   B. 外生殖器包括阴阜、阴道、阴蒂、大阴唇、小阴唇及阴道前庭
   C. 阴道前庭为双侧大阴唇之间的菱形区
   D. 前庭大腺开口于小阴唇与处女膜之间的沟内
   E. 正常情况检查时可触及前庭大腺

7. 关于成年妇女子宫的形态学特征，下述正确的是
   A. 重约 150 g
   B. 下部较上部宽
   C. 长度 7~8 cm
   D. 宫体∶宫颈 = 1∶2
   E. 宫腔容量约 10 ml

8. 卵巢表面覆盖有
   A. 浆膜　　　　　　　B. 结缔组织
   C. 生发上皮　　　　　D. 卵巢间质
   E. 卵巢白膜

9. 关于阴道前庭的解剖结构，叙述正确的是
   A. 阴蒂位于前庭内，含有丰富的神经末梢
   B. 前庭大腺位于大阴唇后部，妇科检查时可扪及
   C. 前庭大腺开口于小阴唇和大阴唇之间
   D. 有尿道口和阴道口通过
   E. 前庭区内有肛门通过

10. 下列选项中参与构成盆膈的肌肉是
    A. 肛提肌　　　　　　B. 会阴深横肌
    C. 会阴浅横肌　　　　D. 坐骨海绵体肌
    E. 球海绵体肌

11. 子宫最狭窄的部分是
    A. 组织学内口　　　　B. 解剖学内口
    C. 子宫颈管　　　　　D. 子宫峡部

E. 子宫外口

12. 可限制子宫向两侧移动的是

A. 宫骶韧带   B. 主韧带

C. 圆韧带   D. 阔韧带

E. 卵巢子宫索

13. 防止子宫脱垂的主要韧带是

A. 子宫阔韧带   B. 子宫主韧带

C. 骶子宫韧带   D. 子宫圆韧带

E. 子宫系膜

14. 能够维持子宫在盆腔内正常位置的是

A. 骨盆底肌肉及其上下筋膜的支托作用

B. 膀胱和直肠的支撑

C. 子宫四对韧带及盆底组织的支托作用

D. 腹腔压力的作用

E. 子宫四对韧带的作用

15. 自输卵管伞端延伸至盆壁的韧带是

A. 主韧带   B. 阔韧带

C. 骨盆漏斗韧带   D. 子宫骶骨韧带

E. 圆韧带

16. 关于卵巢动脉的描述，下列选项中不恰当的是

A. 自腹主动脉分出，左侧可来自左肾动脉

B. 右侧卵巢动脉多来自右肾动脉

C. 在腹膜后沿腰大肌前下行至骨盆缘处

D. 卵巢动脉经卵巢系膜进入卵巢门

E. 卵巢动脉分出若干支营养输卵管

17. 临床上寻找卵巢血管的解剖学标志是

A. 卵巢悬韧带 – 卵巢门

B. 卵巢子宫索

C. 子宫阔韧带

D. 卵巢系膜

E. 卵巢固有韧带

18. 关于女性内生殖器的血供，下列哪项描述不恰当

A. 营养子宫的动脉是腹主动脉的分支

B. 子宫动脉发出阴道支营养阴道

C. 输卵管的血液供应来于子宫动脉和卵巢动脉

D. 卵巢血液供应来自于子宫动脉和卵巢动脉

E. 子宫动脉分支营养子宫、卵巢、输卵管和阴道

19. 关于女性生殖器淋巴的回流，下列叙述哪项不正确

A. 外阴淋巴大部分汇入腹股沟浅淋巴

B. 阴道下 1/3 段淋巴汇入腹股沟浅淋巴

C. 腹股沟浅淋巴汇入髂淋巴

D. 子宫颈淋巴汇入腹股沟深淋巴

E. 子宫体淋巴汇入腰淋巴

20. 子宫动脉来自于

A. 髂内动脉   B. 髂外动脉

C. 髂总动脉   D. 股主动脉

E. 腹主动脉

21. 以下哪个结构不是由腹膜构成的

A. 卵巢悬韧带   B. 卵巢系膜

C. 输卵管系膜   D. 卵巢固有韧带

E. 阔韧带

22. 行子宫与附件切除术时，切断下述哪根韧带容易损伤输尿管

A. 骨盆漏斗韧带   B. 骶骨韧带

C. 主韧带   D. 阔韧带

E. 圆韧带

23. 关于骨盆出口的组成，下述哪项是正确的

A. 由 1 个三角形组成

B. 由 2 个大小不等的三角形组成

C. 由 2 个在不同平面的三角形组成

D. 由共用一条边的不在同一个平面的 2 个三角形组成

E. 由 3 个大小不等的三角形组成

24. 固定宫颈位置的主要韧带是

A. 宫骶韧带   B. 主韧带

C. 骨盆漏斗韧带   D. 阔韧带

E. 圆韧带

25. 下列选项中属于海绵体组织的是

A. 阴阜   B. 大阴唇

C. 小阴唇   D. 阴蒂

E. 处女膜

26. 有关子宫动脉的描述，下列选项中不恰当的是

A. 子宫动脉的下支可营养子宫颈和阴道

上部
    B. 约距宫颈内口处水平与输尿管交叉
    C. 在宫颈阴道部分为上、下两支
    D. 子宫动脉的上支可营养子宫体、卵巢和输卵管
    E. 是髂内动脉前干的分支

27. 女性盆腔淋巴分组不包括
    A. 髂外淋巴组　　　B. 髂内淋巴组
    C. 骶前淋巴组　　　D. 闭孔淋巴组
    E. 腰淋巴组

28. 下列哪种结构没有参与会阴边界的围成
    A. 耻骨下支　　　B. 尾骨尖
    C. 耻骨联合下缘　　　D. 坐骨棘
    E. 骶结节韧带

29. 子宫动脉上支至宫角处分为
    A. 卵巢支与输卵管支
    B. 宫底支、宫体支与宫颈支
    C. 宫底支、卵巢支与输卵管支
    D. 宫体支、宫颈支与阴道支
    E. 宫体支、卵巢支与输卵管支

30. 成熟卵泡分泌大量雌激素是由于
    A. 黄体生成素的作用
    B. 在 LH 协同下卵泡刺激素的作用
    C. 绒毛膜促性腺激素的作用
    D. 雌激素的作用
    E. 孕激素的作用

【B型题】
(31～32题共用备选答案)
    A. 骨盆轴　　　B. 骨盆倾斜度
    C. 坐骨切迹　　　D. 骶骨岬
    E. 耻骨弓角度
31. 与中骨盆及出口横径有关的是
32. 站立时骨盆入口平面与地面形成的角度称为
(33～35题共用备选答案)
    A. 圆韧带　　　B. 主韧带

    C. 子宫骶韧带　　　D. 卵巢固有韧带
    E. 骨盆漏斗韧带

33. 从子宫颈到达骨盆侧壁的是
34. 从子宫底部前壁到两侧大阴唇的是
35. 将宫颈向上牵引，间接维持子宫前倾的是
(36～37题共用备选答案)
    A. 阴道动脉
    B. 阴部内动脉
    C. 痔中动脉
    D. 子宫动脉宫体支
    E. 子宫动脉的宫颈－阴道支
36. 阴道上段的血供来自于
37. 阴道中段的血供来自于
(38～39题共用备选答案)
    A. 骨盆入口略呈三角形，两侧壁内聚，耻骨弓较窄
    B. 入口略呈圆形，横径较前后径稍长，耻骨弓较宽
    C. 入口呈卵圆形，前后径较横径稍长，耻骨弓较窄
    D. 入口呈扁平状，横径长而前后径短，耻骨弓宽
    E. 入口呈肾形，骶骨下段向后移，尾骨呈钩状，耻骨弓宽
38. 女型骨盆的形态为
39. 男型骨盆的形态为

参考答案

1. C　2. D　3. C　4. B　5. E　6. D
7. C　8. C　9. D　10. A　11. D　12. D
13. B　14. C　15. C　16. B　17. A　18. A
19. D　20. A　21. D　22. C　23. D　24. B
25. D　26. C　27. D　28. D　29. C　30. B
31. C　32. B　33. B　34. A　35. C　36. E
37. A　38. B　39. A

第二章 女性生殖系统生理

【A1/A2 型题】

1. 关于性周期的调节，下列叙述不正确的是
- A. 黄体萎缩，雌、孕激素量急剧减少
- B. 雌激素使子宫内膜呈分泌期变化
- C. 排卵前雌激素水平达高峰
- D. 排卵发生在下次月经前 14 天
- E. 排卵后雌激素水平开始下降

2. 为确定有无排卵，可测定血清中的
- A. 雌二醇
- B. 促卵泡激素
- C. 黄体生成激素
- D. 孕酮
- E. 睾酮

3. 排卵是指下列哪些结构一起随卵泡液自卵巢排入到盆腔的过程
- A. 颗粒层、透明带、初级卵母细胞和第一极体
- B. 透明带、放射冠、次级卵母细胞和第一极体
- C. 卵丘、初级卵母细胞和第一极体
- D. 透明带、放射冠、初级卵母细胞和第一极体
- E. 卵泡膜、次级卵母细胞和第一极体

4. 关于生殖系统的周期性变化，叙述正确的是
- A. 阴道上皮排卵前主要表现为脱落，排卵后主要表现为增生
- B. 宫颈黏液排卵期可查见椭圆体，排卵后可查见羊齿状结晶
- C. 雌激素可增加输卵管的收缩速度，减少输卵管的收缩频率
- D. 雌激素可抑制输卵管黏膜上皮纤毛细胞的生长
- E. 雌激素可促进乳腺管增生，孕激素可促进乳腺小叶生长

5. 下列哪项不属于孕激素的生理作用
- A. 使宫颈口闭合
- B. 使阴道上皮细胞脱落加快
- C. 使基础体温在排卵后升高 1℃
- D. 促使子宫内膜由增生期变为分泌期
- E. 促进水钠排泄

6. 关于黄体的形成、发育和功能，下列描述恰当的是
- A. 维持 14 天左右均退化
- B. 分泌孕激素
- C. 排卵后由卵泡内膜和卵泡颗粒细胞形成
- D. 排卵后由卵泡膜形成
- E. 排卵后由卵泡细胞形成

7. 关于性激素对下丘脑、垂体的反馈作用，下述恰当的是
- A. 雌激素：负反馈；孕激素：负反馈
- B. 雌激素：正反馈；孕激素：负反馈
- C. 雌激素：负反馈；孕激素：正反馈
- D. 雌激素：正、负反馈；孕激素：负反馈
- E. 雌激素：负反馈；孕激素：正、负反馈

8. 雌激素的作用是
- A. 降低阴道酸度
- B. 使宫颈腺分泌减少
- C. 抑制输卵管运动
- D. 促进乳腺腺泡上皮增生
- E. 促进子宫内膜增生

9. 关于卵巢黄体的形成与退化，下列哪项叙述不恰当
- A. 如未受精，排卵后 9～10 天黄体开始退化
- B. 排卵后 7～8 天黄体成熟
- C. 黄体的寿命平均为 14 天
- D. 黄体衰退后雌激素、孕激素水平降至最低，月经来潮
- E. 排卵后 14～16 天，黄体完成其退化全过程，形成白体

10. 下列哪项不属于雄激素的生理作用
    A. 促进蛋白质的合成
    B. 促使子宫发育和肌层变厚
    C. 刺激骨髓红细胞生成
    D. 减缓子宫内膜的生长
    E. 可引起水肿

11. 卵泡发育的过程，不包括下列哪项
    A. 成熟卵泡   B. 窦前卵泡
    C. 窦状卵泡   D. 闭锁卵泡
    E. 原始卵泡

12. 关于雌激素的周期性变化，下述恰当的是
    A. 排卵后分泌量继续减少
    B. 随着卵泡发育成熟，雌激素分泌逐渐增多
    C. 于排卵前分泌量突然减少
    D. 卵泡开始发育时，雌激素处于中等水平
    E. 黄体退化时，分泌量急剧上升

13. 下列关于催乳激素的描述，恰当的是
    A. 促甲状腺激素释放激素能抑制催乳激素的分泌
    B. 为糖蛋白激素
    C. 功能与促进乳汁合成有关
    D. 由神经垂体催乳细胞分泌
    E. 催乳激素是由 166 个氨基酸组成的激素

14. 下丘脑垂体甲状腺轴对垂体分泌催乳素的影响是
    A. TSH 抑制催乳素分泌
    B. 甲状腺激素抑制催乳素分泌
    C. 促甲状腺激素释放激素抑制催乳素分泌
    D. TSH 刺激催乳素分泌
    E. 促甲状腺激素释放激素刺激催乳素分泌

15. 阴道表层细胞脱落与增加是受哪种激素影响
    A. 孕激素
    B. 雌激素
    C. 雄激素
    D. 黄体生成激素
    E. FSH 卵泡刺激素

16. 雌激素的降解产物是
    A. 雌二醇   B. 雌酮
    C. 求偶素   D. 雌三醇

E. 激情素

17. WHO 定的青春期为
    A. 15 ~ 20 岁   B. 10 ~ 13 岁
    C. 10 ~ 19 岁   D. 13 ~ 15 岁
    E. ≥20 岁

18. 黄体发育到达高峰的时间是
    A. 排卵前 2 ~ 3 天
    B. 排卵后 5 ~ 6 天
    C. 排卵前 7 ~ 8 天
    D. 排卵后 7 ~ 8 天
    E. 排卵后 12 ~ 14 天

19. 关于基础体温的测定，下列哪项不恰当
    A. 基础体温测定对助孕有利
    B. 高温相持续 3 周以上早孕的可能性大
    C. 基础体温曲线能反映黄体功能
    D. 双向型体温提示有排卵
    E. 基础体温能反映胚胎生长情况

20. 不属于甾体激素的是
    A. 雌酮   B. 雌二醇
    C. 黄体酮   D. 睾酮
    E. 卵泡刺激素

21. 基础体温双相型表明
    A. 有排卵
    B. 子宫内膜发生增生期变化
    C. 生殖器感染
    D. 子宫内膜结核
    E. 有雌激素分泌

22. 关于月经周期的调节，下列哪项是不正确的
    A. 月经周期中间血雌激素高峰之后，出现陡峰和较低 FSH 高峰
    B. FSH 与少量 LH 共同作用使卵泡发育并分泌雌激素
    C. 雌激素有正、负反馈
    D. 雌、孕激素共同对丘脑下部 – 垂体产生明显的正反馈
    E. 大量的 LH 和一定量的 FSH 共同作用使成熟卵泡排卵，黄体形成，且分泌雌、孕激素

23. 有关 FSH 和 LH 的叙述，下列哪项是正确的
    A. 均为糖蛋白激素

B. 由神经垂体分泌

C. 由下丘脑分泌

D. 作用于垂体

E. 作用于下丘脑

24. 雌激素与下列哪项激素共同作用维护血中钙磷平衡

    A. 肾上腺皮质激素   B. 降钙素

    C. 甲状腺素   D. 甲状旁腺素

    E. 雄激素

25. 有关青春期的生理特点，下列哪项是错误的

    A. 外生殖器从幼稚型变为成人型，大阴唇变丰满，小阴唇变大，有色素沉着

    B. 阴道长度及宽度增加，阴道黏膜变厚

    C. 子宫增大，使子宫体占子宫全长的1/2

    D. 输卵管变粗，弯曲度减少

    E. 卵巢增大，皮质内有不同发育阶段的卵泡

26. 关于卵巢周期性变化的叙述，正确的是

    A. 成熟卵泡是卵泡发育的最后阶段

    B. 放射冠是由直接围绕卵母细胞的一层卵泡内膜细胞构成，呈放射状排列

    C. 颗粒细胞层血管丰富

    D. 卵泡外膜与卵巢间质有明显界限

    E. 卵泡膜黄体细胞是由卵泡颗粒细胞衍化而来

27. 卵泡刺激素的主要作用是

    A. 促进卵泡生长发育和成熟

    B. 促进黄体形成

    C. 促进黄体分泌雌激素和孕激素

    D. 促进排卵

    E. 促进卵泡分泌孕激素和雌激素

28. 不孕患者，下列哪项与检查排卵功能最不相关

    A. 基础体温测定

    B. B超监测卵巢排卵情况

    C. 甲状腺功能的检查

D. 月经周期中宫颈黏液的检查

E. 子宫内膜活组织检查

29. 缩宫素和加压素贮存和释放部位是

    A. 下丘脑   B. 肾上腺

    C. 卵巢   D. 神经垂体

    E. 腺垂体

【B型题】

(30~33题共用备选答案)

    A. 雌激素   B. 孕激素

    C. 雄激素   D. FSH

    E. LH

具有以下特点的激素分别是

30. 颗粒细胞上有其受体，结合后可激活芳香化酶活性

31. 减缓子宫内膜的生长和增殖，抑制阴道上皮的增生和角化

32. 协同FSH促进卵泡发育

33. 卵泡膜细胞有其受体，结合后使细胞内胆固醇形成睾酮和雄烯二醇

(34~37题共用备选答案)

    A. 雌激素   B. 孕激素

    C. 雄激素   D. FSH

    E. LH

34. 促进子宫内膜增生的是

35. 促进子宫内膜由增生期变为分泌期的是

36. 具有合成蛋白作用的是

37. 可活化颗粒细胞内芳香化酶的是

参考答案

1. B 2. D 3. B 4. E 5. C 6. C

7. D 8. E 9. E 10. B 11. D 12. B

13. C 14. E 15. A 16. D 17. C 18. D

19. E 20. E 21. D 22. D 23. A 24. D

25. C 26. A 27. A 28. C 29. D 30. D

31. B 32. D 33. E 34. A 35. B 36. C

37. D

第三章　妊娠生理和妊娠诊断

【A1/A2 型题】

1. 以下哪项不是受孕的必备条件
   A. 卵巢有正常的排卵功能
   B. 正常的精子能通过宫颈进入子宫腔
   C. 精子和卵子能在输卵管峡部相遇并结合成受精卵
   D. 受精卵能够从输卵管进入子宫腔
   E. 子宫内膜具备接受孕卵着床的能力

2. 关于胎盘的气体交换功能，下列哪项不恰当
   A. CO_2 通过绒毛间隙比 O_2 快 20 倍左右
   B. 脐静脉和脐动脉中 PO_2 几乎相等
   C. 母血中的 PO_2 较胎儿脐动脉 PO_2 明显高
   D. 母体的血氧浓度远远高于胎盘中氧浓度
   E. 胎盘的气体交换功能相当于胎儿的肺脏

3. 关于妊娠期循环系统的变化，下列叙述恰当的是
   A. 心脏容量至妊娠末期约增加 30%
   B. 心排出量自妊娠 20 周开始逐渐增加
   C. 心排出量至妊娠 32 周达到高峰
   D. 妊娠晚期舒张压一般偏高
   E. 妊娠晚期心率休息时每分钟增加 5 次

4. 骨盆内测量一般在孕多少周检查为宜
   A. 4～8 周　　　　　B. 8～16 周
   C. 16～18 周　　　　D. 24～36 周
   E. 36～38 周

5. 关于着床后子宫内膜的变化，叙述正确的是
   A. 受精完成后，子宫内膜迅速发生蜕膜化
   B. 按照形成的先后顺序，将蜕膜分为 3 部分
   C. 底蜕膜以后发育成胎盘
   D. 约在妊娠 28 周，包蜕膜和真蜕膜相贴近，子宫腔消失
   E. 真蜕膜是底蜕膜和包蜕膜以外覆盖子宫腔的蜕膜

6. 末次月经第 1 日是 2013 年 10 月 26 日，计算预产期是
   A. 2014 年 8 月 2 日　　B. 2014 年 8 月 3 日
   C. 2014 年 8 月 1 日　　D. 2014 年 8 月 4 日
   E. 2014 年 8 月 5 日

7. 根据胎儿身长判定妊娠周数，下列叙述中恰当的是
   A. 妊娠 20 周末，胎儿身长为 25 cm
   B. 妊娠 24 周末，胎儿身长为 32 cm
   C. 妊娠 28 周末，胎儿身长为 31 cm
   D. 妊娠 32 周末，胎儿身长为 33 cm
   E. 妊娠 40 周末，胎儿身长为 45 cm

8. 关于足月妊娠胎盘的特征，下列叙述错误的是
   A. 胎盘约在孕 12 周基本形成
   B. 胎盘直径为 16～18 cm，厚 3 cm
   C. 胎盘重 500～600 g，是初生儿体重的 1/6
   D. 胎儿面光滑，由羊膜覆盖
   E. 脐带大部分附着在胎盘中央的位置

9. 关于胎儿发育过程，下列叙述恰当的是
   A. 妊娠 8 周末，从外观可分辨男女
   B. 妊娠 20 周末，胎儿体重约为 500 g
   C. 妊娠 24 周末，胎儿体重约为 1000 g
   D. 妊娠 32 周末，胎儿体重约为 2000 g
   E. 妊娠 36 周末，胎儿体重约为 2500 g

10. 植入后的子宫内膜称
   A. 基膜　　　　　　B. 蜕膜
   C. 基蜕膜　　　　　D. 胎膜
   E. 黏膜

11. 妊娠 28 周末的宫底高度约为
   A. 脐下 2 横指　　　B. 脐下 1 横指
   C. 脐上 3 横指　　　D. 脐上 1 横指
   E. 脐上 2 横指

12. 关于人绒毛膜促性腺激素的说法，下列选项中恰当的是
    A. 为糖蛋白激素，糖分子量占 70%
    B. 分子量约为 5 万
    C. 能抑制淋巴细胞的免疫活性
    D. 由绒毛滋养细胞分泌
    E. 至妊娠 14~16 周血清浓度达高峰，持续 1~2 周后下降

13. 关于胎儿循环的特点，下列描述不恰当的是
    A. 胎儿肺动脉血大部分经动脉导管流入主动脉
    B. 进入右心房的血是混合血
    C. 下腔静脉血通过卵圆孔绝大部分进入左心房
    D. 来自脐静脉的血进入肝静脉、门静脉和下腔静脉
    E. 胎儿上半身血液与下半身血液含氧量无差异

14. 关于羊水，下列叙述不恰当的是
    A. 妊娠早期的羊水是母血清经胎膜进入羊膜腔的透析液
    B. 妊娠中期以后主要来自胎儿尿液
    C. 羊水的吸收 50% 是由胎膜来完成
    D. 母体与羊水的交换，主要通过胎盘，每小时约 3600 ml
    E. 妊娠足月时羊水比重为 1.007~1.025

15. 腹壁听诊，下列哪种声音与胎心音频率一致
    A. 胎盘血流杂音   B. 腹主动脉音
    C. 脐带杂音   D. 胎动杂音
    E. 子宫杂音

16. 关于妊娠期母体心血管系统的变化，下列叙述恰当的是
    A. 心脏向左上方移位
    B. 孕期心脏听诊闻及收缩期杂音可诊断心脏异常
    C. 孕妇心搏量对活动的反应与非孕期相同
    D. 收缩压无明显变化，舒张压稍偏低
    E. 下肢静脉无明显变化

17. 关于滋养层发育，下列叙述恰当的是
    A. 细胞滋养细胞是执行功能的细胞
    B. 滋养层外层是细胞滋养层
    C. 合体滋养细胞是分裂生长的细胞
    D. 细胞滋养细胞由合体滋养细胞分化而来
    E. 滋养层内层是基底膜

18. 胎盘小叶的个数约为
    A. 8 个   B. 10 个
    C. 18~20 个   D. 22 个
    E. 24 个

19. 关于胎盘合成的耐热性碱性磷酸酶的叙述，错误的是
    A. 由胎盘合体滋养细胞分泌
    B. 妊娠 12~15 周开始可以从母血中检出
    C. 在妊娠中后期分泌逐渐增多
    D. 产后 3~6 日消失
    E. 可用于评估胎盘功能

20. 下列哪项不是检查胎盘功能的指标
    A. NST
    B. OCT
    C. 血清孕激素
    D. 血清胎盘生乳素
    E. 尿雌激素/肌酐比值

21. 妊娠 8 周时的胎心率多在
    A. 100~110 次/分   B. 120~130 次/分
    C. 130~135 次/分   D. 150~160 次/分
    E. 160~180 次/分

22. 下列骨盆测量数值正常的是
    A. 坐骨棘间径 8.5 cm
    B. 髂嵴间径 23 cm
    C. 骶耻外径 19 cm
    D. 髂棘间径 21 cm
    E. 坐骨结节间径 11 cm

23. 胎盘基本形成的时间约在
    A. 妊娠 4 周   B. 妊娠 8 周
    C. 妊娠 12 周   D. 妊娠 14 周
    E. 妊娠 18 周

24. 关于受精卵的发育与植入，下述恰当的是
    A. 精子到达输卵管与卵子相遇，顶体外膜破裂释放出顶体酶，称为精子获能
    B. 获能的精子穿透初级卵母细胞的透明带，为受精的开始

C. 孕卵植入后蜕膜产生"早孕因子"，抑制母体淋巴细胞活性

D. 妊娠期的子宫内膜称为蜕膜

E. 囊胚与子宫肌层间的蜕膜为真蜕膜

25. 关于受精卵，下述不恰当的是

A. 经桑葚胚发育为晚期囊胚

B. 在输卵管运送期间分裂成桑葚胚

C. 依靠输卵管蠕动和纤毛推动被送到宫腔

D. 最外层是滋养层

E. 着床在子宫内膜海绵层

26. 脐带中的血管有

A. 5 根   B. 4 根

C. 3 根   D. 2 根

E. 1 根

27. 妊娠期月经周期消失的原因是

A. 血中 FSH 水平高

B. 血中孕激素水平低

C. 血中雌激素和孕激素水平均高

D. 血中雌激素水平低

E. 血中 LH 水平高

28. 葡萄糖以下列哪种方式通过胎盘

A. 简单扩散   B. 易化扩散

C. 主动转运   D. 被动转运

E. 胞吞作用

29. 关于妊娠期子宫变化的叙述，下列哪项是不正确的

A. 妊娠中期开始，子宫峡部逐渐伸展变长，形成子宫下段

B. 妊娠后期子宫大多数向右旋转

C. 子宫的血流量在妊娠后期受体位影响

D. 妊娠 10 周，子宫底出盆腔

E. 妊娠 12～14 周后子宫有不规则的无痛性收缩

30. 桑葚胚由多少个细胞组成

A. 4 个   B. 6 个

C. 16 个   D. 18 个

E. 10 个

31. 关于胎儿血液循环，下列叙述恰当的是

A. 脐静脉血含氧浓度比肺动脉血高

B. 脐动脉于出生后闭锁成为肝圆韧带

C. 上腔静脉血大部分通过卵圆孔流入左心房

D. 左心室的血液流入动脉导管

E. 肺动脉血液小部分经动脉导管流入主动脉

32. 胎盘由下列哪项组成

A. 胎儿丛密绒毛膜与母体壁蜕膜

B. 胎儿平滑绒毛膜与母体底蜕膜

C. 胎儿丛密绒毛膜与母体底蜕膜和羊膜

D. 胎儿丛密绒毛膜与母体包蜕膜

E. 胎儿平滑绒毛膜与母体包蜕膜

33. 关于孕妇体内的代谢改变，下列哪项是恰当的

A. 血脂降低

B. 基础代谢率于孕晚期增加 15%～20%

C. 蛋白质代谢呈负氮平衡状态

D. 血中胰岛素值偏低

E. 妊娠全过程体重约增加 10 kg

34. 关于脐带的描述，下列哪项是不恰当的

A. 妊娠足月（40 周末），脐带长度一般为 50 cm

B. 脐带包含两根脐动脉和一根脐静脉

C. 脐带表面有羊膜包围

D. 脐静脉的氧分压低于脐动脉

E. 脐带杂音的速率与胎心音率同

35. 关于胎儿附属物的构成，下述不恰当的是

A. 胎膜是由羊膜和平滑绒毛膜组成

B. 叶状绒毛膜是构成胎盘的主要部分

C. 羊膜为光滑、无血管、无神经、无淋巴的半透明薄膜

D. 脐带一端连于胎儿腹脐轮，另一端附着于胎盘

E. 胎盘由羊膜、叶状绒毛膜和底蜕膜构成

36. 下列选项中不能推算出预产期的是

A. 测量子宫长度值

B. 早孕反应开始出现的日期

C. 开始察觉胎动的日期

D. 末次月经第 1 日

E. 测量腹围值

37. 下列选项中有关骨盆测量值正确的是

A. 骶耻外径 18～20 cm

B. 髂棘间径 18～20 cm

C. 髂峰间径 23~25 cm

D. 耻骨弓角度小于 80°

E. 出口横径小于 8 cm

C. 颏部贴近胸壁

D. 脊柱直伸

E. 四肢屈曲交叉于胸腹前

38. 妊娠早期血中高浓度的雌激素和孕激素来自

A. 胎盘　　　　　　B. 卵泡

C. 妊娠黄体　　　　D. 肾上腺皮质

E. 卵巢

45. 初孕妇自觉胎动的时间多数开始于

A. 妊娠 12~14 周　　B. 妊娠 15~17 周

C. 妊娠 18~20 周　　D. 妊娠 21~23 周

E. 妊娠 24~26 周

39. 经阴道 B 超，胎儿胎心搏动应出现在妊娠

A. 4~5 周　　　　　B. 5~6 周

C. 6~8 周　　　　　D. 9~11 周

E. 11~12 周

46. 脐血 S/D 在妊娠晚期的正常值为

A. >2　　　　　　　B. <2

C. <3　　　　　　　D. >3

E. <4

40. 关于妊娠期母体的变化，下列哪项是恰当的

A. 垂体前叶增多，故促性腺激素分泌增多

B. 妊娠初期动脉血压增加，脉压减小

C. 孕妇心搏量随妊娠的进展而不断增加，到妊娠末期达峰值

D. 妊娠后肺活量减小，动脉血 PO_2 降低

E. 因受孕激素影响，输尿管增粗，蠕动减弱，尿流缓慢，加上子宫压迫，易发生肾盂肾炎

47. 无并发症的足月妊娠，孕妇的体重约增加

A. 10.5 kg　　　　　B. 11.5 kg

C. 12.5 kg　　　　　D. 13.5 kg

E. 14.5 kg

48. 胎儿血液含氧最低的血管是

A. 静脉导管　　　　B. 脐动脉

C. 下腔静脉　　　　D. 肺静脉

E. 主动脉

41. 关于妊娠期母体血液的变化，下列选项中恰当的是

A. 白细胞总数增高，中性粒细胞减少

B. 网织红细胞轻度减少

C. 血容量于妊娠第 10 周开始增加，约在妊娠第 36 周达高峰

D. 红细胞沉降率加快，可达 100 mm/h

E. 血浆纤维蛋白原稍增多

49. 关于胎盘生乳素（HPL）的叙述，下列哪项是恰当的

A. 可用于促排卵

B. 是一种甾体激素

C. 随妊娠进展而增加，直至孕末期

D. 主要由朗格汉斯细胞分泌

E. 葡萄胎时 HPL 升高

42. 妊娠晚期每周体重增加不应超过

A. 0.2 kg　　　　　B. 0.5 kg

C. 0.8 kg　　　　　D. 1 kg

E. 2.0 kg

50. 晚期囊胚透明带消失后，相当于受精后第几日开始着床

A. 4~5 日　　　　　B. 2~3 日

C. 6~7 日　　　　　D. 8~9 日

E. 10~11 日

43. 关于羊水，下列哪项是恰当的

A. 若含肌酐应视为病态

B. 中性偏酸

C. 在羊膜腔内静止不动

D. 妊娠 38 周羊水最多

E. 羊水于妊娠末期呈无色透明

51. 胎盘由以下哪些组织构成

A. 滑泽绒毛膜 + 包蜕膜 + 羊膜

B. 滑泽绒毛膜 + 底蜕膜 + 真蜕膜

C. 叶状绒毛膜 + 包蜕膜 + 真蜕膜

D. 叶状绒毛膜 + 底蜕膜 + 羊膜

E. 叶状绒毛膜 + 底蜕膜 + 真蜕膜

44. 关于胎儿在子宫内的姿势，下述不恰当的是

A. 整个胎体呈椭圆形

B. 胎头俯屈

52. 妊娠时维持妊娠黄体功能的激素主要为

A. 卵泡刺激素　　　　B. 雌激素

C. 黄体生成素　　　 D. 孕激素

E. 人绒毛膜促性腺激素

53. 关于妊娠期母体内分泌系统的变化，下列选项中恰当的是

A. 甲状腺功能低下

B. 腺垂体分泌促黑素细胞激素减少

C. 腺垂体不增大

D. 皮质醇轻度减少

E. 垂体催乳激素增多

54. 羊水中不含下列哪项物质

A. 胎儿胎脂　　　　 B. 胎儿上皮细胞

C. 胎儿毛发　　　　 D. 绒毛

E. 激素和酶

55. 绒毛膜促性腺激素（HCG）于妊娠期间分泌量达到高峰的时间是

A. 妊娠 11 ~ 13 周　 B. 妊娠 8 ~ 10 周

C. 妊娠 5 ~ 7 周　　 D. 妊娠 14 ~ 16 周

E. 妊娠 17 ~ 19 周

56. 关于胎儿心音的描述，下列选项中恰当的是

A. 初孕妇可在妊娠 18 ~ 20 周经腹壁听及

B. 妊娠 24 周后，在胎儿肢体侧听的最清楚

C. 呈单音

D. 常伴有脐带杂音

E. 胎儿心率与孕妇心率近似

57. 关于受精卵着床必须具备的条件，下列哪项是错误的

A. 透明带须消失

B. 囊胚细胞滋养细胞必须分化出合体滋养细胞

C. 囊胚和子宫内膜必须同步发育，且相互配合

D. 母体体内必须有足够的雌激素

E. 母体体内必须有足够的孕酮

58. 关于受精过程，下列叙述恰当的是

A. 精子与卵子相遇，标志受精过程已开始

B. 精子获能的主要部位是阴道

C. 精子与卵子相遇时发生顶体反应

D. 卵子停留在输卵管峡部等待受精

E. 精原核与卵原核融合，标志受精过程即将完成

59. 关于胎盘中绒毛间隙的描述，下列哪项不恰当

A. 绒毛间隙内充满母体血液

B. 母体的螺旋动脉开口于绒毛间隙

C. 绒毛干之间或绒毛与基蜕膜间为绒毛间隙

D. 胎儿的血液在间隙内与母体血液相混合进行物质交换

E. 游离绒毛浸浴于母血之中

60. 足月妊娠时，胎心率的正常范围是每分钟

A. 100 ~ 140 次　　 B. 100 ~ 150 次

C. 120 ~ 160 次　　 D. 140 ~ 170 次

E. 140 ~ 180 次

61. 24 岁，初产妇，妊娠 38^{+1} 周，胎头双顶径 9.3 cm，男型骨盆，预计临产后本例不易发生的情况是

A. 第一产程活跃期停滞

B. 持续性枕后位

C. 第一产程潜伏期延长

D. 持续性枕横位

E. 第二产程延长

【A3/A4 型题】

（62 ~ 66 题共用题干）

初孕妇，27 岁，妊娠 43 周，自觉胎动减少已 2 日。血压 110/70 mmHg，枕左前位，无头盆不称征象。

62. 该孕妇可以省略的检查项目是

A. Bishop 宫颈成熟度评分

B. 测量子宫长度和腹围

C. 胎儿监护仪监测胎心变化

D. B 型超声监测

E. 超声多普勒测胎心率

63. 为能恰当处理，最重要的检查项目是

A. 测羊水肌酐值

B. 测羊水胆红素类物质值

C. 测孕妇尿液雌激素/肌酐比值

D. 测羊水卵磷脂/鞘磷脂比值

E. 测羊水脂肪细胞百分率

64. 不能证明胎盘功能低下的项目是

A. 胎儿监护仪行缩宫素激惹试验

B. 测胎儿头皮血 pH

C. 测孕妇血胎盘生乳素值

D. 羊膜镜观察羊水性状

E. 超声多普勒检查胎心率

65. 经上述检查证实胎盘功能减退，此时最恰当的处理应是

A. 左侧卧位，吸氧，等待自然分娩

B. 行剖宫产术结束分娩

C. 静脉点滴缩宫素使其经阴道分娩

D. 刺激乳头，诱发宫缩

E. 静脉点滴维生素 C，吸氧，等待自然分娩

66. 该病例于产前及产后，胎儿及新生儿不常发生的疾病是

A. 新生儿吸入性肺炎

B. 新生儿窒息

C. 胎儿窘迫

D. 新生儿硬肿症

E. 新生儿颅内出血

【B 型题】

(67 ~ 68 题共用备选答案)

A. LOP B. ROP

C. RST D. ROA

E. RSCP

67. 头先露，胎儿肢体在右下腹，胎心音位于右下腹近中线处，枕骨位于骨盆左后方，记为

68. 头先露，胎头矢状缝在骨盆入口左斜径上，枕部在骨盆右前方，记为

(69 ~ 70 题共用备选答案)

A. 500 ~ 700 ml B. 500 ~ 650 ml/min

C. 800 ml D. 3600 ml/h

E. 1000 ml

69. 妊娠足月时，胎儿每日吞咽羊水的量约为

70. 妊娠 38 周时，羊水的量约为

(71 ~ 72 题共用备选答案)

A. Hicks 收缩 B. 蜕膜斑

C. 蒙氏结节 D. 黑格征

E. 仰卧位低血压综合征

71. 乳晕着色，乳晕上的皮脂腺肥大而形成小隆起，称为

72. 妊娠时卵巢表面出现小而散在的不规则红色突起，称为

(73 ~ 74 题共用备选答案)

A. 通过血管合体膜裂隙或细胞膜内陷吞噬

B. 易化扩散

C. 主动运输

D. 滤过作用

E. 简单扩散

73. 葡萄糖在胎盘内进行物质交换及转换的方式是

74. 氨基酸、水溶性维生素及钙铁等的吸收方式是

(75 ~ 77 题共用备选答案)

A. 胎儿身体纵轴与母体纵轴的关系

B. 最先进入骨盆入口的胎儿部分

C. 胎儿肢体与母体骨盆的关系

D. 胎儿身体纵轴与骨盆入口的关系

E. 胎儿先露部的指示点与母体骨盆的关系

75. 胎方位是指

76. 胎先露是指

77. 胎产式是指

(78 ~ 79 题共用备选答案)

A. 雌三醇 B. 雌二醇

C. HPL D. HCG

E. 雌酮

78. 产后 7 小时即消失的是

79. 孕末期，尿中雌激素总量的 90% 为

(80 ~ 81 题共用备选答案)

A. 第 3 天 B. 第 4 天

C. 第 6 ~ 7 天 D. 第 9 ~ 10 天

E. 第 2 天

80. 受精卵分裂成桑葚胚在受精后

81. 受精卵进入宫腔在受精后

(82 ~ 83 题共用备选答案)

A. 妊娠 5 周 B. 妊娠 12 周

C. 妊娠 18 ~ 20 周 D. 妊娠 20 ~ 24 周

E. 妊娠 10 周

82. 经耻骨联合上能扪及子宫底，最早于

83. 经腹部用听诊器闻及胎心音，最早于

(84 ~ 86 题共用备选答案)

A. 简单扩散 B. 易化扩散

C. 主动转运 D. 胞饮作用

E. 被动转运

84. O_2 和 CO_2 在胎盘内的转运方式为

85. 氨基酸在胎盘内的转运方式为

86. 水溶性维生素在胎盘内的转运方式为

(87~89 题共用备选答案)

    A. 体重   B. 末次月经第 1 天

    C. 初觉胎动   D. 腹围

    E. 早孕反应

87. 对于平素月经规律的妇女，推算预产期的主要根据是

88. 判断孕妇体内有无隐性水肿的指标是

89. 妊娠 18~20 周会出现

(90~93 题共用备选答案)

    A. 枕骨   B. 颏骨

    C. 骶骨   D. 肩胛骨

    E. 臀部

90. LOA 的先露部指示点为

91. LSA 的先露部指示点为

92. LSCA 的先露部指示点为

93. LMT 的先露部指示点为

参考答案

1. C	2. B	3. C	4. D	5. E	6. B
7. A	8. B	9. E	10. B	11. C	12. D
13. E	14. D	15. C	16. D	17. E	18. C
19. B	20. C	21. D	22. C	23. D	24. D
25. E	26. C	27. C	28. B	29. D	30. C
31. A	32. C	33. B	34. D	35. D	36. E
37. A	38. C	39. C	40. E	41. D	42. B
43. D	44. D	45. C	46. C	47. C	48. B
49. C	50. C	51. D	52. E	53. E	54. D
55. B	56. A	57. D	58. C	59. D	60. C
61. C	62. E	63. C	64. E	65. B	66. D
67. A	68. D	69. A	70. E	71. C	72. B
73. B	74. C	75. E	76. B	77. A	78. C
79. A	80. A	81. B	82. B	83. C	84. A
85. C	86. C	87. B	88. A	89. C	90. A
91. C	92. D	93. B			

第四章 产前保健

【A1/A2 型题】

1. 一过性胎心率变化是指

A. 与子宫收缩无关的胎心率变化

B. 与子宫收缩及胎动有关的胎心率变化

C. 瞬间胎心率变化

D. 与胎动有关的胎心率变化

E. 1 分钟内胎心率变化

2. 简单估计胎儿大小的方法是

A. 宫底高度（cm）×腹围（cm）+200

B. 宫底高度（cm）×腹围（cm）+400

C. 宫底高度（cm）×腹围（cm）−200

D. 宫底高度（cm）×腹围（cm）−400

E. 宫底高度（cm）×腹围（cm）+450

3. 核型为 47，XX，21 的唐氏综合征（又称 21 − 三体）患儿，其双亲核型正常，则发病原因是

A. 多基因病

B. 常染色体显性遗传

C. 新发生的畸变

D. 常染色体隐性遗传

E. X 连锁隐性遗传

4. 黑加征是指

A. 宫颈充血，呈紫蓝色

B. 宫体增大变软

C. 子宫峡部极软，宫颈与宫体似不相连

D. 乳晕周围有深褐色结节

E. 子宫呈前倾前屈位

5. 首次产前检查的基本内容不包括

A. 确定宫内妊娠及孕周，推算预产期

B. 详细问问各种病史：现病史、既往史、月经史、婚育史、家族史、个人史、配偶健康状况、药物过敏史等

C. 确定影响妊娠结局的危险因素（即高危因素的筛查），督促建立母子系统保健手册，并进行专案管理

D. 孕 3 个月内进行阴道检查

E. OCT 试验

6. 末次月经第 1 天是 2012 年 9 月 26 日，计算得出的预产期应是

A. 2013 年 7 月 2 日　　B. 2013 年 7 月 1 日

C. 2013 年 7 月 3 日　　D. 2013 年 7 月 4 日

E. 2013 年 7 月 5 日

7. 下列胎心监护的变化，哪项是有意义的

A. 胎心的基线率 110 ~ 120 次/分变异正常，有加速变化

B. 基线正常，变异平直，有加速反应

C. 基线 160 次/分，变异正常，有加速

D. 基线正常，变异部分显示正弦曲线，有加速反应

E. 基线正常，变异平直，有自然减速

8. OCT 阳性是指在测试的 30 分钟内

A. 早期减速出现频率达 50%

B. 胎心率基线变异在 6 次以下

C. 早期减速在 10 分钟内连续出现 3 次以上

D. 10 分钟有 3 次中等宫缩情况下，晚期减速连续出现 3 次以上

E. 无宫缩时 10 分钟内出现 3 次晚期减速

9. 孕妇尿液中，与胎儿胎盘功能关系密切的激素是

A. 黄体酮　　　　　　　B. 雌酮

C. 雌二醇　　　　　　　D. 雌三醇

E. 睾酮

10. B 超检查最早在妊娠几周可见到妊娠囊

A. 6 周　　　　　　　　B. 5 周

C. 4 周　　　　　　　　D. 7 周

E. 8 周

11. 胎心监护提示胎儿缺氧的是
    A. 轻度变异减速　　　B. 早期减速
    C. 加速　　　　　　　D. 晚期减速
    E. NST 反应型

12. 为了解妊娠 38 周的孕妇的胎盘功能，应测
    定孕妇的
    A. 羊水中卵磷脂/鞘磷脂比值
    B. 血中甲胎蛋白值
    C. 血或尿中雌三醇值
    D. 羊水中肌酐值
    E. 血或尿中 HCG 值

13. 关于耻骨弓角度，下列叙述恰当的是
    A. 正常值大于 90°
    B. 反映骨盆出口横径的宽度
    C. 小于 80°
    D. 反映中骨盆横径的宽度
    E. 反映骨盆出口前后径的宽度

14. 羊膜腔胎儿造影不能诊断
    A. 胎儿水肿　　　　　B. 单眼症
    C. 内翻足　　　　　　D. 白化病
    E. 小头症

15. 表示胎儿肺成熟的 L/S 比值应
    A. >1/2　　　　　　　B. >1
    C. >1.5　　　　　　　D. ≥2
    E. ≥3

16. 关于先天性代谢缺陷病，下列哪项是不正
    确的
    A. 开展产前诊断非常重要
    B. 尚无有效的治疗方法
    C. 系基因突变
    D. 极少数疾病控制饮食有效
    E. 测定孕妇血清 AFP 可协助诊断

17. 关于骨盆测量，下列叙述恰当的是
    A. 髂棘间径是测量两侧髂嵴外缘的距离
    B. 髂棘间径是测量两侧髂前上棘内侧缘的
       距离
    C. 髂棘间径是测量两侧髂前上棘外侧缘的
       距离
    D. 髂棘间径是测量两侧髂嵴内缘的距离
    E. 髂棘间径是推测中骨盆横径的长度

18. 孕妇首次进行产前检查的时间应为
    A. 妊娠 12 周　　　　B. 妊娠 20 周
    C. 医生确诊早孕时　　D. 妊娠 6 周
    E. 母体初感胎动时

19. 下列情况中，应限制生育的是
    A. 男女一方患有严重的多基因病
    B. 3 代以内旁系血亲
    C. 男女一方患严重的常染色体显性遗传病
    D. 女方患有 X 连锁隐性遗传病
    E. 严重的智力低下伴有各种畸形

20. 连续测 12 小时的胎动总数，下列哪项提示
    胎儿窘迫
    A. 20 次以下　　　　B. 10 次以下
    C. 15 次以下　　　　D. 30 次以下
    E. 25 次以下

21. 下列哪项是评估胎儿宫内安危最简便的方法
    A. 听胎心　　　　　　B. 羊水镜检查
    C. B 超检查　　　　　D. 数胎动次数
    E. 胎儿头皮血 pH 测定

22. 下列关于胎心率变异减速的描述，哪项是不
    恰当的
    A. 减速与宫缩无关系
    B. 下降迅速且幅度大
    C. 持续时间长短不一
    D. 恢复缓慢
    E. 是脐带受压兴奋迷走神经所致

23. 妊娠 24 周末，下列哪项测量值正确
    A. 宫底高度在脐耻之间
    B. 宫底高度在脐上一横指
    C. 宫底高度在脐上三横指
    D. 宫底高度在脐与剑突之间
    E. 宫底高度在剑突下两横指

【B 型题】
(24～26 题共用备选答案)
    A. 遗传性疾病
    B. 自身免疫性疾病
    C. 先天性疾病
    D. 家族性疾病
    E. 获得性疾病

24. 表现出家族聚集现象的疾病是

25. 个体生殖细胞或受精卵的遗传物质发生突变引起的疾病是

26. 个体出生后即表现出来的疾病是

(27～31题共用备选答案)

A. 23～26 cm　　　B. 25～28 cm

C. 10 cm　　　　　D. 8.5～9.5 cm

E. 18～20 cm

27. 髂嵴间径的正常值为

28. 髂棘间径的正常值为

29. 骶耻外径的正常值为

30. 坐骨结节间径的正常值为

31. 坐骨棘间径的正常值为

(32～34题共用备选答案)

A. 脐静脉暂时受压　　B. 胎头受压

C. 胎盘受压　　　　　D. 脐动脉受压

E. 脐带受压

32. 胎心率变异减速的原因是

33. 胎心率早期减速的原因是

34. 胎心率加速的原因是

(35～39题共用备选答案)

A. 早期减速　　　B. 晚期减速

C. 变异减速　　　D. NST 阳性

E. OCT 阳性

具有以下特点的变化分别是

35. 特点是胎心率曲线下降与宫缩曲线上升同时发生

36. 特点是胎心率下降的起点常落后于宫缩曲线上升的起点，多在宫缩波峰处开始

37. 属于宫缩时胎头受压，脑血流量一过性减少（无伤害性）的表现

38. 特点是胎心率减速与宫缩无固定关系

39. 胎心率曲线最低点与宫缩曲线顶点相一致，下降幅度小、时间短、恢复快

(40～42题共用备选答案)

A. 妊娠24周后

B. 妊娠36周起

C. 妊娠24～36周

D. 妊娠30周后

E. 妊娠16～20周

40. 产前检查应常规每周1次，是在

41. 腹部检查可区分胎头、胎体，是在

42. 抽羊水细胞行染色体检查，是在

参考答案

1. B　2. A　3. C　4. C　5. E　6. C
7. E　8. D　9. D　10. B　11. D　12. C
13. B　14. D　15. D　16. E　17. C　18. C
19. D　20. B　21. D　22. D　23. B　24. D
25. A　26. C　27. B　28. A　29. E　30. D
31. C　32. E　33. B　34. A　35. A　36. B
37. A　38. C　39. A　40. B　41. A　42. E

第五章　正常分娩

【A1/A2 型题】

1. 枕左前位胎头衔接时，矢状缝与母体骨盆的哪条径线相吻合
   A. 坐骨棘间径　　　B. 右斜径
   C. 左斜径　　　　　D. 前后径
   E. 横径

2. 分娩过程中胎头俯屈
   A. 变枕额径为枕下前囟径
   B. 变枕横径为大斜径
   C. 变枕横径为枕下前囟径
   D. 变双顶径为枕下前囟径
   E. 变枕额径为大斜径

3. 从胎儿娩出到胎盘娩出，不应超过
   A. 15 分钟　　　　B. 20 分钟
   C. 30 分钟　　　　D. 45 分钟
   E. 60 分钟

4. 关于骨盆入口平面，下列叙述哪项是不恰当的
   A. 呈横椭圆形
   B. 是真假骨盆平面交界
   C. 有 3 条径线
   D. 前面为耻骨联合上缘
   E. 后面为骶岬前缘

5. Apgar 评分判断新生儿临床恶化的顺序是
   A. 皮肤颜色→呼吸→反射→肌张力→心率
   B. 皮肤颜色→反射→肌张力→呼吸→心率
   C. 皮肤颜色→肌张力→反射→呼吸→心率
   D. 皮肤颜色→呼吸→肌张力→反射→心率
   E. 心率→皮肤颜色→肌张力→反射→呼吸

6. 关于中骨盆平面，下列哪项叙述是不恰当的
   A. 前方为耻骨联合下缘
   B. 为横椭圆形
   C. 为骨盆最小平面
   D. 两侧为坐骨棘
   E. 后方为骶骨下端

7. 关于胎头径线，下列说法中错误的是
   A. 临床上常用 B 型超声测双顶径判断胎儿大小
   B. 双顶径足月时平均值约 9.3 cm
   C. 正常分娩时，胎儿以枕额径衔接
   D. 枕额径为鼻根至枕骨隆突的距离，妊娠足月时平均值约 11.3 cm
   E. 正常分娩时，胎头俯屈后以枕下前囟径通过产道

8. 临产的主要标志是
   A. 不规则宫缩
   B. 见红
   C. 规律性宫缩，阴道流血
   D. 规律性宫缩，宫颈口扩张
   E. 规律性宫缩渐强 + 宫口扩张 + 先露下降

9. 关于出口前后径，下列叙述恰当的是
   A. 出口前后径正常平均为 11 cm
   B. 指由耻骨联合上缘中点至骶骨岬前缘中点的距离
   C. 指由耻骨联合下缘中点至骶尾关节间的距离
   D. 指由耻骨联合下缘中点经坐骨棘连线中点至骶骨下端的距离
   E. 出口平面为同一平面

10. 关于产程中胎心监护的描述，下列哪项是不恰当的
   A. 不能分辨与宫缩的关系
   B. 潜伏期应每 1~2 小时听胎心 1 次
   C. 听诊胎心应在宫缩间歇期、宫缩刚结束时进行
   D. 活跃期应每 15~30 分钟听胎心 1 次
   E. 每次听胎心应听 1 分钟

11. 骨盆入口前后径的正常值为
    A. 9 cm
    B. 10 cm
    C. 11 cm
    D. 12 cm
    E. 13 cm

12. 关于子宫下段的叙述，下列不恰当的是
    A. 非孕时长约 1 cm
    B. 由子宫峡部形成
    C. 于妊娠末期逐渐扩展为宫腔的一部分
    D. 可达 7 ~ 10 cm
    E. 可与子宫体形成生理缩复环

13. 宫口开全后，开始保护会阴的时机应是
    A. 胎头拨露后不久
    B. 胎头开始拨露时
    C. 经阴道外口看到胎发时
    D. 胎头拨露、阴唇后联合紧张时
    E. 胎头开始着冠时

14. 第一产程末，宫腔最大压力可达
    A. 20 ~ 30 mmHg
    B. 25 ~ 30 mmHg
    C. 30 ~ 50 mmHg
    D. 40 ~ 60 mmHg
    E. 50 ~ 70 mmHg

15. 下列关于骨盆底的描述，不恰当的是
    A. 后面为尾骨尖
    B. 其封闭骨盆出口
    C. 前面是耻骨联合
    D. 由多层肌肉和筋膜组织组成
    E. 骨盆底有 5 层组织

16. 关于枕先露的分娩机制，下列哪项不恰当
    A. 内旋转是胎头最低的枕部在盆底受肛提肌收缩力而被推向母体前方，即小囟门被推转至耻骨弓下方
    B. 胎头进入骨盆入口时以枕下前囟径衔接
    C. 俯屈、内旋转、仰伸、外旋转等动作都贯穿于下降过程中
    D. 俯屈是胎头下降至骨盆轴弯曲处即盆底时受肛提肌的阻力而发生的
    E. 仰伸是在枕骨下部（粗隆）到达耻骨联合下缘时发生的

17. 不属于 Apgar 评分范畴的体征是
    A. 体温
    B. 喉反射
    C. 心率
    D. 呼吸

E. 肌张力

18. 关于子宫生理缩复环，下列叙述正确的是
    A. 腹部可见环痕，并逐渐上移
    B. 下腹部疼痛，并且有压痛
    C. 由于子宫收缩及缩复，使子宫上段的肌肉增厚，子宫下段被牵拉扩张变薄所致
    D. 胎儿有宫内窘迫的表现
    E. 可出现产程延长或子宫破裂

19. 正常妇女骨盆倾斜度为
    A. 30°
    B. 50°
    C. 60°
    D. 70°
    E. 90°

20. 骨盆入口平面最小的径线是
    A. 真结合径
    B. 右斜径
    C. 左斜径
    D. 坐骨棘间径
    E. 横径

21. 第一产程活跃期的加速期，是指宫口扩张
    A. 0 ~ 3 cm
    B. 3 ~ 4 cm
    C. 4 ~ 6 cm
    D. 6 ~ 7 cm
    E. 7 ~ 8 cm

22. 出生 1 分钟的新生儿，心率 94 次/分，无呼吸，四肢稍屈，无喉反射，口唇青紫，全身苍白。Apgar 评分为
    A. 5 分
    B. 4 分
    C. 3 分
    D. 2 分
    E. 1 分

23. 关于正常枕先露的分娩机制，正确的是
    A. 衔接→下降→俯屈→内旋转→仰伸→复位及外旋转
    B. 衔接→俯屈_ →下降→内旋转→仰伸→复位及外旋转
    C. 衔接→下降→内旋转→俯屈→仰伸→复位及外旋转
    D. 下降→俯屈→衔接→内旋转→仰伸→复位及外旋转
    E. 下降→衔接→俯屈→内旋转→仰伸→复位及外旋转

24. 关于产褥期妇女的临床表现，下列选项中恰当的是
    A. 产后宫缩痛多见于初产妇

B. 产后初期产妇脉搏增快

C. 产后第 1 日宫底稍下降

D. 子宫复旧因哺乳而加速

E. 恶露通常持续 1 ~ 2 周

25. 产程正常，胎儿娩出后 **30** 分钟，胎盘仍未排出，出血量不多，恰当的处理方法是

A. 等待自然娩出

B. 压子宫及注射子宫收缩药物

C. 肌注阿托品 0.5 mg

D. 立即手取胎盘

E. 立即剖宫取胎盘

26. 当坐骨结节间径 **<8 cm** 时，应进一步测量

A. 出口前矢状径

B. 骶骨外径

C. 出口后矢状径

D. 髂棘间径

E. 骶耻内径

27. 下列哪项不能作为确定胎位的标志

A. 小囟门　　　　B. 大囟门

C. 矢状缝　　　　D. 冠状缝

E. 胎儿双耳

28. 妊娠图不包括

A. 尿蛋白　　　　B. 血压

C. 心率　　　　　D. 胎头双顶径

E. 体重

29. 下列哪项不是会阴切开的指征

A. 估计分娩时会阴撕裂不可避免

B. 会阴过紧

C. 经产妇

D. 胎儿过大

E. 母儿有病理情况急需结束分娩

30. 活跃期平均约需

A. 2 小时　　　　B. 4 小时

C. 6 小时　　　　D. 8 小时

E. 10 小时

31. 当决定行阴道手术助产时，为了确诊胎方位，应以哪条颅缝结合囟门检查做依据

A. 额缝　　　　　B. 冠状缝

C. 矢状缝　　　　D. 人字缝

E. 颞缝

32. 潜伏期平均约需

A. 6 小时　　　　B. 8 小时

C. 10 小时　　　　D. 12 小时

E. 16 小时

33. 后囟由哪几片颅骨组成

A. 2 片顶骨，2 片额骨

B. 2 片顶骨，1 片枕骨

C. 2 片额骨，1 片枕骨

D. 2 片颞骨，2 片枕骨

E. 2 片顶骨，2 片枕骨

34. 初产妇，29 岁，停经 38 周，规律宫缩 11 小时，阴道流水 1 小时。肛查：宫口开大 8 cm，S + 2，羊水清亮。诊断为

A. 正常活跃期　　B. 潜伏期延长

C. 活跃期延长　　D. 正常第二产程

E. 第一产程延长

35. 入院处理后 **24** 小时，阵发性腹痛频繁，宫缩 35 秒，间隔 3 ~ 5 分钟，胎心率 140 次/分，先露棘上 1 cm，宫口开大 1 cm。下述处理哪项不恰当

A. 肥皂水灌肠

B. 入待产室待产

C. 每隔 1 ~ 2 小时听胎心 1 次

D. 每 4 小时做 1 次肛查

E. 静脉滴注缩宫素

36. 足月初产妇，临产 3 小时，宫缩持续 25 ~ 35 秒，间歇 4 ~ 5 分钟，胎心率 140 次/分，先露头浮，突然阴道流水，色清，宫口开大 1 cm，下列哪项处理不恰当

A. 超过 12 小时尚未分娩，加用抗生素

B. 立即听胎心

C. 鼓励产妇在宫缩时，运用腹压加速产程进展

D. 记录破膜时间

E. 卧床、抬高臀部

37. 初产妇，29 岁，妊娠 43 周，临产 10 小时。肛查：宫口开大 4 cm，ROA，胎心 170 次/分，羊水呈绿色。最恰当的处理是

A. 吸氧

B. 静脉注射哌替啶

C. 静脉滴注缩宫素

D. 立即剖宫产

E. 待自然分娩

38. 新生儿出生 1 分钟，心率 96 次/分，律齐，呼吸浅，不规律，四肢活动好，吸痰时喉部仅有轻度反射，躯干皮肤红润，四肢紫，Apgar 评分应为

A. 9 分　　　　　B. 8 分

C. 7 分　　　　　D. 6 分

E. 5 分

39. 经产妇，G_3P_2，无难产史，孕 39^{+2} 周。3 小时前开始规律宫缩。急诊检查：宫缩持续 45 秒，间隔 3 分钟，胎心率 145 次/分，头位，宫口开 4 cm，羊膜囊明显突出，骨盆检查正常。此时最恰当的处理是

A. 灌肠以促进产程，减少污染

B. 破膜后住院

C. 急诊室留观

D. 急送产房消毒接生

E. 立即住院待产

40. 初产妇，27 岁，孕 38^{+6} 周，食欲正常。昨晚 9 时起有腹部阵痛，一夜未睡，今晨就诊，精神疲乏，宫缩 10～15 秒，间隔 10～35 分钟，宫缩强度弱。肛查：先露头，未入盆，宫口开指尖，前羊膜囊不明显，骨盆测量无异常。最恰当的处理是

A. 人工破膜

B. 缩宫素静脉滴注

C. 肥皂水灌肠

D. 哌替啶 100 mg 肌内注射

E. 补液支持疗法

41. 初产妇，26 岁，孕 40 周临产，规律宫缩 12 小时，阴道流水 8 小时。肛查：宫口开大 5 cm，先露棘下 1 cm。下列哪项诊断恰当

A. 潜伏期延长　　　B. 胎膜早破

C. 正常活跃期　　　D. 正常潜伏期

E. 滞产

42. 初产妇，临产 10 小时。肛查：宫口已开全，先露为头，棘下 4 cm，此时产力组成是下列哪种情况

A. 子宫收缩力 + 腹肌收缩力 + 膈肌收缩力

B. 子宫收缩力

C. 子宫收缩力 + 膈肌收缩力

D. 子宫收缩力 + 腹肌收缩力

E. 子宫收缩力 + 腹肌收缩力 + 膈肌收缩力 + 肛提肌收缩力

43. 经产妇，35 岁，阵发性腹痛 4 小时，现宫缩 30 秒，间隔 3～4 分钟，中等强度。急诊室检查胎心率 135 次/分，先露为头，宫口开大 4 cm，胎囊明显膨出。目前最佳的处理是

A. 灌肠以减少污染

B. 破膜后住院

C. 急诊室留观

D. 急送产房消毒接生

E. 立即住院待产

44. 初产妇，27 岁，正常宫缩 15 小时后自娩一活女婴。现胎儿娩出已 10 分钟，胎盘尚未娩出，无阴道流血。此时的处理下列哪项不恰当

A. 牵拉脐带或压迫宫底以了解胎盘是否剥离

B. 经腹壁向宫底注射缩宫素

C. 查看子宫形态、硬度和宫底高度

D. 查看外露脐带段是否向外延伸

E. 等待并观察，有胎盘剥离征象时协助胎盘娩出

【A3/A4 型题】

(45～47 题共用题干)

初产妇，27 岁，妊娠 38^{+2} 周，规律宫缩 6 小时，枕右前位，估计胎儿体重为 2800 g，胎心率 146 次/分。阴道检查：宫口开大 3 cm，未破膜，S^{+1}，骨盆外测量未见异常。

45. 本例应诊断为

A. 正常分娩经过　　B. 头盆相对不称

C. 胎儿生长受限　　D. 子宫收缩乏力

E. 活跃期延长

46. 此时恰当的处理应是

A. 静脉滴注缩宫素

B. 行人工破膜加速产程进展

C. 抑制宫缩，使其维持至妊娠 40 周

D. 等待自然分娩

E. 行剖宫产术

47. 此后宫缩逐渐减弱，产程已 18 小时，胎膜已破，宫口开大 7 cm，此时恰当的处理应是

    A. 静脉滴注缩宫素

    B. 静脉注射麦角新碱

    C. 静注地西泮加速产程进展

    D. 肌内注射缩宫素

    E. 立即行剖宫产术

(48 ~ 50 题共用题干)

已婚妇女，27 岁，停经 46 天，下腹部轻度阵发性疼痛及阴道少量流血 10 小时。妇科检查：子宫稍大，宫口未开。

48. 本例的恰当诊断应是

    A. 先兆流产   B. 难免流产

    C. 不全流产   D. 稽留流产

    E. 习惯性流产

49. 若 2 日后阴道流血量增多，下腹阵发性疼痛明显加重。妇科检查：宫口通过一指，宫口处见有胚胎组织堵塞，此时应诊断为

    A. 先兆流产   B. 难免流产

    C. 不全流产   D. 稽留流产

    E. 习惯性流产

50. 本例最有效的止血紧急措施应是

    A. 输液中加巴曲酶（立止血）

    B. 压迫下腹部，排出胚胎组织

    C. 肌内注射维生素 K

    D. 纱条填塞阴道压迫止血

    E. 刮宫术

(51 ~ 55 题共用题干)

初孕妇，26 岁，妊娠 39^{+1} 周，不规律宫缩有 3 日，阴道少许血性黏液。查体：血压 135/95 mmHg，子宫长度 38 cm，腹围 106 cm，胎心率 155 次/分，宫缩持续 30 秒，间隔 5 ~ 6 分钟。肛查宫口未开，缩宫素激惹试验出现早期减速。

51. 本例不恰当的诊断是

    A. 足月活胎   B. 巨大胎儿

    C. 宫内足月妊娠   D. 临产

    E. 胎儿窘迫

52. 入院后行温肥皂水灌肠，1 小时后，阵缩频发，宫缩持续 30 秒，间隔 2 ~ 3 分钟，胎心率 145 次/分，宫口开大 2 cm，血压 130/80

mmHg。此时处理不恰当的项目应是

    A. 检查有无头盆不称

    B. 每隔 1 小时听胎心

    C. 鼓励进食，增加营养

    D. 左侧卧位

    E. 静滴缩宫素加速产程

53. 临产 18 小时，宫缩减弱变稀，胎心率 150 次/分，肛查宫口开大 2 cm，先露为 0，血压 120/80 mmHg，尿蛋白（±），无自觉症状。此时恰当的诊断应是

    A. 第一产程潜伏期延长

    B. 原发性子宫收缩乏力

    C. 第一产程活跃期延长

    D. 胎儿窘迫

    E. 妊娠期高血压

54. 根据上述病情，此时不恰当的处理应是

    A. 急查胎盘功能

    B. 左侧卧位

    C. 间断吸氧

    D. 阴道检查了解头盆关系

    E. 静脉滴注肼屈嗪

55. 临产已 20 小时，宫缩 45 秒，间隔 3 分钟，胎心监测显示胎心率 170 次/分，频繁出现晚期减速，胎膜已破，羊水黄绿色，血压 145/90 mmHg，阴道检查宫口开全，先露 S + 4，此时紧急处理应是

    A. 立即行剖宫产术

    B. 静滴硫酸镁

    C. 行产钳术

    D. 静滴肼屈嗪

    E. 静推葡萄糖液 + 维生素 C

【B 型题】

(56 ~ 59 题共用备选答案)

    A. 双顶径   B. 枕额径

    C. 枕下前囟径   D. 枕颏径

    E. 双颞径

56. 前囟中央至枕骨隆突下方的距离是

57. 下颌骨下方中央至后囟顶部的距离是

58. 双顶骨隆突间的距离是

59. 鼻根至枕骨隆突的距离是

（60 ~ 64 题共用备选答案）

    A. 妊娠满 12 周以内

    B. 妊娠满 12 周 ~ 不满 28 足周

    C. 妊娠满 28 周 ~ 40 周

    D. 妊娠满 28 周 ~ 不满 37 足周分娩

    E. 妊娠满 37 周 ~ 不满 42 足周分娩

60. 足月产是指

61. 早产是指

62. 早期妊娠是指

63. 中期妊娠是指

64. 晚期妊娠是指

（65 ~ 69 题共用备选答案）

    A. 胎头内旋转   B. 胎头俯屈

    C. 胎头衔接   D. 胎头仰伸

    E. 胎头外旋转

65. 双顶径过骨盆入口平面，胎头颅骨最低点达坐骨棘水平，称为

66. 胎头矢状缝适应中骨盆与出口前后径一致的动作，称为

67. 胎头枕部遇肛提肌阻力，借杠杆作用使下颏接近胸部的动作，称为

68. 胎头娩出后，双肩径转成与骨盆出口前后径相一致的方向，胎头为保持与胎肩的垂直关系而发生的动作，称为

69. 胎头枕骨下部到达耻骨联合下缘时，胎头以耻骨弓为支点发生的动作，称为

（70 ~ 73 题共用备选答案）

    A. 23 ~ 26 cm   B. 25 ~ 28 cm

    C. 18 ~ 20 cm   D. 28 ~ 31 cm

    E. 5 ~ 9.5 cm

70. 坐骨结节间径的正常值为

71. 髂棘间径的正常值为

72. 骶耻外径的正常值为

73. 髂嵴间径的正常值为

（74 ~ 77 题共用备选答案）

    A. 11 ~ 12 小时

    B. 6 ~ 8 小时

    C. 1 小时

    D. 1 ~ 2 小时

    E. 5 ~ 15 分钟

74. 经产妇第一产程约需

75. 初产妇与经产妇的第三产程约需

76. 初产妇第一产程约需

77. 初产妇第二产程约需

（78 ~ 80 题共用备选答案）

    A. 双顶径   B. 枕额径

    C. 枕下前囟径   D. 枕颏径

    E. 双颞径

78. 枕先露时胎头衔接的径线是

79. 胎方位为 ROA 时，胎头通过产道的径线是

80. 胎头最大的横径是

（81 ~ 82 题共用备选答案）

    A. 1 周   B. 2 周

    C. 4 周   D. 6 周

    E. 10 周

81. 子宫颈外形恢复至非妊娠状态于产后

82. 子宫颈内口恢复至非妊娠状态于产后

（83 ~ 86 题共用备选答案）

    A. 50 g   B. 100 g

    C. 300 g   D. 500 g

    E. 1000 g

83. 分娩后子宫的重量约为

84. 产后 1 周子宫的重量约为

85. 产后 2 周子宫的重量约为

86. 产后 6 周子宫的重量约为

（87 ~ 92 题共用备选答案）

    A. 9 cm   B. 10 cm

    C. 11 cm   D. 11.5 cm

    E. 12.75 cm

87. 入口前后径正常值为

88. 入口斜径正常值为

89. 中骨盆前后径正常值为

90. 中骨盆横径正常值为

91. 出口前后径正常值为

92. 出口横径正常值为

（93 ~ 97 题共用备选答案）

    A. 3 ~ 5 天   B. 10 天

    C. 14 天   D. 2 ~ 3 周

    E. 6 周

93. 产褥期一般所需的时间是产后

94. 正常产后，子宫降至真骨盆内所需的时间是

产后

95. 一般情况下，会阴切口缝合术后愈合的时间是产后

96. 分娩后产妇分泌成熟乳汁的时间是产后

97. 正常产褥期血容量恢复至未孕状态所需的时间是产后

(98～102题共用备选答案)

  A. 双顶径   B. 枕额径

  C. 枕颏径   D. 枕下前囟径

  E. 双颞径

98. 胎头衔接时，以哪条径线进入骨盆入口

99. 胎头俯屈后，以哪条径线继续下降

100. 枕先露时，胎头以哪条径线通过产道最小径线

101. 胎头最大径线是

102. 胎头最小径线是

参考答案

1. B 2. A 3. C 4. C 5. D 6. B

7. C	8. E	9. C	10. C	11. C	12. C
13. D	14. D	15. E	16. B	17. A	18. C
19. C	20. A	21. B	22. D	23. A	24. D
25. B	26. C	27 D	28. C	29. C	30. B
31. C	32. B	33. B	34. A	35. E	36. C
37. D	38. D	39. D	40. D	41. C	42. E
43. D	44. B	45. A	46. D	47. A	48. A
49. B	50. E	51. E	52. C	53. A	54. E
55. C	56. C	57. D	58. A	59. B	60. E
61. D	62. A	63. B	64. C	65. C	66. E
67. B	68. E	69. D	70. E	71. A	72. C
73. B	74. B	75. E	76. A	77. D	78. E
79. C	80. A	81. C	82. A	83. E	84. D
85. C	86. A	87. C	88. E	89. D	90. B
91. D	92. A	93. E	94. B	95. A	96. C
97. D	98. B	99. D	100. D	101. C	102. D

第六章　正常产褥

1. 下列关于产后循环系统的叙述，正确的是
   - A. 产后 3 日内血容量增加 40%
   - B. 产褥早期血液仍为低凝状态
   - C. 红细胞计数及血红蛋白数值逐渐增加
   - D. 血小板数量减少
   - E. 红细胞沉降率改变不明显

2. 关于产后子宫重量逐渐减少，下列叙述不恰当的是
   - A. 产后 2 周约为 200 g
   - B. 分娩结束时约有 1000 g
   - C. 产后 2 周约为 300 g
   - D. 产后 1 周约为 500 g
   - E. 产后 6 周约为 50 g

3. 子宫内膜基底层再生新的功能层，正常所需的时间约为
   - A. 2 周
   - B. 3 周
   - C. 4 周
   - D. 5 周
   - E. 6 周

4. 关于产褥期子宫内膜的修复，下列叙述错误的是
   - A. 胎盘剥离后，其附着面积缩小为原来的一半
   - B. 产后 3 周，子宫内膜完全修复
   - C. 产后 6 周，子宫内膜完全修复
   - D. 产后 3 周，胎盘剥离以外的子宫腔由新生内膜修复
   - E. 产后 3 周，胎盘附着部位的内膜尚未完全修复

5. 产妇最佳的体操锻炼时间是
   - A. 产后 1 周
   - B. 产后 12 周
   - C. 产后 24 小时
   - D. 产后 24 周
   - E. 产后 1 个月

6. 母乳喂养时，避免母亲乳头皲裂最主要措施是
   - A. 让新生儿早吸吮、多吸吮乳头
   - B. 喂哺前消毒乳头
   - C. 苯甲酸雌二醇涂乳头以防皲裂
   - D. 喂哺后清洗乳头
   - E. 保持新生儿恰当吸吮母乳的姿势（即婴儿将乳头及大部分乳晕含入口内吮乳）

7. 有关产褥期下肢血栓性静脉炎，下列哪项不正确
   - A. 病变以单侧居多
   - B. 彩色超声多普勒检查可协助诊断
   - C. 也称"股白肿"
   - D. 产后 2~3 周多见
   - E. 表现为弛张热

8. 产后 3 天，下述哪项不属于正常产褥现象
   - A. 褥汗多
   - B. 低热
   - C. 乳房胀痛，双腋窝硬结
   - D. 腹部阵发性绞痛，伴呕吐
   - E. 少量阴道流血

9. 产后 2 周，子宫应
   - A. 大小相当于妊娠 12 周
   - B. 大小相当于妊娠 14 周
   - C. 完全复旧
   - D. 位于真骨盆内
   - E. 位于假骨盆内

10. 正常产褥母体逐渐恢复，下列叙述恰当的是
    - A. 宫颈于产后 2 周完全恢复至正常状态
    - B. 宫颈外形于产后 3 周恢复至未孕状态
    - C. 宫体约需 4 周恢复至非孕期大小
    - D. 产后 10 天腹部检查扪不到宫底
    - E. 产后 4 周除胎盘附着面外，宫腔表面均由新生的内膜修复

11. 产后子宫恢复至非孕期大小约需
    A. 3 周
    B. 4 周
    C. 5 周
    D. 6 周
    E. 7 周

12. 产后 72 小时内血容量增加
    A. 1% ~ 5%
    B. 5% ~ 10%
    C. 10% ~ 15%
    D. 15% ~ 25%
    E. 25% ~ 30%

13. 产褥期内母体变化最显著的是
    A. 体形
    B. 生殖器官
    C. 循环系统
    D. 泌尿系统
    E. 内分泌系统

14. 下列关于产褥期的处理，哪项是错误的
    A. 鼓励产妇 1 周后开始做保健操，有助于盆底肌的恢复
    B. 鼓励产妇尽早自解小便
    C. 为了防止产后子宫脱垂，建议产妇不宜过早下床活动
    D. 产后应每日观察恶露量、颜色及气味
    E. 产后 2 小时内应重点观察产妇血压和脉搏，阴道流血量、子宫收缩情况以及排尿情况

15. 关于产褥期内分泌的变化情况，下列叙述错误的是
    A. 雌激素水平于产后 1 周降至未孕状态
    B. HPL 于产后 3 ~ 6 小时不能被测出
    C. 恢复排卵与月经复潮是一致的
    D. 哺乳妇女月经未来潮，约于产后 6 周排卵
    E. 不哺乳产妇恢复排卵时间约在产后 10 周

16. 初产妇女，产后 5 小时，因行会阴侧切术，伤口疼痛，未排尿，宫底脐上 2 指，阴道出血不多，按压下腹部有排尿感。下列哪项处理是不恰当的
    A. 下腹正中置热水袋
    B. 鼓励产妇多饮水
    C. 鼓励产妇坐起排尿
    D. 热水熏洗外阴
    E. 肌内注射甲基硫酸新斯的明

17. 初产妇，25 岁，足月顺产，产后第 2 天，T 37.5℃，阴道流血少，宫底脐下一指，收缩好。可诊断为
    A. 子宫复旧不良
    B. 产后子宫内膜炎
    C. 胎盘胎膜部分残留
    D. 上呼吸道感染
    E. 正常产褥

【B 型题】
(18 ~ 20 题共用备选答案)
    A. 正常产褥
    B. 上呼吸道感染
    C. 产后子宫内膜炎
    D. 胎盘胎膜部分残留
    E. 子宫复旧不良

18. 足月顺产后第 1 天，T 37.8℃，P 65 次/分，出汗多，阴道流血不多，宫底平脐，收缩好，诊断为

19. 产后 7 天，恶露血性，量多，宫底脐下两横指，诊断为

20. 产后 3 天，咳嗽发热，两肺呼吸音粗，诊断为

(21 ~ 24 题共用备选答案)
    A. 色鲜红，量多，有小血块，持续 3 ~ 4 日
    B. 色淡红，较多坏死蜕膜组织
    C. 色泽较白，质黏稠，含大量白细胞
    D. 有血腥味，但无臭味，持续 4 ~ 6 周
    E. 血量逐渐减少，有臭味

21. 血性恶露表现为
22. 浆液恶露表现为
23. 白色恶露表现为
24. 正常恶露表现为

参考答案

1. C 2. A 3. B 4. B 5. C 6. E
7. D 8. D 9. D 10. D 11. D 12. D
13. B 14. C 15. C 16. B 17. E 18. A
19. E 20. B 21. A 22. B 23. C 24. D

第七章　病理妊娠

【A1/A2 型题】

1. 关于输卵管妊娠，叙述错误的是
   A. 破裂所致的出血远较流产严重
   B. 间质部妊娠几乎全为破裂
   C. 子宫增大变软
   D. 子宫大小正常
   E. 子宫内膜出现蜕膜反应

2. TORCH 全套检查中不包括
   A. 单纯疱疹病毒
   B. 弓形虫
   C. 柯萨奇病毒
   D. 风疹病毒
   E. 巨细胞病毒

3. 关于输卵管妊娠的化学治疗，下列哪项不正确
   A. 妊娠包块直径 <3 cm
   B. 血 β－HCG <20 U/L
   C. 化疗可全身用药，亦可局部用药
   D. 机制是抑制滋养细胞增生，破坏绒毛
   E. 已发生破裂或流产

4. 某患者确诊为宫外孕，其后穹窿抽出之血液不具备下列哪个特点
   A. 暗红色
   B. 不凝固
   C. 含细小血块
   D. 滴在纱布上可见红晕
   E. 可混有脓液

5. 有关胎儿生长受限终止妊娠的指征，下列选项中正确的是
   A. 治疗中发现宫高增加不明显
   B. 治疗后 B 超检查胎儿未见增长，而胎儿已成熟
   C. NST 无反应型，缩宫素激惹试验阴性

   D. 先兆子痫，孕妇水肿无减轻
   E. 已见红

6. 关于输卵管妊娠与流产，下列哪项不恰当
   A. 输卵管妊娠可于后穹窿穿刺抽出不凝血
   B. 流产表现为下腹阵发性坠痛
   C. 流产出现休克时其程度与外出血不成比例
   D. 两者尿 HCG 均可阳性
   E. 宫颈举痛为输卵管妊娠的典型体征

7. 胎盘早剥并发 DIC 的诊断依据不包括
   A. 阴道出血不凝
   B. 血小板 <100 × 10^9 g/L
   C. 凝血酶原的时间延长
   D. 纤维蛋白原 2 g/L
   E. 胎儿窘迫

8. 不属于前置胎盘预防措施的是
   A. 严格剖宫产指征
   B. 减少产褥感染
   C. 避免多次施行人工流产
   D. 注意月经期卫生，防止子宫内膜炎
   E. 注意受孕时间

9. 关于子痫前期，下列叙述恰当的是
   A. 是妊娠期高血压疾病最严重阶段
   B. 与是否定期做产前检查关系不大
   C. 于 37 周以后发生者占绝大多数
   D. 先为全身肌肉强烈抽动，随后全身肌肉强直
   E. 每次抽搐约持续 5 分钟

10. 关于输卵管间质部妊娠的术式，下列哪项恰当
    A. 行子宫角部楔形切除术
    B. 行子宫次全切除术
    C. 行患侧输卵管切除术
    D. 行子宫角部楔形切除及患侧输卵管切除术

E. 行子宫角部楔形切除及患侧附件切除术

11. 有关妊娠剧吐的发病机制，下列哪项叙述不正确

A. 与 5 - 羟色胺的释放有关

B. 葡萄胎患者发病率较一般孕妇高

C. 精神过度紧张焦虑的孕妇发病率高

D. 临床表现的严重程度，不一定与血 HCG 水平呈正相关

E. 多胎妊娠孕妇发病率相对高

12. 关于羊水过少的诊治，下列叙述恰当的是

A. 若合并妊高征应立即终止妊娠

B. 宫高与腹围和同期妊娠者相比无明显差异

C. 妊娠晚期可行羊膜腔输液治疗羊水过少

D. 无论胎儿是否存在畸形都应行剖宫产终止妊娠

E. B 超检查可清楚发现羊水与胎体交界面

13. 输卵管妊娠时，关于子宫的改变，下列叙述正确的是

A. 子宫增大与停经月份相符

B. 子宫可增大、变软，但小于停经月份

C. 子宫大小正常

D. A - S 反应为输卵管妊娠所特有

E. 子宫内膜病理无改变

14. 妊娠 39 周，患重度子痫前期的初孕妇，恰当处理应是

A. 积极治疗，等待产程发动

B. 治疗 24 ~ 48 小时症状改善后终止妊娠

C. 积极治疗至预产期终止妊娠

D. 静脉滴注缩宫素引产

E. 行人工破膜引产

15. 利用 B 型超声测量判断胎儿宫内发育迟缓，下述哪项是不恰当的

A. 胎儿股骨长度

B. 胎头双顶径

C. 腹围、胸围、头围

D. 羊水量与胎盘成熟度

E. 腹围/胸围

16. 关于妊娠剧吐的叙述，以下哪项最恰当

A. 多在清晨空腹时较严重

B. 择食，轻度的恶心、呕吐、头晕、倦怠

C. 对生活工作影响不大，不需特殊治疗

D. 多在妊娠 12 周前后消失

E. 频繁恶心呕吐，不能进食，影响身体健康，甚至威胁孕妇生命

17. 关于难免流产的叙述，下列哪项不恰当

A. 宫口扩张

B. 由先兆流产发展而来

C. 仅有部分可能继续妊娠

D. 子宫大小可与停经周数相符

E. 一旦确诊应尽早使胚胎组织排出

18. 出血量较多的流产孕周为

A. 4 ~ 6 周   B. 8 ~ 12 周

C. 10 ~ 16 周   D. 14 ~ 20 周

E. 20 ~ 28 周

19. 新生儿黄疸采用光照法应选择

A. 绿光   B. 白光

C. 阳光   D. 日光灯

E. 蓝光

20. 关于输卵管妊娠，下列叙述不恰当的是

A. 尿妊娠试验可出现假阴性

B. 多有停经史

C. 后穹隆穿刺阴性可排除输卵管妊娠的存在

D. 失血症状与阴道流血量不成正比

E. 后穹隆穿刺抽出的血液常不凝

21. 关于羊水过少的说法，下列叙述错误的是

A. 羊水过少的病因已完全明了

B. 妊娠早、中期的羊水过少，多以流产告终

C. 羊水过少，严重影响围生儿的预后

D. 大部分羊水呈黏稠、混浊、暗绿色

E. 若羊水量少于 50 ml，胎儿窘迫发生率达 50% 以上

22. 关于胎盘早剥的并发症及处理，错误的是

A. 羊水可经过剥离面开放的子宫血管导致羊水栓塞

B. 胎盘早剥后发生产后出血与子宫胎盘卒中及 DIC 有关

C. 凝血功能障碍必须在迅速终止妊娠的基础上进行纠正

D. 胎盘早剥发生肾衰竭与肾血流量减少有关，故及时补充血容量即可改善，无需

透析治疗

E. 胎儿娩出后立即给予子宫收缩药物，预防产后出血

23. 双胎妊娠引产指征应除外下列哪项因素
A. 合并急性羊水过多
B. 母亲轻度贫血
C. 胎儿畸形
D. 母亲有严重并发症
E. 胎盘功能减退

24. 关于子痫，下列叙述正确的是
A. 产后子痫较为常见
B. 子痫发生之前都具有较明显的自觉症状
C. 妊娠一旦终止，子痫不会再发生
D. 光、声刺激可诱发抽搐
E. 体重增加过快与子痫无关

25. AB 血型不合主要发生在
A. 孕母 B 型，丈夫 A 型、B 型、AB 型
B. 孕母 A 型，丈夫 A 型、B 型、AB 型
C. 孕母 O 型，丈夫 A 型
D. 孕母 O 型，丈夫 AB 型
E. 孕母 O 型，丈夫 A 型、B 型、AB 型

26. 诊断妊娠高血压患者，血压至少在多少以上
A. 130/90 mmHg
B. 140/90 mmHg
C. 120/100 mmHg
D. 140/100 mmHg
E. 160/120 mmHg

27. 关于妊娠高血压疾病，下列叙述不恰当的是
A. 重症子痫前期尿中可出现管型及红细胞、白细胞
B. 双胎容易合并妊娠高血压疾病
C. 眼底变化可以反映妊娠高血压的进展和严重程度
D. 初产妇多于经产妇
E. 有慢性高血压者不易发生

28. 造成死胎的常见原因不包括
A. 胎盘及脐带因素如前置胎盘、胎盘早剥、脐带脱垂等
B. 胎儿因素如胎儿严重畸形、胎儿宫内生长受限、胎儿宫内感染、严重的遗传性疾病等
C. 孕妇因素如妊娠高血压病、过期妊娠、

糖尿病、慢性肾炎、心血管疾病、子宫破裂等
D. 外伤
E. 母儿血型不合

29. Rh 血型不合发生在第一胎的约有
A. 20%
B. 10%
C. 30%
D. 40%
E. 罕见，除非接受过输血、换血治疗

30. 关于流产的叙述，下列哪项是恰当的
A. 妊娠 8～12 周流产多为完全流产
B. 妊娠 8 周前流产多为不全流产
C. 难免流产时妊娠试验均为阴性
D. 先兆流产必发展为难免流产
E. 不全流产易发生失血性休克

31. 关于死胎的叙述，下列哪项是恰当的
A. 孕母均会发生凝血功能障碍、产后流血
B. 胎死宫内多数在 4 周后自然娩出
C. 凡胎儿娩出时无心跳、呼吸等生命征象者为死胎
D. 确诊死胎后应终止妊娠
E. 羊水中甲胎蛋白值明显降低

32. 关于子宫残角妊娠的叙述，下列哪项不恰当
A. 可引起严重腹腔内出血
B. 常于妊娠中期发生破裂
C. 可经阴道分娩
D. 超声检查有助于诊断
E. 应尽早手术

33. 羊水过多合并胎儿畸形的处理原则是
A. 期待疗法
B. 保胎治疗
C. 抽取羊水
D. 终止妊娠
E. 观察

34. 关于羊水过多的叙述，下列选项中恰当的是
A. 妊娠 28 周后羊水过多的发病率为 0.1%
B. 妊娠 28 周后羊水量超过 1000 ml
C. 急性羊水过多常发生在妊娠第 28～32 周
D. 羊水的性状与正常者有差异
E. 妊娠任何时期内羊水量超过 2000 ml

35. 下列哪项与前置胎盘无关
A. 胎位异常
B. 产后出血
C. 妊高征
D. 慢性子宫内膜炎

E. 产后感染

36. 妊娠期高血压疾病孕妇水肿（＋＋）是指

A. 踝部及小腿有凹陷性水肿，经休息后消退

B. 踝部及小腿有凹陷性水肿，经休息后不消退

C. 水肿延及大腿

D. 水肿达外阴部及腹部

E. 全身水肿

37. 胎儿窘迫终止妊娠的指征不包括

A. 胎心率 100 bpm

B. 羊水Ⅲ度污染

C. OCT 频繁晚期减速

D. 胎儿头皮血 pH 7.00

E. 先露 S^{+2}

38. 重度妊高征 24 小时尿蛋白定量大于

A. 0.5 g　　　　　B. 3 g

C. 5 g　　　　　D. 1 g

E. 2 g

39. 下列哪项不是子宫胎盘卒中的处理方式

A. 宫壁内注射子宫收缩药

B. 按摩子宫

C. 经积极处理，子宫仍不收缩，应立即切除子宫

D. 经积极处理，出现血液不凝，应立即切除子宫

E. 静脉点滴麦角新碱

40. 关于前置胎盘对母儿的影响，下列叙述正确的是

A. 出血浸入子宫肌层，收缩力减弱，造成产后出血

B. 前置胎盘以外出血为主，不易发生胎儿窘迫

C. 子宫下段肌层菲薄，收缩力差，易致产后出血

D. 前置胎盘易致羊水栓塞

E. 前置胎盘患者反复阴道流血可致凝血功能障碍

41. B 型超声测量判断胎儿宫内发育迟缓较准确，常用指标有胎头双顶径，下述哪项指标是不恰当的

A. 妊娠 28 周 <70 mm

B. 增长速度 2 周增加 ≤4 mm

C. 增长速度 3 周增加 <4 mm

D. 妊娠 30 周 <75 mm

E. 妊娠 32 周 <80 mm

42. 下列选项中不属于治疗先兆早产的药物的是

A. β 肾上腺素受体激动药

B. 前列腺素合成酶抑制药

C. 硫酸镁静脉缓慢滴注

D. 硝苯地平舌下含服

E. 肌内注射苯甲酸雌二醇

43. 关于宫颈妊娠的叙述，下列哪项不恰当

A. 有停经史

B. 多见于初孕妇

C. 发生率极低

D. 阴道流血为主要症状

E. 宫颈膨大明显

44. 关于妊娠期高血压病的发病因素，下列哪项与之无关

A. 营养不良，低蛋白血症者

B. 有慢性高血压、肾炎、糖尿病者

C. 子宫张力过高，如羊水过多、双胎、糖尿病巨大儿者

D. 精神过分紧张或受刺激中枢神经系统功能紊乱者

E. 风心病、先心病患者

45. 胎儿宫内死亡几周以上发生凝血功能障碍的概率明显增大

A. 2~3 周　　　　　B. 1~2 周

C. 3~4 周　　　　　D. 5~6 周

E. 1 周以内

46. 下列选项中不属于重度子痫前期并发症的是

A. 脑出血　　　　　B. 急性肾衰竭

C. 胎盘早剥　　　　D. HELLP 综合征

E. 肺炎

47. 关于妊娠期肝内胆汁淤积症，下列叙述不恰当的是

A. 临床上以皮肤瘙痒和黄疸为特征

B. 是妊娠中晚期特有的并发症

C. 此病对孕妇的危害大于对胎儿的危害

D. 病因目前尚不清楚

E. 发病率与季节有关，冬季高于夏季

48. 下列选项中，有关过期妊娠说法不正确的是
- A. 羊水量迅速减少
- B. 羊水胎粪污染率增加
- C. 胎盘物质交换与转运能力下降
- D. 过期妊娠胎儿可出现胎儿生长受限
- E. 胎儿过度成熟说明胎盘功能良好

49. 前置胎盘的典型临床表现是
- A. 阴道出血常与外伤有关
- B. 无诱因、无痛性反复阴道出血
- C. 有痛性阴道出血
- D. 宫缩时阴道出血停止
- E. 阴道出血量与贫血程度不成比例

50. 下列哪项不是稽留流产导致严重出血的原因
- A. 刮宫困难易穿孔
- B. 绒毛膜促性腺激素的缺乏
- C. 稽留时间过长，可发生凝血功能障碍
- D. 雌激素不足，子宫对缩宫素不敏感，宫缩乏力
- E. 胚胎组织机化粘连，刮宫困难易致组织残留

51. 双胎妊娠在分娩期不易发生
- A. 产程延长
- B. 产程顺利进展
- C. 脐带脱垂
- D. 胎盘早剥
- E. 胎头交锁

52. 过期妊娠应立即终止妊娠的指标，下列选项中不正确的是
- A. 胎儿体重≥4000 g 或胎儿生长受限
- B. 12 小时内胎动 <10 次或 NST 为无反应型，OCT 阳性或可疑
- C. 持续尿 E/C 比值高
- D. 羊水暗区 <3 cm 和（或）羊水粪染
- E. 宫颈条件成熟

53. 关于 HELLP 综合征，下列叙述恰当的是
- A. 可根据贫血程度分为 3 级
- B. 一般并发肺水肿
- C. 肝酶中以乳酸脱氢酶升高最早
- D. 全部发病在产前
- E. 其发生与自身免疫机制无关

54. FGR 哪种情况不适合阴道分娩

A. 胎盘功能良好
B. 宫颈 Bishop 评分 >7 分
C. 胎儿难以存活
D. 胎儿为极低体重儿
E. 胎儿在宫内发育正常，胎儿成熟

55. 关于流产的概念，下列叙述恰当的是
- A. 妊娠不足 24 周，胎儿体重不足 1000 g 而终止者
- B. 妊娠不足 28 周，胎儿体重不足 1500 g 而终止者
- C. 妊娠不足 20 周，胎儿体重不足 1000 g 而终止者
- D. 妊娠不足 28 周，胎儿体重不足 1000 g 而终止者
- E. 以上均不是

56. 异位妊娠患者，最有助于诊断的检查应是
- A. 尿妊娠试验（＋）
- B. 腹部叩诊移动性浊音（＋）
- C. 尿妊娠试验（＋），后穹隆穿刺抽出不凝血
- D. 宫颈剧痛
- E. 腹部触诊压痛、反跳痛

57. 下列哪项指标提示有妊娠期高血压疾病的倾向
- A. 仰卧位血压较左侧卧位增加 15 mmHg
- B. 平均动脉压≥85 mmHg
- C. 血细胞比容 <0.35
- D. 尿 Ca^{2+}/Cr≤0.04
- E. 全血黏度比值 <3.6

58. 关于卵巢妊娠，下列叙述不恰当的是
- A. 破裂后可引起腹腔内大量出血
- B. 临床表现类似于输卵管妊娠
- C. 术前常诊断为输卵管妊娠
- D. 术中探查可误诊为卵巢黄体破裂
- E. 术中见到绒毛可不必进行病理检查

59. 异位妊娠的发病率约为
- A. 1‰
- B. 5‰
- C. 1%
- D. 2%
- E. 5%

60. 习惯性流产又称为

A. 复杂性流产　　　B. 复发性流产
C. 经常性流产　　　D. 反复性流产
E. 周期性流产

61. 关于妊娠期高血压疾病性心脏病，下列叙述恰当的是
A. 心脏不同程度扩大，脉细数
B. 心电图均显示心脏损害
C. 均在妊娠期发病
D. 发病与贫血及营养情况无关
E. 治疗宜用甘露醇等利尿药

62. 下列哪项不属于胎儿宫内发育迟缓可继续妊娠的指征
A. 宫内监护情况良好
B. 胎儿已经足月
C. 胎儿尚未足月
D. 胎盘功能好转
E. 孕妇病情稳定

63. 胎动时胎心率一时性加快的动态变化是了解胎儿
A. 皮肤成熟度　　　B. 肺成熟度
C. 储备功能　　　　D. 肝成熟度
E. 胎盘功能检查

64. 哪项不是胎盘早剥的并发症
A. 急性肾衰竭　　　B. 肝功能异常
C. 产后出血　　　　D. 席汉综合征
E. DIC

65. 关于Ⅲ度胎盘早剥的临床表现，下列叙述不恰当的是
A. 破膜时流出血性羊水
B. 触诊时子宫硬如板状
C. 胎位扪不清，胎心听不清
D. 常伴发重度子痫前期
E. 休克程度与阴道流血量成正比

66. 下列哪种表现提示可能存在前置胎盘
A. 产后检查胎盘母体面有陈旧性血块附着
B. 停经8周，少量阴道流血
C. 妊娠32周，反复少量阴道流血2周
D. 妊娠39周，阵发下腹痛，少量阴道血性分泌物
E. 子宫硬如板状，宫缩间歇无放松

67. 预防胎儿宫内发育迟缓，下列哪项措施不恰当
A. 加强产前检查
B. 建立三级围生期保健网
C. 每周行1次B超检查
D. 定期测量宫高、腹围、体重
E. 用妊娠图进行孕期监护

68. 大多数孕妇约在多少周后产生血型抗体
A. 26周　　　　　B. 24周
C. 28周　　　　　D. 30周
E. 32周

69. 下列选项中与过期妊娠发生无关的是
A. 雌、孕激素比例失调导致孕激素优势
B. 头盆不称
C. 甲状腺功能亢进
D. 无脑儿
E. 胎盘硫酸酯酶缺乏症

70. 对于前置胎盘患者，在孕期腹部触诊、听诊可见
A. 阵发性子宫收缩、胎心音良好
B. 子宫持续性收缩、胎位不清、胎心消失
C. 无子宫收缩、胎先露高浮、胎心好
D. 子宫强制性收缩、宫底升高、血压下降、胎心消失
E. 阵发性子宫收缩、松弛不全、胎心音弱

71. 胎盘早剥常见于下列哪种妊娠并发症
A. 妊娠期高血压疾病
B. 甲亢
C. 糖尿病
D. 心脏病
E. 贫血

72. 关于双胎输血综合征新生儿的诊断标准，正确的是
A. 两新生儿体重相差>20%
B. 两新生儿Hb值相差>50 g/L
C. 可发生在双卵双胎
D. 两新生儿Hb值相差<50 g/L
E. 两新生儿体重相差>30%

73. 急性羊水过多时，下列叙述正确的是
A. 多发生在妊娠28～32周

B. 下肢及外阴水肿发生率不高

C. 自觉症状轻

D. 胎心清楚

E. 易发生早产

74. 羊水过少是指妊娠晚期羊水量少于

A. 200 ml B. 300 ml

C. 400 ml D. 500 ml

E. 600 ml

75. 下列哪项不提示胎膜早破合并羊膜腔感染

A. 羊水涂片革兰染色可检查到细菌

B. 羊水细菌培养有细菌生长

C. 羊水置于血常规计数板上，白细胞数升高

D. 血 C – 反应蛋白小于 8 mg/L

E. 羊水 IL – 6 测定 ≥17 μg/L

76. 对于羊水过多的患者，经阴道放水时，速度每小时不超过

A. 200 ml B. 300 ml

C. 400 ml D. 500 ml

E. 700 ml

77. 妊娠高血压综合征的基本病变为

A. 肾素 – 血管紧张素 – 前列腺素系统平衡失调

B. 慢性弥散性血管内凝血

C. 血液高度浓缩

D. 水钠严重潴留

E. 全身小动脉痉挛

78. 足月产妇，重度子痫前期，伴肝功能损害，现宫口开大 **4 cm**，胎心正常，突发子痫。宜给予下列哪种镇静药

A. 苯妥英钠 B. 苯巴比妥

C. 哌替啶 D. 地西泮

E. 异丙嗪

79. **ABO** 血型不合，**IgG** 效价为下列哪种数值时易发生溶血

A. ≥1:32 B. ≥1:64

C. ≥1:128 D. ≥1:16

E. ≥1:256

80. 硫酸镁继续用药的条件是

A. 膝反射存在，呼吸 ≥16 次/分，尿量 ≥25 ml/h

B. 膝反射存在，呼吸 <10 次/分，尿量 <20 ml/h

C. 血压升高，脉搏加快

D. 呼吸存在，膝反射存在

E. 尿量 >100 ml/24 h

81. 关于前置胎盘患者行期待疗法，下列哪项是错误的

A. 住院观察

B. 卧床休息

C. 适当镇静及使用宫缩抑制药

D. 行凝血功能检查

E. 估计胎儿成熟情况

82. 下列哪项不是胎盘早剥发生的原因

A. 外伤

B. 孕妇合并慢性高血压

C. 不协调的宫缩过强

D. 双胎第一胎娩出过快

E. 孕晚期或临产后长时间仰卧位

83. 关于胎膜早破的叙述，下列哪项是不正确的

A. 破膜 12 小时给予抗生素

B. 胎膜破裂发生在产程开始前

C. 破膜 24 小时，即使无头盆不称，也考虑剖宫产术

D. 头先露未衔接或臀先露，均应观察胎心

E. 胎膜破裂后阴道 pH 可升高

84. 一般胎动消失后多长时间内胎心也会消失

A. 24 小时 B. 28 小时

C. 29 小时 D. 30 小时

E. 32 小时

85. 关于胎盘早剥的处理，下列选项中正确的是

A. 纠正休克，大量快速补液

B. 一旦确诊不论胎儿是否存活，均应及时行剖宫产

C. 经阴道分娩者不宜破膜

D. 应用肝素治疗凝血功能障碍

E. 一旦确诊，即使胎儿已死亡，也应经阴道分娩

86. 大多数死胎在胎儿死亡多长时间内排出

A. 1 周 B. 2～3 周

C. 6 周　　　　　　　　D. 1~2 天

F. 4 周

D. 易产后出血

E. 均为高危妊娠

87. 关于胎儿生长受限的治疗，下列哪项是不正确的

A. 治疗越早，效果越好

B. 左侧卧位、吸氧

C. 输液、补充营养物质

D. 改善子宫胎盘血流

E. 长期应用地塞米松

88. 产前子痫患者，抽搐频繁，呼吸浅，14 次/分，宜给予下列哪种解痉药

A. 地西泮

B. 山莨菪碱或东莨菪碱

C. 硫酸镁

D. 哌替啶

E. 吗啡

89. 下列哪种情况易发生肩难产

A. 足月分娩　　　　　　B. 早产

C. 双胎妊娠　　　　　　D. 巨大儿

E. 羊水过少

90. 急性羊水过多易发生在妊娠

A. 16~20 周　　　　　B. 20~24 周

C. 25~28 周　　　　　D. 28~32 周

E. 36~40 周

91. 关于外因性不匀称型胎儿的叙述，下列哪项正确

A. 出生后外表无营养不良表现

B. 出生后躯体发育不正常

C. 胎盘体积正常，但功能下降

D. 各器官细胞数量不正常

E. 胎儿无代谢不良

92. 以下哪项是最常见的胎儿先天性畸形

A. 无脑儿　　　　　　　B. 脊柱裂

C. 唇腭裂　　　　　　　D. 脑积水

E. 联体儿

93. 关于巨大胎儿与双胎妊娠的共同点，下列叙述中不正确的是

A. 易产程延长

B. 易宫缩乏力

C. 早产发生率高

94. 初产妇，23 岁，妊娠 37 周，晨起突然剧烈头痛伴喷射性呕吐。检查：BP 160/110 mmHg，尿蛋白（+++）。下列治疗措施中恰当的是

A. 快速静脉滴注甘露醇

B. 静脉注射硫酸镁 4 g 后，继续静脉滴注 1 g/h

C. 静脉注射地西泮

D. 静脉注射地塞米松

E. 即行剖宫产术

95. 年轻女性，停经 62 天，腹痛伴阴道流血 3 天，发热 1 天。月经周期 5~7 天/28 天。查体：T38.5℃，P90 次/分，BP100/70 mmHg，急性病容。妇科检查：阴道内少量暗红色积血，宫口松，子宫妊娠 50 多天大小，软，有压痛，双侧附件区增粗，压痛明显。血常规：WBC 13.2 × 10⁹/L，N 0.90，L 0.10。尿 HCG（+）。处理宜

A. 立即行刮宫术

B. 控制感染 + 保胎治疗

C. B 超检查后决定是否保胎

D. 控制感染后滴注缩宫素

E. 控制感染后行刮宫术

96. 年轻女性，前两次妊娠分别在孕 24 周、孕 25 周自然破水，分娩出和妊娠月份相符的正常活婴。现妊娠 18 周，无腹痛及阴道流血、流水。处理宜为

A. 给予黄体酮　　　　　B. 宫颈内口环扎术

C. 绝对卧床休息　　　　D. 羊水染色体检查

E. 保胎治疗

97. 患者，女性，27 岁，G_2P_0，停经 60 天，恶心，厌油腻 20 天，尿妊娠试验（+++），妇科检查子宫如停经月份。7 岁时发现室间隔缺损，生活、工作不受影响。对此次妊娠的建议是

A. 立即人工流产

B. 足月后剖宫产

C. 足月后可阴道分娩

D. 孕 37 周引产

E. 可继续妊娠，定期评价心功能

98. 经产妇，29 岁，足月妊娠在家自然分娩，胎儿娩出 1 小时后胎盘未娩出而入院。主诉产时顺利，娩出一中等大小男婴，分娩至现在阴道出血量中等。前次妊娠有人工剥离胎盘史。妇科检查：宫底平脐，轮廓清晰，膀胱空虚，宫口可容 3 指，软产道完整，脐带外露，此时最主要的处理
    A. 加强宫缩
    B. B 超检查
    C. 抗感染治疗
    D. 人工剥离胎盘
    E. 导尿

99. 已婚妇女，27 岁，停经 48 天，阴道少量流血 1 天。今晨无原因出现下腹剧痛，伴恶心、呕吐及一过性晕厥。查体：面色苍白，血压 60/40 mmHg，脉搏 120 次/分。妇科检查：宫颈举痛明显，后穹窿触痛（＋），盆腔触诊因痛不满意。此时最有价值的辅助检查方法是
    A. 检测尿 HCG 值
    B. 行 B 型超声检查
    C. 行阴道后穹窿穿刺
    D. 行诊断性刮宫
    E. 行腹腔镜检查

100. 初产妇，26 岁，妊娠 42 周，规律宫缩 10 小时。检查：胎儿较大，估计体重 3000 g，枕左前位，胎头高浮，胎心率 166 次/分。骨盆不小，宫口开大 2 cm，尿雌激素/肌酐比值为 7。本病例恰当的分娩方式应是
    A. 静脉滴注缩宫素加速产程
    B. 等待宫口开全行产钳术助娩
    C. 等待宫口开全行胎头吸引术助娩
    D. 左侧卧位，吸氧，静注 10% 葡萄糖液
    E. 尽快行剖宫产术

101. 妇女，28 岁，G_2P_0，孕 31 周，从 28 周时反复阴道出血，共 4 次，出血量少于月经量，不伴腹痛，近 1 天阴道出血量大于月经量，收入院。BP 100/80 mmHg，P 84 次/分，子宫软，宫缩不规律，胎头高浮，胎心率 144 次/分。依据病史及查体主要诊断为
    A. 前置胎盘
    B. 胎盘早剥
    C. 先兆早产
    D. 前置血管破裂

    E. 宫颈息肉出血

102. 已婚妇女，29 岁，停经 9 周，下腹阵发性剧痛 6 小时伴阴道多量流血，超过月经量。检查宫口开大 2 cm。本例最恰当的处置是
    A. 给予止血药物
    B. 肌内注射或静脉滴注缩宫素
    C. 肌内注射麦角新碱
    D. 肌内注射黄体酮
    E. 吸宫术

103. 初产妇，停经 23 周，B 超检查发现胎儿联体畸形。处理宜是
    A. 立即经阴道引产
    B. 立即行剖宫取胎术
    C. 继续妊娠等待足月剖宫产
    D. 子宫腔内手术分离联体胎儿
    E. 定期检查

104. 不孕症患者，30 岁，现停经 47 天，阴道不规则流血 3 天。今晨从阴道排出三角形膜样物，检查下腹部压痛及反跳痛。本例恰当的治疗措施是
    A. 静脉滴注缩宫素
    B. 肌内注射子宫收缩药
    C. 立即行刮宫术
    D. 行剖腹探查术
    E. 请外科会诊

105. 初孕妇，28 岁，妊娠 34 周，自觉头痛眼花 1 周，经治疗 5 天未见显效。今晨 4 时突然出现腹痛并逐渐加重，呈持续状，检查腹部发现子宫板状硬。本例最可能的诊断是
    A. Ⅰ度胎盘早剥
    B. Ⅲ度胎盘早剥
    C. 先兆早产
    D. 前置胎盘
    E. 先兆子宫破裂

106. 初产妇，孕 34 周，重度子痫前期。经治疗 2 天，病情无改善，需终止妊娠。下列哪项检查是不必要的
    A. HPL 测定
    B. E_3 测定
    C. NST 检查
    D. 宫颈黏液检查
    E. 羊水 US 值测定

107. 初产妇，28 岁，孕 36 周，双胎，分娩两个同血型及指纹的女婴后，检查为两个独立

的胎盘，两个羊膜，两个绒毛，试问受精卵复制分裂发生在受精的

A. 4 天内　　　　B. 6 天内

C. 3 天内　　　　D. 5 天内

E. 12 天内

108. 年轻女性，停经 43 周。既往月经周期为 6~7 天/28 天。产检：骨盆外测量正常，子宫底高度 33 cm，胎方位 LOA，胎心率 126 次/分。肛检：宫颈管已消退，宫口 1 cm，头 S+2。NST 无反应。下列哪项处理最恰当

A. 即行剖宫产

B. 等待自然临产

C. B 超生物评分，了解胎儿宫内情况

D. 人工破膜术了解羊水情况

E. 复查 NST

109. 初产妇，双胎，妊娠 35 周。现一胎儿死亡，另一胎儿存活。处理宜是

A. 立即引产

B. 继续保胎

C. 检测母体凝血功能变化，尽量延长存活胎儿的胎龄

D. 观察

E. 手术取出死胎，保留活胎

110. 初孕妇，25 岁，妊娠 37 周。既往血压正常。未作产前检查。7 天前突觉头痛，逐渐加重。来院时血压 166/112 mmHg，尿蛋白 3 g/24 h，水肿（++），血细胞比容 0.40。此时恰当处置应是

A. 立即行剖宫产术

B. 做头颅 CT 检查

C. 静注呋塞米 40 mg

D. 肼屈嗪 40 mg，静脉滴注

E. 25% 硫酸镁 16 ml 缓慢静注后改静滴硫酸镁

111. 初产妇，26 岁，妊娠 40 周，头痛眼花 2 天，急诊入院。BP 170/110 mmHg，尿蛋白（++），全身水肿，胎心良好，正常胎位，血细胞比容 0.43，紧急治疗不恰当的是

A. 静脉滴注低分子右旋糖酐

B. 静脉滴注硫酸镁

C. 口服肼屈嗪

D. 即行剖宫产术

E. 左侧卧位

112. 女性，34 岁，已婚，习惯性流产，每次自然流产均发生于妊娠 6 个月左右，最常见的原因可能为

A. 子宫颈内口功能不全

B. 受精卵发育异常

C. 卵巢发育异常

D. 黄体功能不全

E. 合并内科疾患

113. 女性，27 岁，G_2P_0。孕 36 周，双胎，ROA/LOA，第 1 胎儿娩出后，立即破膜，胎心变慢达 70 次/分，宫缩好，行阴道检查，发现宫缩后胎头从 S-3 下降到 S+3 引起胎心变慢，最不可能的诊断是

A. 胎盘早剥　　　B. 脐带脱垂

C. 胎位不正　　　D. 胎头受压

E. 脐带受压

114. 初产妇，妊娠 31 周。近期腹部增大迅速，宫高 38 cm，腹围 120 cm，BP 120/80 mmHg，胎心 138 次/分。宜行何种检查

A. 尿 E_3 测定　　B. 羊水 US 比值

C. 肝功能　　　　D. NST

E. B 超

115. 孕妇，25 岁，子痫前期，对估计病情及决定处理方案最有价值的辅助检查是

A. 测血细胞比容

B. 全血黏度比值及血浆黏度比值

C. 眼底检查

D. 血丙氨酸氨基转移酶（ALT）值

E. 尿肌酐值

116. 已婚妇女，28 岁，结婚 3 年未孕，现停经 52 天，阴道少量流血 4 天。今晨突感下腹剧痛，伴明显肛门坠胀感，血压 60/40 mmHg。妇科检查：宫颈举痛明显，子宫稍大稍软，右附件区有明显触痛。本病例恰当处置应是

A. 立即行刮宫术

B. 输液输血，观察病情进展

C. 立即行剖腹探查术

D. 输液输血同时行剖腹探查术

E. 待纠正休克后行剖腹探查术

117. 初产妇，28 岁，孕 38 周，双胎，BP 120/80 mmHg，P 82 次/分，骨盆检查无异常，双头先露，胎心率 130～140 次/分，宫高 39 cm，腹围 112 cm。有关该产妇产程的处理，下列哪项不恰当

    A. 如果出现宫缩乏力，可以用缩宫素低浓度缓慢静脉滴注

    B. 做好输液、输血、抢救新生儿的准备

    C. 严密观察产程变化，注意胎心及宫缩

    D. 第一胎儿娩出后应等脐带动脉搏动停止后断脐

    E. 第一胎儿娩出后行阴道检查

118. 一妊娠 40^{+6} 周的孕妇，规则宫缩 12 小时，阴道流水 8 小时。肛查：宫口开大 5 cm。应诊断为

    A. 胎膜早破   B. 正常潜伏期

    C. 正常活跃期   D. 潜伏期延长

    E. 头盆不称

119. 女性，33 岁，输卵管妊娠破裂致严重腹腔内出血，以下哪项不宜使用自体输血

    A. 胎膜完整

    B. 停经 52 天

    C. 出血 <24 小时

    D. 尿妊娠试验阳性

    E. 镜下红细胞破坏率为 35%

120. 初产妇，25 岁，妊娠 38 周，自觉头痛、眼花 4 日来门诊急诊。下列选项中与妊娠期高血压疾病分类无关的项目是

    A. 自觉症状   B. 测量血压数值

    C. 检查尿常规   D. 检查水肿程度

    E. 进行眼底检查

121. 经产妇，28 岁，妊娠 39 周，今晨 5 时突然出现轻微腹痛和少量阴道流血来院。腹痛呈阵发性，约 7～8 分钟 1 次。检查子宫无压痛区，胎头在宫底部，胎心率 140 次/分。血压 100/70 mmHg。阴道检查宫口开大 1 cm，先露为胎臀。本例出血最可能原因是

    A. 前置胎盘   B. 胎盘早剥

    C. 先兆临产   D. 宫颈裂伤

    E. 子宫破裂

122. 28 岁妇女，已婚，月经规律，末次月经为 2002 年 3 月 10 日，于 2002 年 4 月 18 日出现下腹痛，逐渐加重，伴肛门坠胀感。查体：移动性浊音可疑，子宫饱满，宫颈举痛。以下处理恰当的是

    A. 腹腔镜检查   B. 后穹窿穿刺

    C. 开腹探查   D. 宫腔镜检查

    E. 随访观察

123. 初孕妇，28 岁，孕 34 周，血压 130/85 mmHg，尿蛋白（−），宫高 27 cm，下肢水肿（±），B 超双顶径 78 mm，股骨长 60 mm，腹径 76 cm，羊水指数 10 cm，最可能的诊断是

    A. 羊水过少

    B. 轻度子痫前期

    C. 子痫前期 + IUGR

    D. IUGR

    E. 低危妊娠

124. 初产妇，妊娠 36 周，不慎被外物撞击腹部后，感腹痛，伴少量阴道流血，自感胎动消失。检查未闻及胎心。诊断为

    A. 胎盘早剥   B. 先兆子宫破裂

    C. 先兆早产   D. 脐带脱垂

    E. 前置胎盘

125. 经产妇，29 岁，前两次妊娠患妊娠期高血压，娩出的胎儿体重 4100 g，且娩出后不久死亡。现又妊娠 20 周，血压 150/90 mmHg，尿糖阳性，下肢水肿。本例孕妇可能的诊断是

    A. 肺结核   B. 轻型糖尿病

    C. 慢性肾炎   D. 甲状腺功能亢进

    E. 病毒性肝炎

126. 初产妇，妊娠 37^+ 周，B 超示羊水过多。规律宫缩 10 小时，破膜后突然剧烈腹痛，少量阴道流血。查体：BP 90/60 mmHg，脉搏 120 次/分，宫底剑突下一横指，有压痛，胎心、胎位不清，宫口开 2 cm，头 S +

1。该例患者最恰当的处理是
- A. 催产素静滴
- B. 头皮钳牵引术
- C. 立即剖宫产
- D. 给抗凝药物
- E. 肌内注射哌替啶

127. 经产妇，35 岁，孕 35 周，双胎分娩两个男婴后检查：一个胎盘及一个羊膜囊。试问受精卵分裂及复制发生在受精后
- A. 第 3~4 天
- B. 第 1~2 天
- C. 第 5~6 天
- D. 第 7~8 天
- E. 第 9~13 天

128. 初产妇，妊娠 36 周，头痛 2 周，眼花伴视物模糊 2 天，突然全身抽搐 1 次。查体：BP 150/100 mmHg，ROA，胎心 148 次/分，尿蛋白（+）。宜采用何种处理
- A. 静脉滴注催产素引产
- B. 解痉同时立即剖宫产
- C. 积极治疗子痫，病情控制 2 小时后终止妊娠
- D. 积极治疗至妊娠 37 周终止妊娠
- E. 积极治疗，24 小时后行剖宫产

129. 女性，26 岁。第一胎，分娩中，宫口开全 2 小时 10 分钟，先露 S+2，胎位 LOT，宫缩由强转为中已 40 分钟，宫缩间隔也由 2.5 分钟延长为 4~5 分钟，诊断为第二产程延长。造成这种情况最常见的原因是
- A. 宫缩乏力
- B. 产妇衰竭
- C. 中骨盆平面狭窄
- D. 骨盆出口狭窄
- E. 胎儿过大

130. 经产妇，36 岁，第 1 胎曾分娩巨大儿，随后 2 次妊娠分别在 24 周及 22 周时破膜不久流产。最可能造成 2 次流产的原因是
- A. 染色体异常
- B. ABO 血型不合
- C. 宫颈内口松弛
- D. 子宫肌瘤
- E. 卵巢黄体功能不足

131. 初孕妇，25 岁，孕 31 周产前检查正常，孕 34 周出现头痛、眼花症状。检查：血压 180/110 mmHg，尿蛋白 2.6 g/24 h，水肿（++），眼底 A:V=1:2，视网膜水肿。本例应诊断为
- A. 轻度子痫前期
- B. 重度子痫前期
- C. 妊娠期蛋白尿
- D. 妊娠合并慢性高血压
- E. 妊娠合并慢性肾炎

132. 已婚妇女，33 岁，停经 2 个月，突发下腹痛 2 小时。查体：血压 100/60 mmHg，心率 92 次/分。妇科检查：后穹窿饱满、触痛，宫颈举痛，盆腔触诊不满意。此时最恰当的检查方法为
- A. 宫腔镜检查
- B. B 超检查
- C. 尿妊娠试验
- D. 诊断性刮宫
- E. 阴道后穹窿穿刺

133. 初产妇，29 岁，妊娠 36 周，阴道流水 4 小时。妇科检查：阴道少量流水，色清，pH>7，宫颈管尚未消，中位，胎心率 138 次/分，宫缩不规律。B 超：胎儿生物物理评分为 7 分，估计胎儿体重为 2800 g。下列哪项处理不正确
- A. 破膜 12 小时后给予抗生素预防感染
- B. 卧床休息，抬高臀部
- C. 行胎心监护，观察羊水颜色
- D. 自然破膜后 24 小时未临产，则给予缩宫素引产
- E. 硫酸镁静脉滴注

134. 孕妇，35 岁，孕 2 产 1。妊娠 40 周临产，产前估计胎儿体重 4000 g，第一产程顺利，第二产程延长。阴道检查：胎先露棘下 2 cm，胎头矢状缝在 3 点和 9 点，行会阴侧切、胎头吸附助娩，胎头娩出后，前肩嵌顿于耻骨联合上方，常规手法不能娩出胎肩，后反复旋转牵拉胎颈 4 分钟，最终娩出一男婴，体重 4600 g，Apgar 评分 1 分钟 2 分，5 分钟 10 分，最可能的胎位是
- A. LOA
- B. LOT 或 LOA
- C. LOP
- D. ROA
- E. ROP

135. 已婚妇女，28 岁，停经 48 天，下腹剧痛 2

小时。查体：腹部移动性浊音（＋），宫颈举痛（＋），阴道后穹窿饱满，子宫漂浮感，附件区压痛明显。下列选项中无助于诊断本病的辅助检查是

A. 尿妊娠试验（纸片法）

B. 阴道后穹窿穿刺

C. B 型超声检查

D. 腹腔镜检查

E. 诊断性刮宫

136. 经产妇，35 岁，孕 37 周，双胎分娩两个男婴后检查：一个胎盘及一层绒毛膜，两层羊膜。试问受精卵复制及分裂发生在受精后

A. 第 1～2 天

B. 第 4～8 天

C. 第 2～3 天

D. 第 9～10 天

E. 第 10～11 天

137. 孕妇 36 岁，第 1 胎，宫内妊娠，孕 33 周发现 FGR，心电监护为有反应型，宫颈评分 7 分，以下哪项治疗不恰当

A. 卧床休息

B. 右旋糖酐＋复方丹参静脉滴注

C. 口服复合氨基酸

D. 人工破膜引产

E. 吸氧

138. 28 岁妇女，停经 56 天，阴道中等量流血两日伴阵发性下腹痛。妇科检查：子宫稍大，宫口可通过 1 指，见组织物阻塞宫口。本病例恰当的处理是

A. 测尿 HCG 值

B. 肌注黄体酮 20 mg

C. 立即输液输血

D. 紧急做凝血功能检查

E. 立即行吸宫术

139. 23 岁妇女，停经 48 天，阴道流血 10 天，同月经量，晨起突然下腹痉挛性疼痛伴流血增多，检查宫口可通过 1 指。最可能的诊断是

A. 先兆流产

B. 输卵管妊娠

C. 痛经

D. 难免流产

E. 过期流产

【A3/A4 型题】

(140～141 题共用题干)

初产妇，27 岁，停经 34 周，阴道少量出血，规律腹坠 2 小时。肛查：颈管消失，宫口开大 1 cm。

140. 最可能的诊断是

A. 先兆早产

B. 晚期流产

C. 前置胎盘

D. 胎盘早剥

E. 临产

141. 最不恰当的处理是

A. 口服沙丁胺醇（舒喘灵）

B. 左侧卧位

C. 静脉滴注硫酸镁

D. 缩宫素引产

E. 少量镇静药

(142～143 题共用题干)

29 岁妇女，平素月经规律，现停经 3 个月，未闻及胎心。B 超显示：宫腔内可见胎囊变形，未见胎芽及胎心搏动。

142. 该病人最可能的诊断是

A. 先兆流产

B. 难免流产

C. 不全流产

D. 稽留流产

E. 葡萄胎

143. 此时最佳处理是

A. 血 HCG 测定

B. 血常规＋凝血功能

C. 肌注黄体酮

D. 立即行清宫术

E. 应用抗生素

(144～146 题共用题干)

28 岁孕妇，妊娠 34 周，孕 1 产 0。近 1 个月出现下肢水肿。头痛 1 周，视物不清 1 天，伴上腹不适，恶心。实验室检查：ALT 58 U/L，尿蛋白（＋＋）。

144. 最可能的诊断为

A. 子痫前期

B. HELLP 综合征

C. 重度妊娠期高血压疾病合并急性病毒性肝炎

D. 重度妊娠期高血压疾病合并急性脂肪肝

E. 先兆子痫合并急性胆囊炎

145. 最有帮助的检查是

A. 血小板 + 纤维蛋白原

B. B 超了解胆囊情况

C. 眼底检查

D. 血小板 + 纤维蛋白原 + FDP

E. 血小板 + 胆红素

146. 最恰当的处理是

A. 立即行剖宫产终止妊娠

B. 积极治疗 24 ~ 48 小时后引产

C. 积极治疗 24 ~ 48 小时后剖宫产

D. 保肝治疗

E. 积极治疗后如好转，待胎儿存活时，再终止妊娠

(147 ~ 148 题共用题干)

初孕妇，35 岁，妊娠 28 周，平素月经规律，周期 28 天。B 超检查提示：双顶径为 56mm，胎动正常，胎心率 124 次/分，羊水池最大直径 3 cm，肾脏、膀胱结构隐约可见。

147. 诊断是

A. 胎儿宫内发育迟缓，合并羊水过少

B. 胎儿宫内发育迟缓

C. 胎儿窘迫

D. 正常妊娠

E. 羊水过少

148. 引起该病的最可能的原因是

A. 胎肺发育不良

B. 21 - 三体综合征

C. 胎儿脑发育不全

D. 尚未确定的原因

E. 胎儿先天性心脏病

(149 ~ 150 题共用题干)

某患者，停经 2 个月，阴道出血 20 天，低热 3 天。出血开始似月经量，并有血块及肉样组织排出以后出血淋漓。B 超提示：宫腔内不均回声，大小约 3 cm × 2 cm。

149. 该患者最可能的诊断为

A. 先兆流产　　　B. 完全流产

C. 习惯性流产　　D. 流产感染

E. 异位妊娠

150. 该患者正确的处理为

A. 立即清宫

B. 予抗炎药、止血药等保守治疗

C. 应用广谱抗生素 2 ~ 3 天控制感染后再行刮宫

D. 急诊宫腔镜手术

E. 监测生命体征，严密观察病情变化

(151 ~ 152 题共用题干)

女性，24 岁，孕 8 周。行人工流产负压吸引术，术中出现面色苍白、出汗、头晕胸闷等不适。查体：血压 80/50 mmHg，心率 50 次/分。

151. 应如何处理

A. 用强心药

B. 注射阿托品

C. 用地塞米松

D. 静脉注射葡萄糖

E. 静脉注射呋塞米

152. 为了预防术中出现的上述情况，可选用下列哪项

A. 缩短操作时间

B. 术中负压不宜太低

C. 选用大号扩宫器扩张宫颈

D. 采用镇痛药或宫颈扩张药

E. 预防性使用升血压药

(153 ~ 154 题共用题干)

孕妇，28 岁，G₁P₀，妊娠 30 周。近 1 周腹部迅速增大，腹胀痛、气促、心悸、不能平卧 2 天入院。检查：血压 120/80 mmHg，心率 100 次/分，律齐，无杂音，呼吸 24 次/分，双肺呼吸音清晰，宫高 40 cm，腹围 105 cm，胎心率 140 次/分，胎心音轻而遥远，胎位不清。

153. 首先应考虑下列哪项诊断

A. 子宫破裂　　　B. 急性羊水过多

C. 慢性羊水过多　D. 急性心衰

E. 胎盘早剥

154. 应采取的治疗方法是

A. 毛花苷丙静脉注射

B. 继续观察

C. 人工破膜引产

D. 经腹行羊膜腔穿刺术放羊水

E. 静滴缩宫素引产

(155～156题共用题干)

已婚女性，27岁，生育1-0-0-1，平时月经3～4天/28～30天，末次是月经39天前。近5天有少量阴道流血，今晨突然下腹剧烈疼痛。检查：脉搏120次/分，血压70/50 mmHg，下腹压痛及反跳痛（＋），移动浊音（＋）。妇科检查：子宫正常大小，质软，右侧附件区增厚，有明显压痛。

155. 诊断应首先考虑

A. 流产伴感染

B. 阑尾穿孔

C. 盆腔炎急性发作

D. 卵巢黄体破裂

E. 输卵管妊娠破裂

156. 该病例若行超声检查，其图像最可能是

A. 子宫正常大小，一侧卵巢增大，其内见囊性暗区，见胎儿心搏动。伴腹腔中量积液

B. 子宫正常大小，宫旁一侧见5～6 cm直径境界不清楚混合性肿块，伴腹腔中量积液

C. 子宫增大，宫内见混合结构，伴腹部少量积液

D. 子宫及双侧附件未见异常，腹腔内中量积液

E. 子宫正常大小，子宫一侧见3～4 cm直径之肿块，双卵巢可见正常大小

(157～159题共用题干)

初孕妇，25岁，妊娠32周，清晨醒来发现躺在血泊中。急诊入院，查血压80/50 mmHg，脉搏120次/分，神清，胎心率160次/分，阴道少量活动性流液。

157. 可能性最小的胎方位是

A. 枕左前位，胎头高浮

B. 枕右前位，先露已衔接

C. 臀先露

D. 肩先露

E. 枕右后位，先露未入盆

158. 此时需要检查的项目不应包括

A. 备血

B. 血红蛋白＋出凝血时间

C. 缩宫素激惹试验

D. B型超声检查

E. 普鲁卡因皮试

159. 此时最恰当的处理应是

A. 止血，输液，等待足月终止妊娠

B. 争取破膜后胎头压迫止血

C. 输血补液，待血压、心率稳定，胎心正常后行剖宫产术

D. 行急诊剖宫产术

E. 输血同时根据胎产式及胎方位决定分娩方式

(160～162题共用题干)

初孕妇，25岁，妊娠29周，今晨产前检查时发现血压144/92 mmHg，尿蛋白阴性。

160. 此时最适宜的处理应是

A. 减轻工作1周后复查

B. 2周后复查

C. 1个月后复查

D. 有头痛等症状及时复查

E. 出现下肢水肿时复查

161. 再次复查时结果同前，此时最适宜的处理是

A. 卧床休息

B. 左侧卧位休息

C. 静脉滴注缩宫素

D. 静注冬眠合剂

E. 口服利尿药

162. 经过治疗，孕妇血压降至正常，妊娠末期最恰当的医嘱是

A. 加强营养，适当锻炼

B. 密切观察血压变化

C. 胎心监护仪定期监测胎心

D. B型超声检查定期监护

E. 定期做羊水振荡试验

(163～165题共用题干)

经产妇，28岁，妊娠37周，阴道无痛性多量流血5小时入院。查体：血压80/60 mmHg，脉搏102次/分。无宫缩，宫底在剑突下2指，臀先露，胎心率94次/分，骨盆外测量正常。

163. 本病例最可能的诊断应是

A. 先兆临产　　　　B. 正常产程

C. 前置胎盘　　　　D. 胎盘早剥

E. 先兆子宫破裂

164. 本病例最恰当的处理应是

A. 期待疗法　　　　B. 外转胎位术

C. 人工破膜　　　　D. 静滴缩宫素

E. 立即剖宫产

165. 预防本病发生最有意义的项目是下列哪项

A. 避免多次刮宫、多产、产褥感染

B. 避免宫腔内压力骤然降低

C. 加强定期的产前检查

D. 妊娠期间避免长时间仰卧和腹部外伤

E. 积极防治妊娠期高血压疾病

(166～168 题共用题干)

患者，妊娠 43 周，G_3P_1，因见红 2 小时，阴道流水 1 小时入院。

166. 询问以下哪项病史对诊断无关

A. 月经周期

B. 规律宫缩开始的时间

C. 早孕反应时间

D. 前次分娩有无难产史及新生儿出生情况

E. 感觉胎动的时间

167. 以下哪项处理不适宜

A. B 超检查

B. 胎心监护

C. 尿雌激素/肌酐测定

D. 留取阴道内羊水做泡沫震荡试验

E. 宫缩不规则，可行缩宫素点滴促分娩

168. 一旦诊断为过期妊娠，分娩过程中以下哪项处理不适宜

A. 应立即剖宫产

B. 第一产程间断吸氧

C. 第二产程持续吸氧

D. 做好新生儿出生后的复苏准备

E. 出生后进行胎龄评分

(169～170 题共用题干)

已婚未产妇，28 岁，停经 47 天，尿妊娠试验（+）。突感右下腹疼痛，面色苍白，恶心，出汗，阴道少量出血，体温不高，既往有盆腔炎病史。

169. 以下哪项是不恰当的

A. 最可能的诊断为输卵管妊娠破裂

B. 妇科检查：子宫稍大，软，宫颈举痛，后穹窿饱满

C. 血压下降，脉搏增快

D. 后穹窿穿刺为脓性液体

E. 血 HCG 可升高

170. 可进一步确诊的辅助检查是

A. 超声检查　　　　B. 宫腔镜检查

C. 腹腔镜检查　　　D. 后穹窿穿刺

E. 诊断性刮宫

(171～173 题共用题干)

初产妇，28 岁，孕 36 周，突然阴道流血约 200 ml。既往有两次人工流产史。查体：BP 105/60 mmHg，腹软，无压痛。宫高 31 cm，胎先露浮动，胎心 136 次/分。

171. 首先考虑的诊断是

A. 前置胎盘　　　　B. 胎盘早剥

C. 帆状胎盘　　　　D. 宫颈息肉

E. 先兆子宫破裂

172. 为明确诊断应首选的检查是

A. 宫颈指检　　　　B. 阴道窥器检查

C. 阴道穹窿扣诊　　D. B 超

E. 腹部 X 线摄片

173. 该病的治疗应为

A. NST　　　　　　B. 经阴道试产

C. 立即剖宫产　　　D. 测定 L/S 比值

E. 人工破膜＋催产素引产

(174～177 题共用题干)

初产妇，孕 37 周，近 1 周体重增加 2.0 kg，浮肿明显（+++），尿量减少。BP180/120 mmHg，尿蛋白>5.0 g/24 h，心率 110 次/分，呼吸 20 次/分，有腹水征。先露头，胎心，胎位正常。实验室检查：BUN、Cr、尿酸、血钾、尿比重均明显升高，尿中有红细胞、白细胞、管型，二氧化碳结合力下降。

174. 诊断应是

A. 妊娠期高血压疾病

B. 重度子痫前期并发急性肾衰竭

C. 妊娠合并慢性高血压

D. 妊娠合并慢性肾炎

E. 妊娠期高血压疾病合并腹水

175. 下述哪项不符合急性肾衰竭的诊断

A. 二氧化碳结合力下降，尿酸升高

B. BUN、血钾升高

C. 尿量减少

D. 尿蛋白 > 5.0 g/24 h

E. 高血压

176. 下列哪项是终止妊娠的最佳方案

A. 立即行剖宫产术

B. 人工破膜引产

C. 阴道自然分娩

D. 待病情好转、稳定后行剖宫产术

E. 宫口开全后行产钳助产术

177. 治疗妊娠期高血压疾病并发急性肾衰竭，下列哪项是最有效的措施

A. 呋塞米 40 mg，静脉推注

B. 甘露醇脱水

C. 20% 白蛋白 100 ml，静脉滴注

D. 肾透析疗法

E. 抗生素治疗预防感染

【B 型题】

(178 ~ 179 题共用备选答案)

A. 先兆子宫破裂   B. 胎盘早剥

C. 前置胎盘   D. 羊水栓塞

E. 胎盘滞留

178. 孕 37 周，突发持续性剧烈腹痛，伴少量阴道流血，贫血程度与外出血量不相符。最可能的诊断是

179. 初孕妇，孕 29 周，晨醒发现阴道流血，量多，色鲜红，伴心悸。最可能的诊断是

(180 ~ 183 题共用备选答案)

A. 流产   B. 早期流产

C. 晚期流产   D. 早产

E. 死胎

180. 妊娠在 12 周至 28 周间终止，称为

181. 妊娠 20 周后，胎儿在宫内死亡，称为

182. 妊娠 28 周后、37 周前分娩者，称为

183. 妊娠不足 28 周，胎儿体重不足 1000 g 而终止，称为

(184 ~ 185 题共用备选答案)

A. 等待自然分娩   B. 立即剖宫产

C. 缩宫素静滴   D. 硫酸镁静滴

E. 人工破膜术

184. 初产妇，26 岁，妊娠 39 周。B 超检查示羊水指数 5 cm，胎儿发育正常，骨盆测量正常。则首选的治疗方案是

185. 羊水过少产妇，在产程中发现有胎儿窘迫表现，宫口开大 2 cm，先露部 S - 2。除外胎儿畸形后，则首选的治疗方案是

(186 ~ 189 题共用备选答案)

A. 孕妇尿 E_3 值低

B. B 超示某段脊柱两行强回声的间距变宽

C. 胎头周径明显大于腹周径

D. 羊水过多

E. 易引起 DIC

186. 脊柱裂表现为

187. 无脑儿表现为

188. 脑积水表现为

189. 死胎表现为

(190 ~ 191 题共用备选答案)

A. 头位 - 头位   B. 臀位 - 头位

C. 头位 - 臀位   D. 横位 - 臀位

E. 臀位 - 臀位

190. 哪种胎位的双胎妊娠不能经阴道分娩

191. 双胎妊娠的哪种胎方位易发生胎头交锁

(192 ~ 193 题共用备选答案)

A. 产后出血   B. 产褥感染

C. 胎盘植入   D. 子宫胎盘卒中

E. 席汉综合征

192. 与完全性前置胎盘无关的是

193. 与胎盘早剥无关的是

(194 ~ 196 题共用备选答案)

A. 阴道外出血量和贫血程度不一致，伴腹痛

B. 阴道流血性黏液

C. 无痛性反复阴道出血

D. 分娩阻滞，形成病理缩复环，伴少量阴道出血

E. 分娩阻滞，剧烈腹痛后宫缩停止，病情恶化

194. 前置胎盘可见

195. 胎盘早剥可见

196. 子宫破裂可见

(197~198 题共用备选答案)

    A. 早期妊娠   B. 中期妊娠

    C. 晚期妊娠   D. 异位妊娠

    E. 葡萄胎

197. 停经 2 个月, 阴道少许出血 1 周, 伴腹痛, 子宫无明显增大。可能的诊断是

198. 停经 2 个月, 阴道出血 1 周, 子宫明显大于孕月, B 超未见胎心搏动。应诊断为

(199~202 题共用备选答案)

    A. 硫酸镁   B. 缩宫素

    C. 麦角新碱   D. 哌替啶

    E. 呋塞米

199. 24 小时尿量小于 100 ml 者不用

200. 妊娠期高血压疾病合并心力衰竭治疗不宜用

201. 患有心脏病的孕妇产后出血时禁用

202. 子痫前期出现剧烈头痛时应首选

(203~204 题共用备选答案)

    A. 人工破膜术   B. 立即剖宫产

    C. 缩宫素静脉滴注   D. 等待自然分娩

    E. 硫酸镁静脉滴注

203. 孕 36 周, 血压 130/90 mmHg, 尿蛋白 (+), 规律宫缩, 强度中等, 阴道少量流血, 估计胎儿体重 2800 g。B 超检查怀疑胎盘早剥, 首选的处理是

204. 孕 34 周, 3 小时前腹部外伤后出现持续性腹痛, 并进行性加剧, 阴道少量流血。查体: 血压 90/60 mmHg, 胎心率 120 次/分。最佳的处理是

(205~207 题共用备选答案)

    A. 72 小时后至 8 天内

    B. 72 小时内

    C. 8~13 天

    D. 13 天

    E. 24 小时

205. 双绒毛膜、双羊膜囊双胎受精卵发生分裂的时间是受精后

206. 单绒毛膜、单羊膜囊双胎受精卵发生分裂的时间是受精后

207. 联体双胎受精卵发生分裂的时间是

(208~210 题共用备选答案)

    A. 双卵双胎

    B. 单卵双胎, 双羊膜囊, 双绒毛膜

    C. 单羊膜囊双胎妊娠

    D. 联体儿

    E. 单卵双胎, 双羊膜囊, 单绒毛膜

208. 发生在羊膜囊形成后, 即受精后 9~13 天的是

209. 发生在原始胚盘形成后, 即受精后第 13 天以上的是

210. 发生在晚期囊胚, 即受精后 4~8 天的是

(211~213 题共用备选答案)

    A. 腹腔镜   B. 剖腹探查

    C. 中药   D. 刮宫

    E. 缩宫素静滴

211. 对急性宫外孕休克患者, 正确的处理是

212. 对陈旧性宫外孕病情稳定者, 正确的处理是

213. 对早期壶腹部妊娠者, 正确的处理是

(214~215 题共用备选答案)

    A. 受精卵着床于子宫体腔以外

    B. 受精卵于输卵管着床发育

    C. 受精卵种植于肠系膜

    D. 受精卵于卵巢着床发育

    E. 受精卵于子宫角着床发育

214. 输卵管妊娠是

215. 异位妊娠是

(216~218 题共用备选答案)

    A. 羊水过多   B. 羊水过少

    C. 巨大儿   D. 过期妊娠

    E. 胎儿宫内发育受限

216. 孕 26 周, G_3P_0, 1 周来腹部胀大明显, 伴憋气。最可能的诊断是

217. 孕 38 周, 2 周来体重、宫高不升, 胎动时腹部不适, AFI 4.8 cm。最可能的诊断是

218. 孕 40 周, 宫高 42 cm, 腹围 108 cm, 双顶径 9.8 cm, 股骨长 7.6 cm。最可能的诊断是

(219~220 题共用备选答案)

    A. 剖宫产   B. 静脉滴注缩宫素

    C. 人工破膜   D. 会阴侧切术

E. 胎头吸引术

219. 初孕妇，35 岁，38 周妊娠临产，巨大胎儿骨盆中等大小。宜选用何种方法终止妊娠

220. 初孕妇，30 岁，孕 39 周，双胎妊娠临产，第一胎儿娩出后等待 15 分钟无宫缩，则下一步处理是

（221 ~ 223 题共用备选答案）

    A. 胎盘剥离面积小，仅产后检查见胎盘母体面有凝血块及压迹

    B. 以内出血为主，胎盘剥离面超过胎盘面积的 1/2

    C. 以内出血为主，胎盘剥离面约占胎盘面积的 1/3

    D. 以外出血为主，胎盘剥离面超过胎盘面积的 1/3

    E. 以混合型出血为主，胎盘剥离面超过胎盘面积的 1/2

221. Ⅰ 度胎盘早剥的表现有

222. Ⅱ 度胎盘早剥的表现有

223. Ⅲ 度胎盘早剥的表现有

（224 ~ 226 题共用备选答案）

    A. 镇静、休息   B. 立即吸氧

    C. 无需特殊处理   D. 检查凝血功能

    E. 抗炎后清宫

224. 流产感染正确的处理是

225. 完全流产正确的处理是

226. 稽留流产正确的处理是

（227 ~ 229 题共用备选答案）

    A. 前置胎盘   B. 胎盘早期剥离

    C. 子宫破裂   D. 胎膜早破

    E. 脐带脱垂

227. 严禁行肛门检查的是

228. 重度子痫前期易发生

229. 臀位破水后最易发生

（230 ~ 233 题共用备选答案）

    A. 死胎   B. 死产

    C. 早产   D. 流产

    E. 过期产

230. 妊娠 20 周以后胎儿在子宫内死亡，称为

231. 胎儿在分娩过程中死亡，称为

232. 既往月经规律，妊娠超过 42 周分娩者，称为

233. 妊娠满 28 周但不满 37 周分娩者，称为

（234 ~ 235 题共用备选答案）

    A. 双卵双胎

    B. 单卵双胎，双羊膜囊、双绒毛膜

    C. 单羊膜囊双胎妊娠

    D. 联体儿

    E. 单卵双胎，双羊膜囊、单绒毛膜

234. 卵子分别受精，形成

235. 发生在桑葚期，即受精后 3 天内，形成

（236 ~ 239 题共用备选答案）

    A. 缩宫素引产

    B. 立即剖宫产

    C. 择期剖宫产

    D. 不予任何处理

    E. 严密监测下继续妊娠

236. 明确过期妊娠，胎儿宫内未见异常，无产科指征。处理原则为

237. 明确过期妊娠，胎心监护评 5 分，羊水指数为 3，无产科指征。处理原则为

238. 明确过期妊娠，羊水指数为 6，临产后频繁晚期减速。处理原则为

239. 明确过期妊娠，胎儿宫内未见异常，初产头浮，估计胎儿 4000 g。最佳处理是

（240 ~ 242 题共用备选答案）

    A. Ⅲ 度胎盘早剥

    B. 部分性前置胎盘

    C. 完全性前置胎盘

    D. 先兆子宫破裂

    E. 子宫破裂

240. 初孕妇，25 岁，妊娠 39 周，患重度子痫前期，昨日突然出现阴道流血伴下腹痛。最可能的诊断是

241. 初产妇，28 岁，临产过程中出现下腹剧痛，烦躁不安，呼叫，下腹拒按。最可能的诊断是

242. 初孕妇，27 岁，妊娠 29 周，睡眠中发现无痛性阴道流血，流血量与贫血程度成正比。最可能的诊断是

（243 ~ 245 题共用备选答案）

    A. 右旋糖酐   B. 硫酸镁

C. 甘露醇　　　　　D. 地西泮

E. 氢氯噻嗪

243. 重度子痫前期患者，剧烈头痛伴呕吐，用

244. 不协调子宫收缩乏力，用

245. 子痫前期重度患者，血压 160/110 mmHg，用

（246~248 题共用备选答案）

A. 2000 ml　　　　　B. 2100 ml

C. 1000 ml　　　　　D. 300 ml

E. 250 ml

246. 羊水量超过多少为羊水过多

247. 羊水量少于多少为羊水过少

248. 足月时羊水量约为

（249~251 题共用备选答案）

A. 妊娠期高血压

B. 重度子痫前期

C. 妊娠合并慢性肾炎

D. 妊娠合并慢性高血压

E. 子痫前期轻度

249. 眼底血管痉挛，视网膜水肿，24 小时尿蛋白 ≥2 g，一般发生在

250. 眼底动脉硬化纡曲，视网膜有棉絮状渗出，尿中多量蛋白，有各种管型，一般发生在

251. 眼底动脉硬化纡曲，动静脉压迹，尿蛋白常阴性，一般发生在

参考答案

1. D	2. C	3. E	4. E	5. B	6. C
7. E	8. E	9. C	10. D	11. A	12. C
13. C	14. B	15. E	16. E	17. C	18. B
19. E	20. C	21. A	22. D	23. B	24. D
25. E	26. C	27. E	28. D	29. E	30. E
31. D	32. C	33. D	34. E	35. C	36. C
37. E	38. C	39. E	40. C	41. B	42. E
43. B	44. E	45. C	46. E	47. C	48. E
49. B	50. B	51. B	52. C	53. C	54. D
55. D	56. C	57. E	58. E	59. D	60. B
61. C	62. B	63. C	64. B	65. E	66. C
67. C	68. C	69. C	70. C	71. A	72. B
73. E	74. B	75. D	76. D	77. E	78. D
79. A	80. A	81. D	82. C	83. C	84. A
85. B	86. B	87. E	88. B	89. D	90. B
91. C	92. A	93. C	94. A	95. E	96. B
97. E	98. D	99. C	100. E	101. A	102. E
103. A	104. D	105. B	106. D	107. C	108. D
109. C	110. E	111. D	112. A	113. C	114. E
115. C	116. D	117. D	118. C	119. E	120. E
121. C	122. B	123. D	124. A	125. B	126. C
127. E	128. C	129. C	130. C	131. B	132. E
133. E	134. B	135. E	136. C	137. D	138. E
139. B	140. A	141. D	142. D	143. B	144. B
145. E	146. C	147. A	148. D	149. D	150. D
151. B	152. D	153. B	154. D	155. E	156. C
157. D	158. C	159. D	160. A	161. D	162. E
163. C	164. E	165. A	166. D	167. D	168. A
169. D	170. A	171. A	172. D	173. C	174. B
175. B	176. D	177. D	178. E	179. D	180. D
181. E	182. D	183. A	184. E	185. B	186. B
187. A	188. C	189. E	190. D	191. B	192. D
193. C	194. C	195. A	196. E	197. D	198. E
199. A	200. E	201. C	202. A	203. B	204. B
205. B	206. C	207. D	208. C	209. D	210. E
211. B	212. C	213. A	214. B	215. A	216. A
217. B	218. C	219. B	220. B	221. A	222. C
223. B	224. E	225. C	226. B	227. A	228. D
229. E	230. A	231. B	232. E	233. C	234. A
235. B	236. A	237. B	238. B	239. C	240. A
241. D	242. C	243. C	244. D	245. B	246. A
247. D	248. C	249. B	250. C	251. D	

第八章 妊娠合并症

【A1/A2 型题】

1. 对于妊娠合并急性阑尾炎的描述，下列选项中恰当的是
   A. 死亡率不比非孕期高
   B. 妊娠 5 个月末，阑尾在髂嵴下 2 横指
   C. 容易发生阑尾穿孔及腹膜炎
   D. 一经确诊应给予大剂量广谱抗生素
   E. 发生在妊娠晚期，腹肌紧张较明显

2. 糖化血红蛋白与患者过去一段时间的血糖浓度有密切关系。这段时间是指
   A. 24 小时   B. 3 天
   C. 1 周   D. 4 周
   E. 8 周

3. 对于妊娠合并急性病毒性肝炎的患者，妊娠及分娩期的恰当处理是
   A. 妊娠晚期应尽早结束妊娠
   B. 妊娠中期需终止妊娠
   C. 妊娠早期保胎
   D. 妊娠晚期注意防治子痫前期
   E. 为减轻肝脏负担，需剖宫产缩短产程

4. 对于妊娠合并糖尿病有确诊意义的是
   A. 服 50 g 糖后，1 小时抽静脉血测血糖值≥7.8 mmol/L
   B. 妊娠期有"三多"症状，且本次妊娠伴有巨大儿，尿糖阳性
   C. 有糖尿病家族史特别是不明原因的死胎、死产、巨大儿分娩史
   D. 口服糖耐量试验的结果有两点超过正常值
   E. 空腹血糖≥5.8 mmol/L

5. 妊娠合并心脏病，下列哪项不是早期心衰的体征
   A. 轻微活动后胸闷、气急及心悸感
   B. 休息时心率超过 110 次/分

C. 休息时呼吸超过 20 次/分
   D. 肺部有湿啰音，咳嗽后消失
   E. 阵发性夜间呼吸困难

6. 妊娠合并病毒性肝炎，对母体的影响不包括
   A. 加重早孕反应
   B. 易发生子痫前期 - 子痫
   C. 易发生羊水过多
   D. 易发生产后出血
   E. 易发生重症肝炎

7. 孕早期合并心脏病患者，决定其是否能继续妊娠的重要依据是
   A. 心脏病种类
   B. 心脏病变部位
   C. 心功能分级
   D. 症状严重程度
   E. 以往是否有生育史

8. 关于妊娠期及产褥期并发急性肾盂肾炎，下列叙述不恰当的是
   A. 单侧时以右侧多见
   B. 无症状性菌尿占 4% ~7%
   C. 症状可有寒战、发热、恶心呕吐
   D. 大肠杆菌是主要致病菌
   E. 尿常规检查白细胞，每高倍视野超过 5 个

9. 关于慢性肾炎孕妇，下列哪项处理不恰当
   A. 控制血压
   B. 合理营养，低蛋白、低磷、低盐饮食
   C. 预防感染
   D. 加强围生期监护
   E. 并发子痫前期时应尽快结束分娩，以避免病情恶化

10. 关于糖尿病新生儿的处理，下列哪项是正确的
    A. 以 4 g 糖加 1 U 胰岛素静脉滴注

B. 常规补充钙剂

C. 出生后 6 小时开奶

D. 出生后开始葡萄糖滴服

E. 常规给予广谱抗生素

11. 关于妊娠合并急性肾盂肾炎的治疗，下列哪项是不恰当的

A. 选用氨苄西林（氨苄青霉素）

B. 侧卧位

C. 体温下降正常后 3~5 天，可停药观察

D. 多饮水

E. 保持尿液通畅

12. 一风湿性心脏病患者，妊娠 10 周，从事轻家务活动后感胸闷、呼吸困难。查体：心率 118 次/分，呼吸 22 次/分，心界向左扩大，心尖区可闻及 Ⅲ 级收缩期杂音，性质粗糙，下肢浮肿（＋＋＋）。最适当的处理是

A. 加强产前监护

B. 低盐饮食

C. 立即人工流产

D. 积极治疗心衰，继续妊娠

E. 控制心衰后行人工流产

13. 关于心脏病产妇的产褥期处理，下列哪项不恰当

A. 心功能 Ⅱ 级可允许哺乳

B. 应用抗生素预防感染

C. 产后 1~3 天易发生心衰，可适当使用小剂量镇静药

D. 心功能 Ⅰ 级、Ⅱ 级产后应尽早下床活动

E. 心功能良好需做绝育术者，一般在产后 1 周左右进行

14. 关于妊娠合并重型肝炎并 DIC 的处理，下述哪项不恰当

A. 使用小剂量肝素

B. 输新鲜血

C. 红霉素预防感染

D. 临产时及产后 12 小时内不宜使用肝素

E. 剖宫产需在停用肝素 4 小时后进行

15. 关于病毒性肝炎对妊娠的影响，不包括下列哪项

A. 围生期死亡率增高

B. 妊娠晚期易并发子痫前期

C. 妊娠早期致畸发生率高

D. 妊娠早期易发展为急性、亚急性重型肝炎

E. 易导致 DIC

16. 关于妊娠对慢性肾炎的影响，下列说法中正确的是

A. 妊娠后期多发生尿毒症

B. 促进血管内凝血发生

C. 加重肾小球缺血性改变

D. 多并发尿毒症而死亡

E. 易并发重度妊娠期高血压疾病

17. 关于妊娠合并肝炎，下列处理正确的是

A. 妊娠早期，安胎

B. 妊娠中期，终止妊娠

C. 妊娠晚期，及早终止妊娠

D. 终止妊娠前用维生素 K_1

E. 应以剖宫产终止妊娠

18. 对妊娠合并阑尾炎的治疗，下列说法中正确的是

A. 为避免流产，应尽量保守治疗

B. 为防止炎症扩散，应尽快手术治疗

C. 对高度可疑患者，应密切观察

D. 应以抗感染治疗为主

E. 妊娠晚期应尽量保守治疗至足月

19. 急性重型肝炎的主要病理表现为

A. 肝细胞急性广泛性变性

B. 肝小叶中心肝细胞散在性变性

C. 肝小叶中心肝细胞急性变性

D. 肝细胞散在性坏死

E. 肝细胞广泛性坏死

20. 妊娠合并心脏病的孕妇，分娩时的处理，下列哪项是正确的

A. 宫口开全应肌注哌替啶以镇痛

B. 胎儿娩出后，腹部放置沙袋加压

C. 一旦发生急性心力衰竭，应即行剖宫产结束分娩

D. 宫口开全后，应避免手术助产，防止产道损伤

E. 为预防产后出血，胎儿娩肩时，静脉推注麦角新碱

21. 妊娠合并再生障碍性贫血孕妇分娩的新生儿一般血象正常，极少发生再生障碍性贫血。而当血红蛋白低于多少时可导致流产、早产、死胎、死产及胎儿发育迟缓
   A. 血红蛋白≤50 g/L
   B. 血红蛋白≤40 g/L
   C. 血红蛋白≤30 g/L
   D. 血红蛋白≤60 g/L
   E. 血红蛋白≤70 g/L

22. 对于妊娠合并再生障碍性贫血的患者，不恰当的处理是
   A. 妊娠 4 个月以上，可继续妊娠
   B. 妊娠早期应行人工流术
   C. 阴道分娩应尽量缩短第二产程
   D. 产后预防性应用抗生素
   E. 临产后给予输血，但不必常规使用缩宫素

23. 妊娠合并甲状腺危象的治疗方案不包括下列哪项措施
   A. 加倍服用丙硫氧嘧啶
   B. 静点碘化钠或口服复方碘溶液
   C. 物理或药物降温，必要时人工冬眠
   D. 放射性碘治疗
   E. 普萘洛尔（心得安）降低心率

24. 关于妊娠合并巨幼细胞贫血的临床表现，下列选项中不恰当的是
   A. 常伴有头晕、乏力、心悸
   B. 多发生于妊娠早中期，随着妊娠逐渐加重
   C. 一般贫血较严重
   D. 伴有周围神经变性导致多种症状
   E. 腹泻、舌炎

25. 对于甲状腺功能亢进患者分娩期的处理，下列说法中正确是
   A. 常规产前检查
   B. 尽量剖宫产分娩
   C. 产后停止哺乳
   D. 产后需停药
   E. 预防甲状腺危象

26. 关于甲状腺功能亢进对妊娠的影响，叙述正确的是
   A. 对围产儿死亡率无明显增加
   B. 不易发生妊娠期高血压疾病
   C. 早产发生率不增加

   D. 不影响胎盘功能
   E. 可以经阴道分娩

27. 对风湿性心脏病孕妇分娩期的处理，下列说法中正确的是
   A. 除有产科指征外，不需行剖宫产
   B. 宫口开全时要防止产妇用力屏气
   C. 忌用吗啡
   D. 无感染征象不需使用抗生素
   E. 肌注麦角新碱，预防产后出血

28. 患有心脏病的孕妇容易发生心衰的时期是
   A. 妊娠 20 ~ 22 周
   B. 妊娠 24 ~ 26 周
   C. 妊娠 28 ~ 30 周
   D. 妊娠 32 ~ 34 周
   E. 妊娠 36 ~ 37 周

29. 关于妊娠合并肺结核的产科处理，下列哪项不恰当
   A. 合并肺结核者行剖宫产时应选硬膜外麻醉
   B. 妊娠合并肺结核者分娩方式均以剖宫产为宜
   C. 妊娠合并活动性肺结核者应在预产期前 1 ~ 2 周住院待产
   D. 分娩时应尽量避免屏气用力
   E. 可适当助产以缩短第二产程

30. 妊娠期叶酸缺乏的原因是
   A. 需要量增加
   B. 吸收减少
   C. 体内合成减少
   D. 排泄增加
   E. 长期偏食

31. 下列哪项不是妊娠期肾盂肾炎的易感因素
   A. 妊娠后膀胱排空不全使残余尿增多
   B. 子宫右旋压迫形成机械梗阻
   C. 妊娠期间孕激素分泌增加，输尿管蠕动加强
   D. 急性肾盂肾炎是妊娠期常见的并发症
   E. 妊娠期尿液的改变，有利于细菌生长

32. 关于妊娠期肝脏生理变化，下列叙述正确的是
   A. 肝脏体积增大
   B. 肝细胞体积增大、数目不变
   C. 肝功能异常
   D. 凝血酶原时间延长
   E. 凝血因子增加

33. 妊娠晚期重症肝炎治疗的最主要措施是

A. 立即行剖宫产　　B. 给予凝血因子

C. 治疗并发症　　　D. 给予肝素治疗

E. 给予大量皮质激素

生酮症酸中毒

E. 产后全身内分泌激素很快恢复至非妊娠水平，不再会发生低血糖

34. 关于糖尿病对妊娠结局的影响，下述哪项不正确

A. 死胎发生率增加

B. 易发生巨大儿

C. 胎儿生长受限增加

D. 胎位异常的发生率增加

E. 胎儿畸形的发生率增加

35. 下列哪项临床表现不能用妊娠时心血管功能改变来解释

A. 气短、气喘

B. 心率加速而有心悸感

C. 心尖部及肺动脉瓣区可闻及柔和收缩期杂音

D. 下肢水肿，卧床休息后不减退

E. 心浊音界轻微扩大

36. 妊娠期急性胆囊炎患者的内科治疗应除外下列哪项

A. 广谱抗生素防治感染

B. 发作期禁食，必要时胃肠减压

C. 静脉补充能量，维持电解质平衡

D. 发作时给予解痉、镇痛治疗

E. 缓解期可正常饮食

37. 对于妊娠合并糖尿病，以下选项中不恰当的是

A. 孕期控制饮食

B. 用胰岛素控制血糖，不影响胎儿

C. 已有严重心血管病史、肾功能减退者不宜妊娠

D. 产后继续用产前所用的胰岛素剂量

E. 孕晚期估计胎儿成熟度

38. 关于妊娠对糖尿病的影响，下列叙述不恰当的是

A. 胎盘分泌的激素在周围组织中有抗胰岛素的作用

B. 血容量增加，血液稀释，胰岛素相对不足

C. 随妊娠进展，空腹血糖开始下降

D. 产程中能量消耗及产妇进食少，容易发

39. 关于妊娠合并心脏病，下列叙述中恰当的是

A. 总血容量于妊娠36~38周增加达到高峰

B. 行剖宫产或宫口开全后尽快协助经阴道分娩

C. 心功能Ⅱ级易发生心力衰竭，不宜妊娠

D. 发生产后出血，应快速输血

E. 产时未发生心衰，产后通常不再发生心衰

40. 肾盂肾炎最常见的致病菌是

A. 大肠埃希菌　　B. 变形杆菌

C. 产气杆菌　　　D. 金黄色葡萄球菌

E. 革兰阴性球菌

41. 关于妊娠合并肺结核的药物治疗，下列叙述中正确的是

A. 所有抗结核药均可导致胎儿畸形

B. 抗结核药对胎儿无影响

C. 首选异烟肼和乙胺丁醇

D. 首选异烟肼和利福平

E. 二线抗结核药对妊娠无影响

42. 重症肝炎的处理，下列哪项是不恰当的

A. 分娩方式以剖宫产为宜

B. 准备新鲜血浆

C. 一经诊断立即终止妊娠

D. 预防感染

E. 限制蛋白质入量

43. 关于妊娠合并甲状腺功能亢进，下列叙述不正确的是

A. 甲状腺危象是病情恶化的严重症状

B. 因心房颤动或心房扑动而使病情加重

C. 有高热、脉压增大

D. 血清TT_3、TT_4轻度增高

E. 有食欲亢进、乏力、消瘦

44. 对妊娠合并心脏病患者早期心衰的预防，下述哪项是不恰当的

A. 预防子痫发作

B. 积极治疗贫血

C. 防治上呼吸道感染

D. 充足睡眠，避免疲劳

E. 饮食宜富于营养，不必限盐

45. 妊娠合并心脏病的治疗，下列哪项是正确的

A. 妊娠 2 个月发生心衰，应立即行人工流产

B. 避免屏气加腹压，行手术助娩，尽量缩短第二产程

C. 产后乏力性出血，应立即肌注麦角新碱

D. 产后 24 小时应行输卵管结扎术

E. 产后不宜哺乳

46. 关于妊娠时孕妇需铁量，下列哪项叙述不恰当

A. 胎儿胎盘需铁 350 mg

B. 母体红细胞增加需铁 650 mg

C. 补充铁剂通常是预防缺铁性贫血所必需的

D. 妊娠期排泄的铁约为 200 mg

E. 妊娠后期胃肠吸收铁量减少

47. 关于妊娠期糖尿病，下列哪项叙述是不恰当的

A. 妊娠期胎盘分泌的激素具有抗胰岛素的作用

B. 妊娠期肾糖阈降低，尿糖不能恰当反映病情

C. 妊娠期母体对胰岛素的需要量较非孕时增加，分娩后胰岛素的用量应与妊娠期相同

D. 妊娠期糖尿病容易合并酮症酸中毒

E. 早孕期空腹血糖常在正常范围，随妊娠进展空腹血糖开始下降

48. 关于妊娠期阑尾位置的变化，下列叙述中正确的是

A. 妊娠早期，阑尾根部在右髂前上棘与脐连线中外 1/3 处

B. 产后 7 天阑尾位置恢复正常

C. 妊娠 32 周可达胆囊区

D. 妊娠 20 周位于髂嵴下 2 横指

E. 随着妊娠进展阑尾逐渐向下、向内移位

49. 关于妊娠合并肺结核，以下哪项是错误的

A. 近年研究显示，妊娠与分娩对肺结核多无不利影响

B. 活动性肺结核患者妊娠胎儿结局多不良

C. 孕期对结核菌素试验阴性转阳性者，不

建议做胸部 X 线检查

D. 活动性结核是母乳喂养的禁忌证

E. 服用异烟肼治疗的孕妇，新生儿需要补充维生素 B_6

50. 妊娠合并贫血的诊断标准是

A. Hb < 110 g/L，红细胞比容 $< 32\%$，红细胞 $< 3.4 \times 10^{12}$ g/L

B. Hb < 110 g/L，红细胞比容 $< 32\%$，红细胞 $< 3.5 \times 10^{12}$ g/L

C. Hb < 110 g/L，红细胞比容 $< 33\%$，红细胞 $< 3.5 \times 10^{12}$ g/L

D. Hb < 110 g/L，红细胞比容 $< 32\%$，红细胞 $< 3.3 \times 10^{12}$ g/L

E. Hb < 100 g/L，红细胞比容 $< 35\%$，红细胞 $< 3.3 \times 10^{12}$ g/L

51. 关于妊娠合并巨幼细胞贫血的原因，下列哪项叙述是不恰当的

A. 叶酸从尿中排泄增多

B. 妊娠期胃酸减少，肠蠕动减弱，影响叶酸的吸收

C. 妊娠期需要量增加

D. 当叶酸和维生素 B_{12} 缺乏时可使 RNA 合成受阻，导致红细胞体积增大并且迅速受到破坏而发生贫血

E. 妊娠合并胃肠道疾病可影响维生素 B_{12} 吸收

52. 妊娠糖尿病终止妊娠的最佳时间是

A. 妊娠 34 ~ 35 周

B. 妊娠 36 ~ 37 周

C. 控制血糖的同时，尽量推迟终止妊娠的时机

D. 妊娠 40 周

E. 根据病情随时终止妊娠

53. 导致妊娠合并再生障碍性贫血的孕妇死亡的主要疾病，应除外哪项

A. 严重的呼吸道感染

B. 充血性心力衰竭

C. 颅内出血

D. 败血症

E. 严重的泌尿道感染

54. 妊娠合并贫血最常见的类型是

A. 缺铁性贫血

B. 巨幼细胞贫血

C. 药物性贫血

D. 再生障碍性贫血

E. 营养不良性贫血

55. 关于肺结核对妊娠的影响，下列叙述中正确的是

A. 非活动性肺结核不传染胎儿

B. 活动性肺结核可导致围生期感染

C. 活动性肺结核对妊娠无影响

D. 围生儿死亡率为 25%

E. 活动性肺结核流产率为 30% ~40%

56. 关于甲状腺功能亢进合并妊娠的叙述，下列哪项是恰当的

A. 可用放射性核素碘治疗

B. 不宜用抗甲状腺药物治疗

C. 甲亢是终止妊娠的适应证

D. 如需手术，应先终止妊娠

E. 用抗甲状腺药物时不宜哺乳

57. 妊娠合并甲状腺功能亢进的患者的甲状腺功能检测结果应该是

A. TSH 增高，游离 T_3 和游离 T_4 轻度增加

B. TSH 降低，游离 T_3 和游离 T_4 轻度增加

C. TSH 增高，总 T_3 和总 T_4 轻度增加

D. TSH 降低，总 T_3 和总 T_4 轻度增加

E. TSH 降低，游离 T_3 和游离 T_4 明显增加

58. 关于妊娠期糖尿病，下列叙述恰当的是

A. 如果一次筛查结果阴性，就不用再重复检查

B. 一般情况下孕妇应在 32 周左右进行糖筛查

C. 如果 2 次空腹血糖 ≥5.8 mmol/L 则不用进行口服糖耐量试验即可确诊

D. 妊娠期糖尿病患者产后均可恢复正常

E. 如果孕妇任何一次血糖 ≥11.1 mmol/L 即可诊断糖尿病的存在

59. 妊娠期急性肾盂肾炎的治疗原则是

A. 左侧卧位

B. 仰卧位

C. 少饮水，减少尿量

D. 左、右轮换卧位

E. 尿量保持在 2000 ml/d 以下

60. 男性红细胞数目和血红蛋白含量通常高于女性是因为

A. 男性喜欢运动

B. 男性摄入更多的蛋白质

C. 男性体内红细胞破坏较少

D. 男性体内雄激素的浓度高

E. 男性通常摄入更多的铁

61. 关于临产前重度贫血的处理，最关键的是

A. 口服硫酸亚铁片

B. 注射维生素 K 预防产时出血

C. 预防性给予抗生素

D. 少量多次输入浓缩红细胞

E. 少量多次输入血小板

62. 测量肺动脉楔压可为下列哪项指标提供依据

A. 心肌收缩力　　B. 左心前负荷

C. 右心前负荷　　D. 后负荷

E. 心率

63. 巨幼细胞贫血造成的最常见的胎儿畸形是

A. 脑积水　　B. 短肢畸形

C. 神经管缺损　　D. 唐氏综合征

E. 先天性心脏病

64. 妊娠合并病毒性肝炎的鉴别诊断不包括以下哪项

A. 原发性妊娠急性脂肪肝

B. 妊娠期高血压疾病

C. 妊娠呕吐

D. 妊娠合并糖尿病

E. 妊娠肝内胆汁淤积症

65. 导致心脏病孕妇死亡的主要原因是

A. 心脏病病程长

B. 产程用力过度致心衰

C. 年龄大

D. 心衰与感染

E. 产后哺乳致心衰

66. 33 岁孕妇，G_2P_0，孕 34^{+2} 周，体重 89 kg，确诊为妊娠合并糖尿病，经饮食控制后血糖控制不满意，应给予的合理治疗为

A. 及早人工终止妊娠

B. 严格控制饮食，加强产前监测

C. 加用胰岛素可不必控制饮食

D. 制定合理饮食的同时加用胰岛素治疗

E. 继续控制饮食，主要是控制糖类的摄入量

67. 25 岁孕妇，妊娠 34 周，近 1 周开始乏力，食欲差，3 天前症状加重，伴呕吐，巩膜发黄，神志欠清。查体：血压 130/90 mmHg，ALT 254 U/L，胆红素 170 μmol/L，尿蛋白（±）。最可能的诊断是

A. 妊娠期高血压疾病肝损害

B. 妊娠合并急性胆囊炎

C. 妊娠肝内胆汁淤积症

D. 妊娠合并重型肝炎

E. 药物性肝损害

68. 32 岁，妊娠 70 天的经产妇，患急性肾盂肾炎，首选药物是

A. 大环内酯类　　　　B. 氨苄青霉素类

C. 磺胺类药物　　　　D. 喹诺酮类

E. 氨基糖苷类

69. 初孕妇，25 岁，妊娠 36 周合并急性乙型肝炎入院。不恰当的措施是

A. 卧床休息，加强营养，避免过劳

B. 静滴红霉素预防感染

C. 静滴葡萄糖液内加维生素 C

D. 静滴保肝药

E. 肌注维生素 K

70. 女性，28 岁，初产妇，孕 35 周，孕期检查正常，2 周来皮肤瘙痒，饮食正常，无黄染。实验室检查：血胆红素正常，ALT 正常，血胆汁酸明显升高。查体：血压 120/80 mmHg。下列诊断中哪项可能性最大

A. 妊娠期高血压疾病

B. 急性传染性肝炎

C. 妊娠期胆汁淤积症

D. 原发性妊娠急性脂肪肝

E. 药物性肝炎

71. 初产妇，30 岁，妊娠 20 周，有风心病史，无心衰史，感冒后出现胸闷、气急、夜间不能平卧。查体：心率 120 次/分，双下肢水肿（+）。最佳处理方式应是

A. 控制心衰后静脉滴注缩宫素引产

B. 控制心衰后依沙吖啶羊膜腔内引产

C. 控制心衰后行剖宫产术终止妊娠

D. 积极控制心衰后，继续妊娠

E. 立即行剖宫产术

72. 患者，女性，36 岁，孕 2 产 0，停经 25 周。孕 16 周时因右下腹疼痛，予以青霉素点滴治疗 6 天好转。入院前 7 小时出现上腹疼痛，阵发性，伴恶心、呕吐，1 小时后为右下腹阵发性腹痛，仍有恶心、呕吐，无腹泻，不发热，无阴道流血及流水。入院查体：体温 37.8℃，心肺（−），肝脾肋下未及，右下腹压痛，反跳痛可疑，无肌紧张，肠鸣音 2 次/min，偏弱。宫底脐上 2 指，胎心 140/min，宫缩 20～30 s/3～5 min，强度中等。应考虑下列何种疾病的可能性大

A. 先兆流产　　　　B. 急性阑尾炎

C. 急性胃肠炎　　　　D. 急性胆囊炎

E. 急性肠梗阻

73. 32 岁孕妇，孕 28 周，诊断妊娠合并重症肝炎。下列诊断要点中不恰当的是

A. 肾衰竭

B. 肝性脑病

C. 实验室检查提示肝衰竭

D. 恶心呕吐等胃肠道反应

E. 凝血功能障碍

74. 初产妇，28 岁，妊娠 40 周，不规则宫缩，未破水。实验室检查：血小板计数 25×10^9/L。处理宜

A. 密切观察产程

B. 缩短第二产程

C. 静脉滴注肾上腺皮质激素

D. 输入血小板

E. 输入浓缩红细胞

75. 一孕妇，孕 35 周，诊断为妊娠合并巨幼细胞贫血。其常见的临床表现不包括

A. 消化道症状，如腹泻

B. 常有乏力、头晕、心悸、气短

C. 高热、水肿

D. 神经系统症状

E. 严重贫血

76. 22 岁孕妇，孕 34 周，平时厌食，重度贫血貌，疑为妊娠合并巨幼细胞贫血。下列实验室诊断中哪项是不恰当的

    A. 红细胞平均体积 > 92 fv

    B. 红细胞平均血红蛋白含量 > 32 pg

    C. 血清叶酸值 < 6.8 mmol/L

    D. 红细胞叶酸值 < 227 mmol/L

    E. 血清维生素 B_{12} < 90 pg/ml

77. 22 岁孕妇，孕 28 周，血小板 148 × 10⁹ g/L，诊断为妊娠合并 ITP。妊娠期的处理不包括

    A. 有出血倾向者可选肾上腺皮质激素治疗

    B. 无出血倾向者可予以严密观察，定期复查血小板

    C. 免疫抑制剂及雄激素在妊娠期不主张使用

    D. 脾切除的时间宜在孕 3 ~ 6 个月

    E. 输注血小板

78. 初产妇，妊娠 35 周，畏食、乏力 10 天。病情加重 1 周，伴呕吐、巩膜黄染、神志欠清。实验室检查：BP 120/100 mmHg，ALT 254 U/L，血清胆红素 170 μmol/L，尿蛋白（ - ）。诊断宜为

    A. HELLP

    B. 妊娠脂肪肝

    C. 妊娠期高血压疾病肝损害

    D. 妊娠合并重症肝炎

    E. 药物性肝损害

79. 女性，25 岁，孕 23 周，因 "寒战高热伴右侧腰痛 1 天" 入院。血压 110/70 mmHg，体温 39℃，血白细胞数增高，尿白细胞（ ++ ），尿红细胞（ - ）。入院初步诊断，下列哪项的可能性大

    A. 妊娠合并急性肾盂肾炎

    B. 妊娠合并慢性肾炎

    C. 妊娠合并急性阑尾炎

    D. 妊娠合并急性肠梗阻

    E. 妊娠合并右侧输尿管结石

80. 25 岁孕妇，孕 20 周，诊断妊娠合并 ITP。下列诊断依据不恰当的是

    A. 皮肤黏膜出血和贫血

    B. 脾脏明显增大

    C. 血小板 < 100 × 10⁹ g/L

    D. 骨髓检查巨核细胞正常或增多

    E. 抗血小板抗体大部分为阳性

81. 一孕妇，孕 35 周，诊断为妊娠合并甲状腺功能亢进，入院后立即出现甲亢危象。诊断依据应除外下列哪项

    A. 心率大于 160 次/分

    B. 甲亢的临床表现加重

    C. 体温超过 39℃

    D. 胎心率 160 次/分

    E. 恶心、呕吐等消化道症状

82. 经产妇，27 岁，妊娠 32 周起出现氨基转移酶进行性增高，无其他不适。血压 126/84 mmHg，前次妊娠有同样病史，于产后氨基转移酶自行恢复正常。本例最可能的诊断是

    A. 妊娠期高血压疾病引起肝损害

    B. 急性病毒性肝炎

    C. 妊娠期急性脂肪肝

    D. 妊娠期肝内胆汁淤积症

    E. 药物性肝炎

83. 一孕妇，22 岁，孕 8 周，诊断为妊娠合并肺结核。首选的抗结核药物有

    A. 吡嗪酰胺，异烟肼

    B. 异烟肼，乙胺丁醇

    C. 异烟肼，利福平

    D. 链霉素，乙胺丁醇

    E. 利福平，乙胺丁醇

84. 一风湿性心脏病孕妇，26 岁，病情稳定，心功能 II 级，产妇临产入待产室，医生考虑的处理应除外以下哪项

    A. 临产即用抗生素，至少维持至产后 1 周

    B. 可适当应用镇静剂

    C. 若非病情需要，不主张常规使用洋地黄预防心衰

    D. 产程进展慢，估计头盆不称可能时，早做剖宫产

    E. 产后出血较多时，尽量避免输血

85. 一女性，妊娠 11 周。出现畏食、恶心、呕吐及右上腹疼痛，皮肤黄疸。实验室检查：血清谷丙氨基转移酶、谷草氨基转移酶、胆

红素、黄疸指数均高于正常，乙型表面抗原阳性。最可能的诊断是

A. 妊娠剧吐

B. 妊高征合并肝脏损害

C. 妊娠肝内胆汁淤积症

D. 妊娠合并乙型肝炎

E. 妊娠急性脂肪肝

86. 患者，女性，25 岁，G_3P_0，宫内孕 34 周。产前检查发现肝功能异常，无其他不适。为明确诊断，首先应进行的检查项目是

A. 血常规   B. 肝炎标志物

C. 肝脏 B 超   D. 尿常规

E. 血甘氨胆酸

87. 初产妇，妊娠 30 周，体重 90 kg，血压正常，宫高 30 cm，胎心 138 次/分。其首选的检查应是

A. 尿常规   B. 肾功能检查

C. 心电图   D. 糖筛查试验

E. B 超

88. 患者，女性，38 岁，初次妊娠，过度肥胖。24 周糖筛查：血糖值 7.5 mmol/L。病人需要进行

A. 尿糖检测   B. 空腹血糖

C. OGTT   D. 尿酮体

E. 1 个月后可重复进行糖筛查

89. 初产妇，30 岁，孕足月。既往有风心病病史，心功能 I 级。骨盆及胎位正常。临产 3 小时，心率 87 次/分，宫口开大 2 cm，应

A. 快速给予毛花苷丙（西地兰）预防心衰

B. 立即行剖宫产

C. 立即行人工破膜，缩短产程

D. 缩宫素静脉滴注，加强产力

E. 产程中尽量使产妇安静，适当给予镇静药

90. 初孕妇，33 岁，现妊娠 8 周。近来数日感心悸，夜间常因胸闷需要起床。休息时检查心率 118 次/分，呼吸 23 次/分，心界向左扩大，心尖部闻及舒张期杂音。肺底部有湿啰音，双下肢水肿。本病例恰当的处置应是

A. 加强围生期监护直至产后

B. 积极治疗控制病情，继续妊娠

C. 立即终止妊娠

D. 控制心衰后观察妊娠经过

E. 控制心衰后终止妊娠

91. 孕妇，38 岁，妊娠 35 周，从事家务劳动后胸闷、气喘、心悸，同时伴有夜间阵发性呼吸困难。查体：心率 118 次/分，呼吸 22 次/分，心界向左扩大，心尖部可闻及 III 级收缩期杂音，粗糙，肺底有湿啰音，下肢水肿（＋）。处理应是

A. 限制食盐的摄入

B. 加强产前检查

C. 应控制心衰后行剖宫产终止妊娠

D. 应控制心衰后立即引产

E. 内科处理控制心衰

92. 初产妇，28 岁，孕 28 周，产前检查确诊为缺铁性贫血。首选治疗方法为

A. 口服叶酸

B. 少量多次输血

C. 口服铁剂

D. 维生素 B_{12} 肌内注射

E. 口服补血中成药

93. 经产妇，30 岁，宫内孕 35 周，出现恶心、呕吐，不思饮食，血 ALT 增高，HBsAg 阳性，诊断为急性乙型肝炎。宜采取下列哪项处理措施

A. 隔离、保肝治疗、继续妊娠

B. 卧床休息、保肝治疗、继续妊娠

C. 隔离、肝炎治疗观察 1 周，肝功能无明显改善，应终止妊娠

D. 隔离、终止妊娠

E. 立即剖宫产

【A3/A4 型题】

（94~97 题共用题干）

患者，女，26 岁，G_2P_0，孕 31 周，恶心、呕吐伴不规律下腹坠痛 10 小时而入院。一般情况尚可，T 37.3℃，BP 120/80 mmHg，P 90 次/分，R 20 次/分；心肺未见异常，妊娠腹型，肝脾未及；剑突下右侧轻压痛，无反跳痛，麦氏点无压痛。有不规律宫缩，宫体部无压痛，宫缩间歇期

子宫完全松弛。宫高 29 cm，腹围 88 cm，LOA，胎心率 144 次/分，骨盆外测量无异常。肛查：宫颈未消，先露头浮。入院后进行必要的实验室检查：如血、尿常规检测，请外科会诊，最后诊断为妊娠合并急性阑尾炎。

94. 对于该患者，首选的治疗方案是

    A. 立即手术治疗切除阑尾，手术后抗炎保胎治疗，尽可能延长孕周

    B. 首选广谱抗生素保守治疗，同时加用抑制宫缩的药物，尽可能不手术治疗

    C. 首先广谱抗生素保守治疗，数天后切除阑尾，术后尽可能延长孕周

    D. 立即行剖宫产，然后行阑尾切除术

    E. 立即行阑尾切除术，然后行剖宫产

95. 如计划切除阑尾，切除阑尾后行保胎方案治疗。术中最佳的麻醉方案是

    A. 局麻

    B. 局麻和静脉复合麻醉

    C. 全静脉麻醉

    D. 腰麻

    E. 连续硬膜外麻醉

96. 术中切口应选择

    A. 阑尾切口

    B. 高于麦氏点的右侧腹直肌旁切口

    C. 胆囊切口

    D. 上腹正中切口

    E. 下腹正中切口

97. 关于术中是否放置引流，下列说法正确的是

    A. 尽可能不放置引流

    B. 最好短时置盆腔引流

    C. 最好短时置腹腔引流

    D. 最好置盆腔引流

    E. 最好置腹腔引流

(98 ~ 100 题共用题干)

    初产妇，28 岁，孕 32 周，因全身水肿及头痛就诊。查体：血压 170/110 mmHg，尿蛋白 (+++)，可见颗粒管型及红细胞。

98. 对此患者的处理，下列哪项不恰当

    A. 硫酸镁解痉治疗

    B. 给予镇静药，如地西泮

    C. 给予静脉或口服降压药

    D. 立即剖宫产

    E. 密切监测患者生命体征及胎儿胎盘功能

99. 若经治疗后自然分娩。产后 6 周，血压降至 128/75 mmHg，尿蛋白 (++)，水肿 (+)，此患者最可能的诊断是

    A. 子痫前期

    B. 妊娠合并肾炎

    C. 妊娠合并原发性高血压

    D. 慢性肾炎基础上并发子痫前期

    E. 原发性高血压基础上并发子痫前期

100. 如果患者有再次妊娠的要求，并要求给予恰当的建议，应除外下列哪项

    A. 产后密切监测肾功能及血压的恢复情况

    B. 若下次妊娠前血清肌酐 > 265.2 μmol/L，不宜妊娠

    C. 若下次妊娠前血清尿素氮 > 10.71 mmol/L，不宜妊娠

    D. 若下次妊娠前血压 > 160/110 mmHg，伴有蛋白尿，不宜妊娠

    E. 若下次妊娠前血压 > 150/100 mmHg，伴有蛋白尿，不宜妊娠

(101 ~ 103 题共用题干)

    患者，女性，30 岁，G_2P_1，宫内孕 38 周，因无诱因胸闷、憋气、不能平卧 3 天入院。患者孕期各项检查均正常，4 年前足月顺产。查体：BP 125/80 mmHg，心率 130 次/分，呼吸 23 次/分。半卧位，颈静脉轻度怒张，双肺散在细小湿啰音。胎心率 160 次/分。肝肋下未及，双下肢轻度水肿。Hb 89 g/L。

101. 该病人最可能的诊断是

    A. 上呼吸道感染

    B. 肺炎

    C. 围生期心肌病

    D. 妊娠期高血压疾病

    E. 妊娠期高血压疾病性心脏病

102. 为明确诊断，应首选哪项检查

    A. 血常规

    B. 尿蛋白

    C. 肝肾功能

    D. 超声心动图检查

    E. 胸部 X 线片

103. 产科处理原则是

    A. 立即剖宫产

    B. 立即缩宫素引产

    C. 立即前列腺素引产

    D. 卧床休息，吸氧

    E. 积极控制心衰后行剖宫产终止妊娠

【B 型题】

(104 ~ 108 题共用备选答案)

    A. 贫血孕妇，血清铁 $< 6.5\ \mu mol/L$

    B. 血清叶酸值 $< 6.8\ mmol/L$，红细胞叶酸值 $< 227\ mmol/L$，维生素 $B_{12} < 90\ pg/ml$

    C. 外周血全血细胞减少，骨髓象造血组织明显减少

    D. 红细胞 $< 3.5 \times 10^{12}/L$，血细胞比容 < 0.30，血红蛋白 $< 100\ g/L$

    E. 红细胞 $> 3.5 \times 10^{12}/L$，血细胞比容 > 0.30，血红蛋白 $> 100\ g/L$

104. 妊娠合并巨幼细胞贫血，表现为

105. 妊娠合并缺铁性贫血，表现为

106. 妊娠合并再生障碍性贫血，表现为

107. 正常妊娠，表现为

108. 妊娠合并贫血，表现为

(109 ~ 114 题共用备选答案)

    A. 妊娠合并肾炎

    B. 妊娠期高血压疾病

    C. 妊娠合并心脏病

    D. 妊娠期糖尿病

    E. 妊娠合并甲状腺功能亢进

109. 巨大儿常见于

110. HELLP 常见于

111. 胎盘早剥常见于

112. 真菌性阴道炎常见于

113. 子痫常见于

114. 低钠综合征常见于

(115 ~ 119 题共用备选答案)

    A. 妊娠合并糖尿病的并发症

    B. 妊娠合并肝炎的并发症

    C. 子痫前期的并发症

    D. 妊娠合并心脏病的并发症

    E. 妊娠合并甲状腺功能亢进的并发症

115. 巨大儿是

116. HELLP 综合征是

117. 胎盘早剥是

118. 甲状腺功能减退是

119. 外阴阴道假丝酵母菌病是

(120 ~ 122 题共用备选答案)

    A. 轻微活动即有胸闷，气急，静息心率 116 次/分，呼吸 22 次/分

    B. 心悸，气促，心界稍扩大，心尖区可闻及 Ⅱ级柔和收缩期杂音

    C. 气急，发绀，不能平卧，肺底部持续湿啰音，颈静脉充盈

    D. 心悸，气急，心尖区可闻及 Ⅲ级收缩期杂音及舒张期杂音

    E. 心悸，气短，自幼即发绀，从未参加体力劳动，能平卧，肺底无啰音

120. 孕 34 周，心脏改变的临床表现是

121. 妊娠合并心力衰竭的临床表现是

122. 妊娠合并早期心力衰竭的临床表现是

(123 ~ 127 题共用备选答案)

    A. 目前感染 HBV

    B. 曾经感染过 HBV，已产生自动免疫

    C. HBV 感染恢复期，感染性低

    D. HBV 大量存在于血液中，传染性强

    E. HBV 复制阶段，出现于肝炎早期

123. HBsAg 阳性提示

124. HBsAb 阳性提示

125. HBeAg 阳性提示

126. HBeAb 阳性提示

127. HBcAbIgM 阳性提示

(128 ~ 131 题共用备选答案)

    A. 严密监护下继续妊娠

    B. 立即人工流产

    C. 手术助产缩短产程

    D. 等待自然分娩

    E. 剖宫产

128. 某孕妇，38 岁，风心病，孕 9 周，孕前曾心衰 1 次，现心率 100 次/分，呼吸 18 次/分。恰当的处理是

129. 风心病初孕妇，孕 36 周，心衰经治疗后心率 100 次/分，已能平卧，胎心音好。恰当的处理是

130. 风心病初孕妇，孕 38 周，无心衰及头盆不称，宫口开全，先露 +3。恰当的处理是

131. 风心病初孕妇，孕 35 周，心脏换瓣术后 5 年，心功能 I 级。恰当的处理是

（132 ~ 134 题共用备选答案）

  A. I 级   B. II 级

  C. III 级   D. IV 级

  E. V 级

132. 一般体力劳动不受限制，心功能代偿能力为

133. 一般体力劳动稍受限制，休息后好转，心功能代偿能力为

134. 不能从事任何体力劳动，休息时有心悸、呼吸困难等症状，心功能代偿能力为

（135 ~ 139 题共用备选答案）

  A. 人工流产
  B. 门诊治疗
  C. 住院治疗
  D. 及时进行剖宫产
  E. 及时引产，终止妊娠

135. 孕 50 天，血压 150/100 mmHg，尿蛋白（+），血尿素氮 >10. 71 mmol/L。适当的处理是

136. 孕 30 周，血压 135/90 mmHg，尿蛋白（+），血肌酐正常。适当的处理是

137. 孕 35 周，血压 160/100 mmHg，尿蛋白（++），伴胎动减少，NST 无反应型。适当的处理是

138. 孕 18 周，血压 175/110 mmHg，尿蛋白（++），血肌酐 >265. 2 μmol/L。适当的处理是

139. 孕 32 周，血压 150/90 mmHg，尿蛋白（+），血尿素氮 8. 71 mmol/L，血肌酐 165 μmol/L。适当的处理是

（140 ~ 142 题共用备选答案）

  A. 妊娠 20 周前有蛋白尿和管型
  B. 妊娠 20 周后有蛋白尿和管型
  C. 尿培养细菌数 <20/HP，无尿路感染症状
  D. 尿沉渣可见透明管型和红细胞管型
  E. 尿胆原阳性

140. 妊娠期高血压疾病表现为

141. 妊娠合并急性肾炎表现为

142. 妊娠合并急性肾盂肾炎表现为

（143 ~ 145 题共用备选答案）

  A. 髂嵴上 2 横指
  B. 髂嵴下 2 横指
  C. 髂嵴水平
  D. 右髂前上棘至脐连线中外 1/3 处
  E. 胆囊区

143. 妊娠 12 周，阑尾位置为

144. 妊娠 40 周，阑尾位置为

145. 产后 15 天，阑尾位置为

（146 ~ 150 题共用备选答案）

  A. 孕期尿糖（++），空腹血糖正常和糖耐量试验均正常
  B. 孕前糖耐量异常，调整饮食可控制
  C. 孕期糖耐量结果两项异常
  D. 孕期糖耐量结果一项异常
  E. 孕前糖耐量结果异常，需用胰岛素控制

146. 正常晚期妊娠表现为

147. 妊娠期糖尿病表现为

148. 妊娠期糖耐量受损表现为

149. 妊娠期糖尿病 A 级表现为

150. 妊娠期糖尿病 B 级表现为

（151 ~ 155 题共用备选答案）

  A. 血清甘氨胆酸值升高，ALT、AST、轻度增高
  B. HBsAg 阳性，ALT、AST 明显增高
  C. 酶胆分离
  D. PLT 计数降低，ALT 增高，血间接胆红素升高
  E. 血胆红素增高，而尿胆红素阴性

151. 妊娠急性脂肪肝表现为

152. 妊娠合并重症肝炎表现为

153. 妊娠合并急性乙型病毒性肝炎表现为

154. 妊娠肝内胆汁淤积综合征表现为

155. HELLP 综合征表现为

参考答案

1. C 2. E 3. E 4. D 5. D 6. C
7. C 8. E 9. E 10. D 11. C 12. E
13. D 14. C 15. D 16. C 17. D 18. B

19. E	20. B	21. D	22. E	23. D	24. B
25. E	26. E	27. B	28. D	29. B	30. A
31. C	32. E	33. B	34. D	35. D	36. E
37. D	38. E	39. B	40. A	41. C	42. C
43. D	44. E	45. B	46. E	47. C	48. A
49. C	50. C	51. D	52. C	53. B	54. A
55. B	56. E	57. E	58. C	59. D	60. D
61. D	62. B	63. C	64. D	65. D	66. D
67. D	68. B	69. B	70. C	71. B	72. B
73. D	74. D	75. C	76. A	77. E	78. D
79. A	80. B	81. D	82. C	83. B	84. E
85. D	86. B	87. D	88. E	89. E	90. E

91. C	92. C	93. C	94. A	95. E	96. B
97. A	98. D	99. D	100. D	101. C	102. D
103. E	104. B	105. A	106. C	107. E	108. D
109. D	110. B	111. B	112. D	113. B	114. B
115. A	116. C	117. C	118. E	119. A	120. B
121. C	122. A	123. A	124. B	125. D	126. C
127. E	128. B	129. E	130. C	131. A	132. A
133. B	134. D	135. A	136. B	137. D	138. E
139. C	140. B	141. A	142. D	143. B	144. E
145. D	146. A	147. C	148. D	149. B	150. E
151. E	152. C	153. B	154. A	155. D	

第九章　妊娠合并性传播疾病

【A1/A2 型题】

1. 妊娠合并淋病，同时确诊有沙眼衣原体感染的孕妇，可同时加用
   A. 多西环素　　　　B. 阿奇霉素
   C. 大观霉素　　　　D. 喹诺酮类
   E. 林可霉素

2. 对于沙眼衣原体感染，下列哪项说法不恰当
   A. 沙眼衣原体不仅是沙眼的病原体，也是引起女性生殖道感染的常见病原体
   B. 泌尿生殖道沙眼衣原体感染是卫生部要求严格控制的性传播性疾病
   C. 孕妇生殖道衣原体感染不会发生垂直传播
   D. 衣原体感染新生儿最常侵犯眼结膜
   E. 可用细胞培养分离衣原体

3. 关于孕期生殖道衣原体感染的治疗方案，下列哪项是首选
   A. 因沙眼衣原体感染会引起胎儿发育异常，应立即终止妊娠
   B. 因沙眼衣原体感染者在分娩时会导致新生儿感染，孕期应积极药物治疗
   C. 因沙眼衣原体感染者对胎儿无致命威胁，故不必治疗，待产后再行治疗
   D. 因沙眼衣原体感染者在治疗中药物会对胎儿造成不利影响，故不宜药物治疗
   E. 为防止药物对下一代产生不良影响，故孕期不必治疗，足月时常规采取剖宫产结束分娩

4. 关于淋病引起新生儿感染的叙述，错误的是
   A. 结膜炎　　　　　B. 肺炎
   C. 淋菌性败血症　　D. 喉乳头瘤
   E. 脑膜炎

5. 妊娠合并早期梅毒的治疗，若患者青霉素过敏，宜选用

   A. 青霉素　　　　　B. 红霉素
   C. 庆大霉素　　　　D. 喹诺酮类
   E. 林可霉素

6. 关于妊娠合并生殖器疱疹，下列说法哪项是错误的
   A. 无彻底治愈的方法
   B. 治疗原则是减轻症状、缩短病程
   C. 可选用阿昔洛韦口服或外用
   D. 原发型生殖器疱疹对胎儿危害小
   E. 妊娠晚期患生殖器疱疹应以剖宫产结束分娩为宜

7. 生殖器疱疹感染的临床分型为
   A. 疱疹 I 型和 II 型
   B. 早期、中期、晚期
   C. I 型和 II 型
   D. 初感染的急性型和再活化的诱发型
   E. 潜伏型和感染型

8. 下列哪项不属于艾滋病的传播途径
   A. 母乳喂养　　　　B. 器官移植
   C. 共用食具　　　　D. 人工授精
   E. 共用剃刀、牙刷，皮肤破损传播

9. 下列叙述中恰当的是
   A. 沙眼衣原体不会引起沙眼以外的感染
   B. 沙眼衣原体感染不属于性传播性疾病
   C. 孕妇生殖道衣原体感染会发生垂直传播
   D. 细胞培养的方法不用于衣原体的诊断
   E. 新生儿衣原体只侵犯眼结膜

10. 关于淋病的叙述，下列哪项是正确的
    A. 急性下生殖道感染的首要症状是急性宫颈炎
    B. 60%～80% 的患者感染后无症状，易被忽略
    C. 成人淋病的 80% 由性接触传播

D. 可通过血行传播，引起弥漫性腹膜炎

E. 分泌物培养阳性，方可确诊

11. 关于妊娠合并尖锐湿疣，下列叙述中不恰当的是

    A. 有垂直传播的危险

    B. 妊娠期病灶增殖快

    C. 极易造成胎儿宫内感染

    D. 妊娠足月，若外阴阴道病变广泛，应剖宫产终止妊娠

    E. 新生儿感染大多数是通过软产道感染

12. 妊娠合并尖锐湿疣的患者剖宫产的指征是

    A. 患者及家属要求

    B. 胎膜早破

    C. 病灶位于会阴侧切口位置附近

    D. 阴道内有病灶

    E. 病灶广泛易导致产后出血或产道阻塞

13. 下列关于生殖器疱疹 I 型的描述，错误的是

    A. 占生殖器疱疹的 10%

    B. 主要引起上半身皮肤、黏膜或器官疱疹

    C. 容易垂直感染胎儿

    D. 由单纯疱疹病毒（HSV）引起

    E. 极少感染胎儿

14. 关于妊娠合并淋菌感染，下列叙述不恰当的是

    A. 对可疑感染者取分泌物培养可确诊

    B. 易发生胎儿宫内感染

    C. 妊娠早期可致感染性流产

    D. 治疗首选喹诺酮类药物

    E. 淋病高发区孕妇产前常规筛查淋菌

15. 生殖器疱疹是由哪种病原体引起的

    A. CMV   B. HIBV

    C. HPV   D. HSV

    E. HIV

16. 关于妊娠合并尖锐湿疣，下列叙述中恰当的是

    A. 胎儿宫内感染并不少见

    B. 通过软产道感染胎儿罕见

    C. 出生的新生儿常患喉乳头瘤

    D. 妊娠期病灶增长缓慢

    E. 妊娠期间容易患尖锐湿疣

17. 艾滋病的传播途径不包括

    A. 经性传播

    B. 血液传播

    C. 母婴垂直传播

    D. 消化道传播

    E. 母乳喂养传播

18. 关于梅毒的治疗原则，下列选项中不正确的是

    A. 早期明确诊断

    B. 及时治疗

    C. 用药足量

    D. 疗程规范

    E. 短期用药

19. 感染淋病对妊娠哪个阶段有影响

    A. 早期   B. 中期

    C. 晚期   D. 分娩

    E. 妊娠各期

20. 梅毒经充分治疗后应随访

    A. 1 ~ 2 年   B. 5 年

    C. 2 ~ 3 年   D. 6 个月 ~ 1 年

    E. 无需随访

21. 引起女性生殖道感染最常见的病原体是

    A. 梅毒螺旋体   B. 淋球菌

    C. 巨细胞病毒   D. 单纯疱疹病毒

    E. 沙眼衣原体

22. 淋病孕妇娩出的新生儿滴眼应使用

    A. 妥布霉素滴眼液

    B. 氯霉素滴眼液

    C. 林可霉素滴眼液

    D. 1% 硝酸银滴眼液

    E. 红霉素眼膏

23. 关于尖锐湿疣的叙述，下列哪项是错误的

    A. 尖锐湿疣的发病率仅次于淋病

    B. 尖锐湿疣的病原体为 HPV

    C. HPV 主要感染上皮细胞，它与外阴癌、宫颈癌的发病有关

    D. 尖锐湿疣的潜伏期为 1 ~ 3 周，症状明显，可有瘙痒、烧灼感

    E. 免疫功能低下、雌激素的影响可使病灶迅速发展

24. 下列哪种药物不能在妊娠合并淋球菌感染时使用
    A. 头孢曲松钠　　　B. 红霉素
    C. 青霉素　　　　　D. 喹诺酮类
    E. β-内酰胺类药物

25. 妊娠期性传播疾病以下列哪种疾病最多
    A. 梅毒　　　　　　B. 淋病
    C. 沙眼衣原体　　　D. 尖锐湿疣
    E. 巨细胞病毒感染

26. 对于妊娠合并梅毒的叙述，下列哪项是不恰当的
    A. 孕妇患早期梅毒时可通过胎盘传给胎儿
    B. 早期表现为皮肤损害，晚期能侵犯心血管等重要脏器
    C. 梅毒病原体不会在胎儿内脏和组织中繁殖
    D. 妊娠合并梅毒引起死胎、早产与胎盘病变有关
    E. 非梅毒螺旋体抗原血清试验是梅毒常规筛查方法

27. 下列哪项不属于淋病的临床表现
    A. 淋病的潜伏期为两周
    B. 淋病早期局限于泌尿生殖道，表现为尿频、尿痛、排尿困难、黄色脓性白带
    C. 淋球菌沿生殖道黏膜上行传播，易引起尿道旁腺炎、前庭大腺炎、宫颈管炎
    D. 淋病可上行引起子宫内膜炎、急性输卵管炎、输卵管卵巢囊肿、盆腔脓肿、弥漫性腹膜炎，以致感染性休克
    E. 淋球菌可经血行传播引起播散性淋病

28. 关于妊娠期及哺乳期巨细胞病毒感染的处理，下列哪项是不恰当的
    A. 乳汁中分离出病毒应停止哺乳
    B. 妊娠晚期从宫颈分离出病毒应剖宫产终止妊娠
    C. 妊娠早期确诊应立即终止妊娠
    D. 抗病毒药物并无实际应用价值
    E. 可能感染的新生儿尿布应做消毒处理

29. 关于淋病的治疗原则，下列叙述不恰当的是
    A. 及时、足量、规则用药
    B. 首选第三代头孢类抗生素

C. 治疗后无需进行随访
D. 一般应同时用抗沙眼衣原体药物，如顿服阿奇霉素 1 g
E. 性伴侣也应接受检查及治疗

30. 新生儿感染淋球菌主要通过
    A. 宫内垂直传播　　B. 软产道
    C. 乳汁　　　　　　D. 羊水
    E. 尿布

31. 淋病患者中合并衣原体感染的约有
    A. 10%～20%　　　B. 10%～30%
    C. 50%～60%　　　D. 20%～40%
    E. 5%～10%

32. 淋病孕妇娩出的新生儿应预防性应用
    A. 甲硝唑　　　　　B. 多西环素
    C. 青霉素　　　　　D. 头孢曲松钠
    E. 四环素

33. 下列哪项不是巨细胞病毒的传播途径
    A. 接吻　　　　　　B. 哺乳
    C. 性交　　　　　　D. 呼吸道
    E. 输血

34. 下列哪项不宜用于巨细胞病毒感染的诊断
    A. 宫颈脱落细胞涂片行 Giemsa 染色
    B. 酶联免疫吸附试验检测孕妇巨细胞病毒 IgG、IgM
    C. DNA 分子杂交
    D. PCR 技术
    E. 血培养

35. 关于艾滋病的临床表现，下列叙述中恰当的是
    A. 前驱期有发热、消瘦及淋巴结增大的症状，极易诊断
    B. 发病前少数病人有前驱期症状
    C. 潜伏期短，一般为 2 个月
    D. 其特点为细胞免疫功能严重低下，为各种严重的条件性感染创造机会，如卡波济肉瘤及肺孢子虫病
    E. 胸、腹腔及四肢皮肤有典型的玫瑰疹

36. 淋病治愈的标准是治疗结束后 2 周内
    A. 无临床症状
    B. 无传染性

C. 分泌物涂片阴性

D. 无临床症状及体征，治疗结束后 4~7 天宫颈分泌物涂片和细菌培养连续 3 次阴性

E. 宫颈管分泌物 3 次培养均为阴性

37. 关于妊娠合并尖锐湿疣的特点，下列选项中正确的是

A. 妊娠期尖锐湿疣病灶生长迅速

B. 妊娠期尖锐湿疣病灶可自行消退

C. 妊娠期外阴局部血循环丰富，病灶易吸收

D. 妊娠期尖锐湿疣只生长在外阴，不会引起垂直传播

E. 妊娠期尖锐湿疣病灶不会引起宫内感染

38. 下列哪组属于我国乙类传染病

A. 淋病、梅毒、艾滋病、沙眼衣原体

B. 淋病、梅毒、艾滋病、性病性淋巴肉芽肿

C. 淋病、梅毒、软下疳

D. 淋病、梅毒、性病性淋巴肉芽肿

E. 淋病、梅毒、艾滋病

39. 关于梅毒的实验室诊断，下列哪项叙述是正确的

A. 血清学试验敏感性高，在感染后即为阳性

B. 性病研究室试验（VDRL）可做定量、定性实验，易于操作，敏感性高，结果快，目前应用最广泛

C. 一期梅毒时硬下疳表面的渗出物中含大量梅毒螺旋体，但到二期梅毒时肿大的淋巴结抽出液中已找不到螺旋体

D. 血清液实验在感染后出现阳性，到二期时为阴性

E. 暗视野显微镜检查找螺旋体已废用

40. 女性，24 岁，孕 22 周，外阴发现结节 3 天。妇科检查：外阴小阴唇内侧、阴唇后联合处及肛周见数个小菜花赘生物，质硬，5% 醋酸涂抹病灶后呈白色。本例最可能的诊断是

A. 巴氏腺囊肿

B. 毛囊炎

C. 妊娠合并梅毒

D. 妊娠合并尖锐湿疣

E. 炎性假疣

41. 女性，22 岁，孕 32 周，1 周前出现头痛、四肢乏力。5 天前发现下腹部散在多个大小不一的圆形红斑，淡红色，压之褪色，界清。2 天前红斑遍布全身，红斑间不相互融合，无服药史

A. 妊娠合并淋病

B. 妊娠合并玫瑰疹

C. 妊娠合并滴虫阴道炎

D. 妊娠合并外阴化脓性感染

E. 妊娠合并巨细胞病毒感染

42. 某女，21 岁，已婚，孕 20 周，因白带量多、外阴疼痛、尿痛 2 天就诊。1 周前有性生活史。妇科检查：前庭充血，阴道有大量绿色脓性分泌物，挤压阴道前壁尿道口有脓流出，宫颈充血水肿，有脓性分泌物流出，子宫、附件（－）。该患者最可能的诊断是

A. 妊娠合并淋病

B. 妊娠合并梅毒

C. 妊娠合并滴虫阴道炎

D. 妊娠合并外阴化脓性感染

E. 妊娠合并巨细胞病毒感染

43. 女性，23 岁，未婚，孕 17 周，外阴瘙痒、白带增多 4 天。追问病史有不洁性生活史。妇科检查：外阴皮肤、黏膜潮红，阴唇后联合可见呈簇状增生粉色小乳头状疣，软，有细的指样突起。诊断为

A. 淋病　　　　　　B. 念珠菌阴道炎

C. 滴虫阴道炎　　　D. 尖锐湿疣

E. 梅毒

44. 女性，30 岁，停经 2⁺月，发现右侧外阴有一个直径约 1 cm 大小的圆形浅表性溃疡，界清，呈堤状隆起，不痛，软骨样硬度，周围绕有暗红色浸润，无脓液。本患者最可能的诊断是

A. 妊娠合并淋病

B. 妊娠合并硬下疳

C. 妊娠合并滴虫阴道炎

D. 妊娠合并外阴化脓性感染

E. 妊娠合并巨细胞病毒感染

【A3/A4 型题】

(45 ~ 47 题共用题干)

女性，24 岁，近期出现尿频、尿痛 3 天，2 天来白带增多，呈黄脓样，伴外阴疼痛。检科检查：外阴、前庭及阴道黏膜充血，以手指压尿道旁腺时有脓性分泌物流出，触痛明显。

45. 此患者的诊断可能是
　　A. 念珠菌性阴道炎　　B. 泌尿系感染
　　C. 滴虫阴道炎　　　　D. 淋菌性阴道炎
　　E. 艾滋病

46. 该患者应做什么检验进行确诊
　　A. 宫颈刮片，细胞学检查
　　B. 分泌物悬滴检查
　　C. 宫颈分泌物涂片革兰染色
　　D. 分泌物加 10% 的氢氧化钾镜检
　　E. 衣原体培养

47. 假设宫颈分泌物涂片在多核白细胞内找到革兰阴性双球菌，最佳的治疗方法是
　　A. 链霉素 0.5 g 肌内注射
　　B. 庆大霉素 8 万 U 肌内注射，每 8 小时 1 次
　　C. 甲硝唑 0.2 g 口服，每日 3 次
　　D. 头孢曲松钠单次用药，250 mg，肌内注射
　　E. 卡那霉素 0.2 g 肌注，每日 2 次

(48 ~ 49 题共用题干)

女性，28 岁，有不洁性生活史。现孕 5 个月，于大阴唇出现圆形直径 1 ~ 2 cm 边界清晰的皮疹，表面略高于皮肤，可见溃烂。

48. 最可能的诊断是
　　A. 尖锐湿疣　　　　B. 结核
　　C. 硬下疳　　　　　D. 淋病
　　E. 外阴癌

49. 能确诊的首选检查是
　　A. 在病变部位取血清渗出液镜下观察
　　B. 病理组织学检查
　　C. 分泌物细菌培养
　　D. PCR
　　E. 血清抗体检测

(50 ~ 52 题共用题干)

女性，35 岁，既往体健。3 个女儿分别为 13、9、7 岁，第 4 胎怀孕 8 个月产下一体重低

于正常的男婴，3 个月大时死于肺炎合并巨滤泡性病毒感染。

50. 该患儿最可能的诊断是
　　A. 先天性 HIV 感染
　　B. 先天性巨细胞病毒感染
　　C. 先天性梅毒
　　D. 先天性淋病
　　E. 先天性弓形虫病

51. 医生检查后发现患儿系艾滋病，下列选项中不需要了解的是
　　A. 检查父母亲艾滋病毒抗体
　　B. 艾滋病病毒接触史
　　C. 追问毒品使用史
　　D. 进口血液制品使用史
　　E. 了解患儿死亡过程

52. 该夫妇经检查均呈现艾滋病病毒抗体阳性，无法问及可信的艾滋病病毒接触史。检查发现父母除抗体阳性外，父亲血清中艾滋病病毒抗原阴性，淋巴细胞培养所获病毒水平不高，而母亲的抗原阳性，病毒水平相当高，两人的 T 细胞检查均显示 CD4$^+$ 细胞明显减少。该婴儿感染 HIV 是因为
　　A. 宫内垂直传播　　B. 软产道
　　C. 乳汁　　　　　　D. 羊水
　　E. 尿布

【B 型题】

(53 ~ 57 题共用备选答案)
　　A. 楔状齿
　　B. 喉乳头瘤
　　C. 视网膜脉络膜炎
　　D. 水疱疹
　　E. 新生儿淋菌结膜炎

53. 晚期先天梅毒表现为
54. 淋病孕妇娩出的新生儿易导致
55. 尖锐湿疣孕妇娩出的新生儿可能发生
56. 巨细胞病毒感染孕妇娩出的新生儿可能发生
57. 生殖器疱疹感染孕妇娩出的新生儿可能发生

(58 ~ 60 题共用备选答案)
　　A. 胎膜早破　　　　B. 黏膜炎
　　C. 早产　　　　　　D. 胎儿宫内感染

E. 胎儿畸形

58. 妊娠合并早期梅毒易导致

59. 妊娠合并淋菌不会导致胎儿发生

60. 妊娠合并尖锐湿疣很少发生

(61～63题共用备选答案)

  A. 第三代头孢菌素

  B. 大观霉素

  C. 盐酸四环素

  D. 喹诺酮类药物

  E. 红霉素

61. 在妊娠期，无并发症的淋菌感染首选

62. 在妊娠期，对头孢菌素不能耐受的淋病患者应选用

63. 在妊娠期，淋病患者禁用

参考答案

1. B	2. C	3. B	4. D	5. B	6. D
7. D	8. C	9. C	10. E	11. C	12. E
13. C	14. D	15. D	16. C	17. D	18. E
19. E	20. C	21. B	22. D	23. D	24. D
25. B	26. C	27. A	28. B	29. A	30. B
31. D	32. D	33. D	34. E	35. D	36. D
37. A	38. E	39. B	40. D	41. B	42. A
43. D	44. B	45. D	46. C	47. D	48. C
49. A	50. B	51. E	52. A	53. A	54. E
55. B	56. C	57. D	58. C	59. B	60. D
61. A	62. B	63. D			

第十章　异常分娩

【A1/A2 型题】

1. 妊娠期及分娩期发现横位，下列哪项处理是正确的
   A. 妊娠晚期酌情行外倒转术
   B. 临产后胎膜已破，胎心正常，仍可行外倒转术
   C. 忽略性横位，胎心正常，可从阴道分娩
   D. 妊娠晚期应卧床休息，等待足月阴道分娩
   E. 忽略性横位，胎心已消失，子宫下段有压痛，行内倒转术

2. 下列产科处理哪项不正确
   A. 头位死胎，宫口开全，先露已入盆 - 穿颅术
   B. 胎儿窘迫，头位，宫口开全 - 产钳术
   C. 臀位，脐带脱垂，宫口开全 - 臀牵引术
   D. 横位，死胎，先兆子宫破裂 - 碎胎术
   E. 臀位，足先露 - 剖宫产术

3. 各种胎方位的分娩经过，下列哪项是错误的
   A. 枕前位多能自然分娩
   B. 持续性枕横位，无头盆不称者可吸引器助产
   C. 枕后位临产后多能转成枕前位
   D. 横位足月活胎，可经阴道分娩
   E. 单臀先露可阴道助产

4. 初产妇临产后 4 小时胎头仍未入盆，宜测量
   A. 骶耻外径　　　　B. 对角径
   C. 髂棘间径　　　　D. 坐骨棘间径
   E. 坐骨结节径

5. 若坐骨结节间径 < 8 cm，耻骨弓角度 < 90°，宜进一步测量
   A. 对角径　　　　B. 坐骨切迹宽度
   C. 出口前矢状径　　D. 出口后矢状径
   E. 坐骨棘间径

6. 关于剖宫产的适应证，下列哪项是错误的

   A. 胎儿窘迫
   B. 头盆不称
   C. 横位，出现先兆子宫破裂
   D. 初产臀位，足先露
   E. 达预产期，胎头尚未入盆

7. 头位难产的病因中发生率最高的是
   A. 高直后位　　　　B. 前不均倾位
   C. 面先露　　　　　D. 高直前位
   E. 持续性枕横位或枕后位

8. 下列哪项不符合痉挛性狭窄环的临床规律
   A. 常由于过多阴道操作所致
   B. 多发生在子宫上、下段交界处，不协调性过强收缩
   C. 环也可围绕在胎儿较小部位
   D. 一旦出现可致产程停滞
   E. 是子宫破裂先兆

9. 关于病理性缩复环，下列叙述错误的是
   A. 是子宫破裂先兆
   B. 由于分娩受阻所致
   C. 环的下方有压痛
   D. 腹部脐水平可见一环状凹陷
   E. 环的位置不随宫缩而上升

10. 下列哪项不是子宫收缩乏力的常见原因
    A. 子宫壁过度膨胀
    B. 头盆不称
    C. 精神过度紧张
    D. 内分泌失调
    E. 使用小剂量镇静药

11. 关于臀位剖宫产术，下列叙述中正确的是
    A. 宫口开全，脐带脱出
    B. 中骨盆轻度狭窄
    C. 估计胎儿体重为 3000 g
    D. 宫口未开全，胎足脱出

E. 第一产程宫缩乏力

12. 臀先露的指示点是

A. 额骨   B. 骶骨

C. 肩胛骨   D. 枕骨

E. 髋骨

13. 关于横位腹部检查，下列哪项是错误的

A. 子宫轮廓呈横椭圆形

B. 胎体纵轴与母体纵轴交叉呈锐角

C. 母体腹部一侧可触及胎头

D. 耻骨联合上方较空虚

E. 胎心在脐旁可清楚闻及

14. 关于臀位，下列叙述中错误的是

A. 为最常见的异常胎位

B. 胎儿病死率比枕前位高 3~8 倍

C. 多见于经产妇

D. 必须在妊娠 28 周左右行外转胎位术

E. 后出头困难时需产钳助产

15. 肩难产助产最常用的助产措施有

A. 屈大腿法   B. 旋肩法

C. 压前肩法   D. 牵后肩法

E. 断锁骨法

16. 下列哪项骨盆测量值不支持漏斗骨盆的诊断

A. 耻骨弓的角度 <90°

B. 坐骨结节间径 <8.0 cm

C. 对角径 <11.5 cm

D. 坐骨切迹 <2 横指

E. 坐骨结节间径与后矢状径之和 <15.0 cm

17. 发生胎头不均倾的原因有

A. 骨盆出口平面狭窄

B. 骨盆入口前后径狭窄

C. 骨盆倾斜度大

D. 坐骨棘间径 >10 cm

E. 坐骨切迹可容 2 横指

18. 关于子宫痉挛性狭窄环的叙述正确的是

A. 破膜后可自行消失

B. 可随子宫收缩上升

C. 宫缩时可从腹部扪及

D. 卡在胎儿狭窄部位不松解

E. 不阻碍胎先露下降

19. 出现宫缩乏力，行人工破膜加速产程进展，适用于

A. 头先露，已衔接，宫口开 3 cm

B. 臀位，宫口开大 3 cm 以上

C. 横位，宫口开大 3 cm

D. 胎头浮，跨耻征（+）

E. 头先露，宫口开 1 cm，胎心率 170 次/分

20. 关于臀位阴道分娩的叙述，下列哪项是正确的

A. 先露时，足小，易入盆，见足后即行会阴切开

B. 臀部娩出后，胎头娩出无困难

C. 新生儿病死率与头位分娩无明显差异

D. 与枕前位产程相同

E. 宫口未开全，胎足脱出阴道口，须堵住外阴

21. 治疗宫缩乏力，关于应用缩宫素的注意事项，下列哪项是正确的

A. 常用于静脉推注

B. 适用于不协调宫缩乏力

C. 用药后宫缩越强，效果越佳

D. 出现胎儿窘迫立即停药

E. 适用于中骨盆和出口狭窄

22. 活跃期停滞是指活跃期宫口不再扩张达

A. 1 小时以上   B. 30 分钟以上

C. 1.5 小时以上 D. 2 小时以上

E. 3 小时以上

23. 关于持续性枕后位，下列选项中正确的是

A. 胎头枕骨位于母体骨盆的前方

B. 占头位分娩的大多数

C. 因开始即以枕横位衔接与内旋转无关

D. 绝大多数顺利分娩

E. 因胎头枕骨持续不能转向前方，至分娩后期仍位于母体骨盆后方，常造成难产

24. 下列哪种类型的骨盆易发生持续性枕后位

A. 均小骨盆   B. 骨软化症骨盆

C. 女型骨盆   D. 男型骨盆

E. 扁平骨盆

25. 初产妇，孕 40^{+1} 周，规律宫缩 22 小时。查体：LOA，胎心 168 次/分，宫缩 20 秒/6~8 分钟，骨盆外测量正常，宫口开大 4 cm，

头 S+2。下列诊断中不正确的是

A. 滞产

B. 宫缩乏力

C. 胎儿宫内窘迫

D. 可疑头盆不称

E. 中骨盆狭窄

26. 关于急产的叙述，下列选项中不正确的是

A. 子宫收缩节律性正常

B. 宫缩强且频，宫颈扩张迅速

C. 不易发生生产后出血

D. 多见于经产妇

E. 总产程 <3 小时

27. 臀位分娩，当胎儿脐部娩出后，一般应在多长时间内结束分娩

A. 8 分钟内　　　B. 8～10 分钟

C. 10～15 分钟　　D. 15～20 分钟

E. 20～30 分钟

28. 胎儿一手脱出阴道，能与检查者右手相握，胎头位于母体腹部左侧，其胎位是

A. 肩左前　　　B. 肩左后

C. 肩右前　　　D. 肩右后

E. 肩左横

29. 一初产妇宫口开全半小时，胎心突然由 138 次/分降至 108 次/分，不规则，头 S+2.5，骨盆无异常。应立即采取的措施是

A. 剖宫产

B. 产钳或吸引器

C. 静脉滴注缩宫素加强产力

D. 等待自然分娩

E. 吸氧

30. 下列哪项不是臀位剖宫产的指征

A. 骨盆入口轻度狭窄

B. 巨大儿

C. 软产道异常

D. 高龄初产妇

E. 第二产程、脐带脱垂、胎儿存活

31. 下列几种异常分娩的处理原则中，哪项不正确

A. 头位，无头盆不称，第一产程延长，先露已入盆，产钳助产

B. 骨盆出口狭窄，不可试产

C. 忽略性横位，宫口开全，胎心好，以剖宫产为宜

D. 臀位，后出胎头，娩出困难，可用产钳助产

E. 持续性枕后位，先露低，宫口开全，应阴道助产

32. 子宫收缩乏力对母亲的影响不包括下列哪项

A. 可导致膀胱阴道瘘

B. 胎盘滞留

C. 产后出血

D. 病理缩复环

E. 可导致产褥感染

33. 关于潜伏期延长的叙述，正确的是

A. 初产妇潜伏期正常约 6 小时

B. 从规律宫缩开始到宫口扩张 4 cm

C. 超过 16 小时为潜伏期延长

D. 超过 18 小时为潜伏期延长

E. 常见于头盆不称

34. 关于外转胎位术的叙述，下列哪项是错误的

A. 应于妊娠 32～34 周进行

B. 术前半小时口服沙丁胺醇

C. 动作应轻柔，间断进行

D. 适用于胎膜未破，有适量的羊水者

E. 双胎其中 1 个胎儿为臀位者

35. 关于不协调性宫缩乏力的治疗，下述哪项是错误的

A. 调整宫缩，使之恢复极性、对称性和节律性

B. 可肌注哌替啶 50～100 mg

C. 估计 4 小时内分娩者可用吗啡

D. 禁用缩宫素

E. 有胎儿窘迫，应行剖宫产

36. 初产妇临产后胎头未入盆，首先应考虑的是

A. 脐带绕颈　　　B. 脑积水

C. 头盆不称　　　D. 羊水过多

E. 宫缩乏力

37. 分娩时允许进行"试产"的条件是

A. 头先露，骨盆入口轻度狭窄

B. 头先露，骨盆出口轻度狭窄

C. 头先露，中骨盆轻度狭窄

D. 臀先露，骨盆入口轻度狭窄

E. 臀先露，中骨盆轻度狭窄

38. 矫正臀位最适合的时间是妊娠第
- A. 20 周
- B. 24 周
- C. 30 周
- D. 34 周
- E. 36 周

39. 枕后位俯屈不良时，胎头的最低点是
- A. 颜面部
- B. 前额部
- C. 前囟
- D. 后囟
- E. 鼻根部

40. 关于宫缩乏力致产程延长的后果，下列哪项是错误的
- A. 产后出血
- B. 生殖道瘘管
- C. 胎盘植入
- D. 产褥感染
- E. 尿潴留

41. 妊娠期发现臀位，下列哪项处理是正确的
- A. 24 周时进行胸膝卧位
- B. 28 周时行外倒转术，纠正胎位
- C. 32 周合并双胎臀位，行外转胎位术
- D. 36 周合并骨盆入口轻度狭窄，儿臀小，多能入盆等待阴道分娩
- E. 34 周外转胎位术时，出现胎心异常，应停止转动并回原胎位观察

42. 有关协调性子宫收缩乏力，下列叙述中正确的是
- A. 子宫收缩节律性、对称性和极性均正常，仅收缩力弱
- B. 容易发生胎儿宫内窘迫
- C. 不宜静脉点滴缩宫素
- D. 潜伏期不宜应用哌替啶
- E. 多数产妇自觉持续性腹痛，且产程延长

43. 关于肩先露的处理原则，下述哪项是错误的
- A. 初产妇，足月活胎，临产后应剖宫产
- B. 经产妇，宫口开全，乙醚麻醉下内转胎位，臀牵引娩出
- C. 忽略性横位行内转胎位术
- D. 胎儿已死，合并先兆子宫破裂，行剖宫产术
- E. 胎儿已死，无先兆子宫破裂，行断头术

44. 初产妇，28 岁，妊娠 40 周，规律宫缩 12 小时，宫口开全 1 小时。妇科检查：胎心 158 次/分，有产瘤，宫缩乏力，胎头拨露。骶耻外径 18.5 cm，坐骨结节间径 7 cm，后矢状径 6.5 cm。最恰当的处理为
- A. 等待自然分娩
- B. 静脉滴注催产素
- C. 行产钳术
- D. 行胎头吸引术
- E. 剖宫产

45. 初产妇，34 岁，停经 39 周，规律腹痛 10 小时，阴道流水 8 小时，查为 LOA，胎心率 148 次/分，宫口开大 8 cm，S0，入院后 2 小时产程无进展。以下哪项诊断的可能性最大
- A. 过期妊娠
- B. 胎膜早破
- C. 潜伏期延长
- D. 活跃期停滞
- E. 滞产

46. 初产妇，31 岁，足月临产 8 小时，骨盆正常，胎心率 144 次/分，ROP，宫缩 20 秒，间歇 7～8 分钟，宫口开 3$^+$ cm，S-1，羊水清。目前处理应首选下列哪项
- A. 肌注哌替啶
- B. 抬高床脚，以防脐带脱垂
- C. 小剂量缩宫素
- D. 待宫口开全阴道助产
- E. 剖宫产

47. 初产妇，妊娠 39 周，临产 10 小时入院。检查：宫高 39 cm，估计胎儿 3800 g，左枕前位胎心好，宫缩强，宫口开大 4 cm，胎头跨耻征阳性。应采取下列哪项处理
- A. 等待自然分娩
- B. 人工破膜
- C. 行剖宫产术终止妊娠
- D. 缩宫素静点
- E. 阴道检查

48. 初产妇，25 岁，G$_1$P$_0$，孕 40 周，临产 10 小时入院。骨盆外测量正常，估计胎儿体重 3500 g，宫口开 4 cm，S-1，宫缩 30～40 秒，间隔 3 分钟，中强。首选下列哪项处理
- A. 等待自然分娩
- B. 肌注哌替啶
- C. 静推地西泮
- D. 人工破膜

E. 静滴缩宫素

49. 初产妇,孕 38 周,临产 12 小时,阴道流水 2 小时,胎心率 140 次/分,宫口开 8 cm,S+2。入院后 2 小时复查,宫缩 50 秒,间歇 3 分钟,宫口扩张及先露下降无进展。阴道检查:小囟门在 7 点处,矢状缝在右斜径上。下列诊断中正确的是

A. 胎膜早破　　　　B. 协调性宫缩乏力

C. 中骨盆狭窄　　　D. 胎儿窘迫

E. 持续性右枕后位

50. 初产妇,孕 39 周,宫口开全,胎头拨露 1.5 小时无进展,胎心率 150 次/分,宫缩 50 秒,间隔 1~2 分钟,产妇不断屏气。应立即采取的措施是

A. 吸氧　　　　　　B. 肌注哌替啶

C. 静滴缩宫素　　　D. 阴道检查

E. 剖宫产

51. 初产妇,25 岁,妊娠 39 周,规律宫缩 10 小时,胎心率 142 次/分,枕左后位。肛查:宫口开大 2 cm,胎头先露 S-2,骨盆外测量正常,产妇疲倦。此时最恰当的处置应是

A. 严密观察产程进展

B. 肌注哌替啶 100 mg

C. 行人工破膜加速产程进展

D. 静脉滴注缩宫素

E. 行剖宫产术

52. 初产妇,28 岁,足月临产 14 小时,向下屏气已 2 小时,宫缩 20 秒,间隔 7~8 分钟,胎心率 110 次/分,宫口开全,先露头,S+3,胎头小囟门在母体骨盆右侧,矢状缝在母体骨盆横径上,骨盆正常,阴道流出少量黄绿色羊水。此时最恰当的处理是

A. 胎头吸引术

B. 内倒转臀牵引术

C. 剖宫产

D. 徒手顺时针转 90°后行产钳术

E. 徒手顺时针转 90°后等待自然分娩

53. 初产妇,孕足月。腹胀 12 小时。查体:ROA,已入盆,胎心 142 次/分,宫缩 60″/1~2 min,产妇烦躁不安。肛查:宫口 1

cm,S0,观察 2 小时,产程无进展。初步诊断为

A. 先兆子宫破裂

B. 高张性宫缩乏力

C. 潜伏期延长

D. 活跃期停滞

E. 子宫强直性收缩

54. 初产妇,妊娠 38⁺⁵ 周,规律宫缩 15 小时。肛查:头先露,S+2,宫口开大 8 cm,胎膜已破,矢状缝在右斜径上,小囟门在 7~8 点处,观察 2 小时产程无进展。下列哪项对产程无影响

A. 坐骨切迹宽度　　B. 坐骨棘情况

C. 骶骨突出程度　　D. 骶骨弧度

E. 坐骨结节间径

55. 初产妇,孕 38 周,规律宫缩 10 小时,阴道流水 4 小时,宫口开全 1 小时,急诊入院。查体:宫高 36 cm,腹围 92 cm,宫缩 20 秒,间隔 4~5 分钟,ROA,胎心率 140 次/分,S+3,宫缩时拨开会阴可见胎儿头发,骨盆外测量骶耻外径 18.5 cm,坐骨结节间径 7 cm,后矢状径 6.5 cm。下列哪项处理最为恰当

A. 等待自然分娩　　B. 静滴催产素

C. 胎头吸引术　　　D. 产钳术

E. 剖宫产

56. 初产妇,25 岁,孕 42 周,临产已 14 小时,宫口开大 5 cm,LOA,胎心率 164/分,NST 出现晚期减速,已破膜,羊水呈绿色,胎儿头皮血 pH 7.20。最恰当的处理是

A. 吸氧　　　　　　B. 静滴催产素

C. 静滴碳酸氢钠　　D. 剖宫产

E. 立即阴道助产

57. 初产妇,26 岁,39⁺⁵ 周妊娠,阵发性下腹坠胀 14 小时,昨晚一夜仅能间断入眠共 1 小时,今来诊。检查:骨盆外测量正常,LOT,胎心好,宫缩 20 秒,间隔 8~10 分钟,宫口开大 1 cm,先露 S-1,胎膜未破,首选下列哪项处理措施

A. 剖宫产　　　　　B. 人工破膜

C. 肌注哌替啶　　　D. 肌注缩宫素 2.5 U

E. 严密观察，等待其自然分娩

58. 初产妇，足月临产 16 小时，宫口扩张停滞
2.5 小时。消毒后阴道检查：宫口开大 6 cm，
儿头矢状缝在左斜位上，小囟门在 5 点处，
S+1，骶骨平直，坐骨棘较突，坐骨切迹 2
横指。滞产的原因可能是
    A. 入口狭窄   B. 中骨盆狭窄
    C. 出口狭窄   D. 头盆不称
    E. 潜伏期延长

59. 初产妇，足月临产，宫口开全近 2 小时，胎
头下降停滞。查体：骨盆正常，胎心率 160 ~
170 次/分，胎头小囟门在 3 点处，双顶径达
坐骨棘水平，宫缩 20 秒，间隔 5 ~ 6 分钟。
最恰当的处理为
    A. 等待自然分娩
    B. 静滴催产素
    C. 剖宫产
    D. 徒手将胎头顺时针转90°后助产
    E. 徒手将胎头逆时针转90°后助产

【A3/A4 型题】

(60 ~ 61 题共用题干)

初产妇，妊娠40周，规律宫缩18小时。查
体：宫口开大 6 cm，宫缩渐弱，20 ~ 30 秒，间
隔6 ~ 7分钟，2小时后复查，宫口仍开大 6 cm，
S-1，骨盆外测量正常范围，胎心率 130 ~ 135
次/分，规律。

60. 该产妇属于下列哪种产程异常
    A. 潜伏期延长   B. 活跃期延长
    C. 活跃期停滞   D. 胎头下降延缓
    E. 第二产程停滞

61. 首选的处理措施是
    A. 缩宫素静脉点滴
    B. 立即行剖宫产术
    C. 肌内注射哌替啶
    D. 鼓励产妇进食、休息
    E. 等待其自然分娩

(62 ~ 64 题共用题干)

初产妇，26 岁，妊娠39周，规律宫缩18
小时。肛查：宫口8 cm，先露S0，胎膜未破。
腹部触诊为头先露，宫缩时宫体部不硬，持续

30秒，间隔5分钟，胎心率 136 次/分。B型超
声检查示胎儿双顶径为 9.0 cm。

62. 出现以上情况最可能是由于
    A. 子宫收缩过强
    B. 胎儿过大
    C. 子宫收缩乏力
    D. 骨盆狭窄
    E. 胎儿畸形

63. 本病例首先的处理是
    A. 人工破膜
    B. 立即剖宫产
    C. 静脉滴注缩宫素 5 U
    D. 肌内注射哌替啶 100 mg
    E. 观察 1 小时后再决定

64. 若破膜后发现羊水为棕黄色，最合适的处
理是
    A. 严密观察产程，等待自然分娩
    B. 立即剖宫产
    C. 小剂量滴注催产素
    D. 持续吸氧，等待宫口开全
    E. 产钳助娩

【B 型题】

(65 ~ 70 题共用备选答案)
    A. 8 小时   B. 16 小时
    C. 24 小时   D. 3 小时
    E. 4 小时

65. 潜伏期一般需

66. 活跃期一般需

67. 潜伏期最大时限

68. 急产指总产程小于

69. 活跃期最大时限

70. 总产程一般不超过

(71 ~ 74 题共用备选答案)
    A. 前顶骨嵌入，矢状缝靠近骶岬
    B. 胎头矢状缝位于骨盆横径上
    C. 后顶骨嵌入，矢状缝靠近耻骨联合
    D. 前顶先露，枕骨靠近耻骨联合
    E. 前顶先露，枕骨靠近骶岬

71. 高直前位是

72. 后不均倾位是

73. 前不均倾位是

74. 高直后位是

（75～76 题共用备选答案）

   A. 类人猿型骨盆

   B. 扁平骨盆

   C. 漏斗骨盆

   D. 均小骨盆

   E. 妇女型骨盆

75. 骨盆入口呈长椭圆形，入口、中骨盆及出口平面横径均缩短，前后径稍长，属

76. 形态如正常妇女型，骨盆各径线均较正常小 2 cm，属

（77～79 题共用备选答案）

   A. 正常产程   B. 活跃期延长

   C. 潜伏期延长   D. 活跃期停滞

   E. 第二产程停滞

77. 宫口开大 6 cm，停滞 2 小时无进展，为

78. 临产 18 小时，宫口开大 2 cm，为

79. 初产妇，宫口开大 >3 cm 后行人工破膜，8 小时后宫口开大 8 cm，为

（80～82 题共用备选答案）

   A. 潜伏期   B. 活跃期

   C. 第一产程   D. 第二产程

   E. 第三产程

80. 自规律性宫缩开始至宫口扩张 3 cm，称

81. 从宫口扩张 3 cm 开始至宫口开全，称

82. 从规律性宫缩开始至宫口开全，称

（83～85 题共用备选答案）

   A. 高张性子宫收缩紊乱

   B. 低张性宫缩乏力

   C. 强直性子宫收缩

   D. 病理缩复环

   E. 痉挛性狭窄环

83. 宜用哌替啶治疗的是

84. 宜滴注缩宫素的是

85. 须行剖宫产的是

参考答案

1. A	2. D	3. D	4. B	5. D	6. E
7. E	8. E	9. E	10. E	11. B	12. B
13. B	14. D	15. A	16. C	17. C	18. D
19. A	20. E	21. D	22. D	23. E	24. D
25. E	26. C	27. A	28. A	29. B	30. E
31. A	32. D	33. C	34. E	35. C	36. C
37. A	38. C	39. C	40. C	41. E	42. A
43. C	44. E	45. A	46. C	47. C	48. D
49. E	50. D	51. B	52. D	53. B	54. C
55. E	56. C	57. C	58. B	59. E	60. C
61. A	62. C	63. A	64. B	65. A	66. E
67. B	68. D	69. A	70. C	71. D	72. C
73. A	74. E	75. A	76. D	77. D	78. E
79. B	80. A	81. B	82. C	83. A	84. B
85. D					

第十一章　分娩期并发症

【A1/A2 型题】

1. 初产妇,胎动消失 2 周,经处理娩出一死婴,已腐烂。胎儿娩出后即开始出现持续不断的阴道流血,人工剥离胎盘及使用宫缩剂后无效果,仍出血不止,且无凝血块。该产妇产后出血的原因可能是
   A. 胎盘剥离不全
   B. 子宫收缩乏力
   C. 宫内感染
   D. 凝血功能障碍
   E. 子宫破裂

2. 产妇死亡的第一位原因是
   A. 妊娠高血压综合征
   B. 妊娠合并心脏病
   C. 羊水栓塞
   D. 产后出血
   E. 产褥感染

3. 羊水栓塞时羊水进入母体血循环的机制与下列哪项无关
   A. 宫缩过强
   B. 羊水浑浊
   C. 宫颈存在开放血管
   D. 死胎
   E. 巨大胎儿

4. 正常脐带生理性扭转的周数是
   A. 8～10 周
   B. 6～8 周
   C. 4～5 周
   D. 7～12 周
   E. 6～11 周

5. 胎儿娩出 10 分钟时,产妇出现阴道流血约 200 ml,用手在产妇耻骨联合上方轻压子宫下段时,外露脐带回缩。此时接产者恰当的处理方法应是
   A. 继续等待胎盘剥离
   B. 按压宫底用手牵拉脐带
   C. 按摩子宫刺激子宫收缩

   D. 徒手剥离胎盘后取出
   E. 静注缩宫素 20 U

6. 产后出血应用无菌纱条止血,取出时应
   A. 给予静脉抗炎药物
   B. 肌注子宫收缩药
   C. 先按摩子宫
   D. 给予止血药物
   E. 结扎血管

7. 初产妇,27 岁,胎儿娩出后无阴道流血,胎盘娩出后阴道流血不断,时多时少,1 小时内阴道流血量超过 600 ml,血压 70/50 mmHg,脉搏 126 次/分。紧急处理措施应是
   A. 为宫颈裂伤,立即缝合
   B. 为阴道血肿,立即处理
   C. 检查凝血功能,并输纤维蛋白原
   D. 静注麦角新碱加强宫缩
   E. 手入宫腔探查

8. 妊娠 90 天,行钳刮术中患者突然烦躁不安,咳嗽、胸闷、呼吸困难、发绀、心率加快,血压下降,应考虑
   A. 人工流产综合反应
   B. 羊水栓塞
   C. 空气栓塞
   D. 子宫穿孔
   E. 出血过多

9. 急性胎儿窘迫主要发生在
   A. 妊娠中期
   B. 分娩期
   C. 妊娠早期
   D. 胎膜早破后
   E. 阴道流血后

10. 发生羊水栓塞时紧急处理,进行下腔静脉保留插管,其目的是
    A. 抽血检测羊水成分
    B. 既可测量静脉压,又可抽血检测羊水成分

C. 测量静脉压

D. 输液

E. 经静脉补充营养

11. 无菌纱条填塞宫腔止血时，应于多长时间取出

A. 36 小时取出　　B. 24 小时取出

C. 12 小时取出　　D. 8 小时取出

E. 16 小时取出

12. 有宫缩乏力的产妇应在胎儿什么部位娩出后立即肌内注射缩宫素 10 U，并继续静脉滴注缩宫素

A. 胎盘　　　　B. 胎儿

C. 胎头　　　　D. 胎肩

E. 宫口开全

13. 妊娠 13 周行钳刮术，术中夹出黄色脂肪样组织，患者觉剧烈腹痛、恶心呕吐，脉搏 110 次/分，血压 70/50 mmHg。首先考虑的诊断为

A. 子宫穿孔

B. 葡萄胎

C. 异位妊娠

D. 人工流产综合反应

E. 羊水栓塞

14. 产后出血的原因中，哪种情况常需行子宫切除术以止血

A. 宫缩乏力　　　B. 凝血功能障碍

C. 胎盘嵌顿　　　D. 胎盘粘连

E. 胎盘植入

15. 关于先兆子宫破裂的体征，下列叙述中正确的是

A. 过频的宫缩转为宫缩乏力

B. 血压下降

C. 子宫下段可见病理缩复环

D. 子宫体部肌肉菲薄

E. 胎心多无改变

16. 给窒息新生儿做心外按压，胸骨下陷

A. 0.5 cm　　　B. 1~2 cm

C. 3 cm　　　　D. 4~5 cm

E. 3~5 cm

17. 诊断羊水栓塞的依据是

A. 出现呼吸困难，发绀

B. 心电图示右心房、右心室扩大

C. 下腔静脉血镜检到羊水成分

D. 凝血功能异常

E. 胸部 X 线片示双肺有阴影

18. 脐带先露或脱垂引起胎儿缺氧，以下哪种胎先露病情最重

A. 足先露　　　　B. 单臀先露

C. 肩先露　　　　D. 头先露

E. 全臀先露

19. 关于子宫出现病理性缩复环时的体征，下列选项中哪项是恰当的

A. 子宫下段增厚，膨隆，压痛明显

B. 宫体肌肉菲薄

C. 子宫下段膨隆，压痛明显

D. 出现凝血功能障碍

E. 胎心率无改变

20. 同病理缩复环关系最密切的是

A. 巨大胎儿　　　B. 双胎妊娠

C. 羊水过多　　　D. 胎盘早剥

E. 先兆子宫破裂

21. 慢性胎儿窘迫的临床表现不包括

A. 胎动减少或消失

B. 胎儿电子监护异常

C. 胎儿生物物理评分低

D. 胎盘功能正常

E. 羊水胎粪污染

22. 羊水栓塞的病理生理表现不包括下列哪项

A. 过敏性休克

B. 急性肾衰

C. 全身小动脉痉挛

D. 肺动脉高压

E. 弥散性血管内凝血（DIC）

23. 初产妇，28 岁，临产后静脉滴注缩宫素，破膜后不久突然出现烦躁不安、呛咳、呼吸困难、发绀，数分钟后死亡。本例最可能的诊断是

A. 羊水栓塞

B. 低纤维蛋白原血症

C. 重度子痫前期

D. Ⅲ度胎盘早剥

E. 子宫破裂

24. 会出现产后出血，但不易被立即发现的情况是

A. 胎盘嵌顿　　　　B. 胎盘滞留

C. 胎盘植入　　　　D. 胎盘粘连

E. 胎盘剥离不全

25. 羊水栓塞第一个阶段休克一般发生于

A. 活跃期开始

B. 潜伏期结束

C. 临产开始

D. 第一产程末、第二产程宫缩较强时

E. 第一产程末

26. 下列哪项不是应用盆腔血管结扎止血的适应证

A. 严重前置胎盘

B. 严重的子宫收缩乏力

C. DIC

D. 有严重子宫出血又需要保持生育功能

E. 胎盘植入

27. 脐带缠绕是指脐带

A. 环绕躯干　　　　B. 环绕颈部

C. 环绕上肢及下肢　D. 环绕手、足

E. 环绕身体

28. 病理性缩复环最常见于

A. 枕横位　　　　　B. 女型骨盆

C. 高张性宫缩乏力　D. 头盆不称

E. 枕后位

29. 胎儿娩出后 3 分钟，产妇出现多量阴道活动性流血，最可能的原因是

A. 胎盘部分剥离　　B. 阴道静脉破裂

C. 宫颈裂伤　　　　D. 宫缩乏力

E. 凝血功能障碍

30. 羊水栓塞的胸片表现是

A. 双肺弥漫阴影，右心扩大

B. 双肺弥漫阴影，左心扩大

C. 双肺弥散性点片状浸润阴影，沿肺门周围分布，右心扩大

D. 双肺弥散性点片状浸润阴影，沿肺门周围分布，左心扩大

E. 双肺弥散性点片状浸润阴影，沿肺门周围分布，双心扩大

31. 高位破膜时不恰当的处理有

A. 破膜后卧床休息待其自然分娩

B. 腹部压沙袋防止腹压骤降

C. 应使羊水缓慢流出

D. 保持胎位为纵产式

E. 严密观察患者的血压、脉搏

32. 初孕妇，26 岁，妊娠 40 周，因胎膜早破入院。不久前出现规律宫缩，因宫缩乏力曾静滴缩宫素，随后宫缩增强，近 2 小时发现胎心不规律，随后产妇自述下腹剧痛伴少量阴道流血。腹部检查：腹壁紧张，超声多普勒未听及胎心，宫口开大 4 cm，先露胎头高浮，阴道内手指向上推动时流出多量血性液体。诊断应是

A. 胎盘边缘静脉窦破裂

B. 宫颈裂伤

C. 胎盘早剥

D. 前置胎盘

E. 子宫破裂

33. 先兆子宫破裂与胎盘早剥所共有的临床表现是

A. 子宫呈板状硬，不放松

B. 剧烈腹痛

C. 伴有头盆不称

D. 均有外伤史

E. 都伴有多量阴道出血

34. 初产妇，26 岁，因宫缩乏力致第二产程延长，行产钳助娩，产后阴道流血量约 800 ml，诊为宫缩乏力所致。其主要临床表现应为

A. 胎盘娩出后阵发性出血量多

B. 胎盘未娩出时出血不止

C. 胎儿娩出后立即出血不止

D. 胎盘剥离延缓而出血

E. 胎盘娩出后出血无血块

35. 产后出血的定义是

A. 产程中阴道出血量超过 500 ml

B. 在胎儿娩出后 24 小时内阴道出血量超过 500 ml

C. 在胎儿娩出后 2 小时内阴道出血量超过 500 ml

D. 在胎儿娩出后 3 小时内阴道出血量超过 500 ml

E. 在胎儿娩出后 7 天内阴道出血量超过 500 ml

36. 产后出血采用结扎盆腔血管止血时,首先结扎哪条动脉

A. 卵巢动脉

B. 髂内动脉

C. 子宫动脉上行支

D. 阴道动脉

E. 子宫动脉下行支

37. 胎盘功能不良的表现有

A. 连续监测 24 小时尿 E_3 值减少 30% ~ 40%

B. 尿 E/C > 10

C. SP_1 > 100 mg/L

D. 胎盘生乳素 > 4 mg/L

E. 尿 E_3 > 10 mg/24 h

38. 胎盘嵌顿在狭窄环以上可

A. 应用子宫舒张药

B. 按摩子宫

C. 静脉全身麻醉

D. 大刮匙清宫

E. 排空膀胱

39. 下列哪种情况最易发生子宫破裂

A. 软产道阻塞

B. 横位

C. 胎儿脑积水

D. 额先露

E. 高张性宫缩乏力

40. 下列哪项不符合先兆子宫破裂的临床表现

A. 导尿时有血尿

B. 出现病理性缩复环

C. 胎心音快慢不一

D. 已下降的胎儿先露部分上升,宫口回缩

E. 子宫下段明显压痛

41. 胎儿缺氧早期的胎心率为

A. 110 ~ 125 次/分

B. 130 ~ 160 次/分

C. 160 ~ 180 次/分

D. 180 ~ 200 次/分

E. 200 ~ 220 次/分

42. 产后出血最常见的原因是

A. 子宫颈裂伤

B. 胎盘部分剥离

C. 子宫收缩乏力

D. 胎盘残留

E. 凝血功能障碍

43. 关于分娩时子宫破裂的临床表现,下述哪项是恰当的

A. 子宫底迅速上升

B. 持续大量阴道出血

C. 宫缩增强,出现病理性缩复环

D. 子宫破裂后,扪不到胎体,听不到胎心音

E. 胎儿先露部在内诊时不易触到

44. 关于子宫破裂的临床表现,下列描述中恰当的是

A. 在平脐处见到缩复环,应想到子宫破裂

B. 出现先兆子宫破裂征象,宫口已开全,应行产钳术

C. 剖宫产手术瘢痕破裂时,无先兆征象

D. 子宫破裂后继续可见子宫收缩过强

E. 因不发生胎盘早剥,胎儿极少死亡

45. 第三产程在子宫下段发生狭窄环可造成

A. 胎盘粘连

B. 胎盘剥离不全

C. 胎盘植入

D. 胎盘嵌顿

E. 胎盘残留

46. 给新生儿心外按压的部位是

A. 胸骨体下 1/3

B. 胸骨体上 1/3

C. 胸骨体下 1/4

D. 胸骨体上 1/4

E. 胸骨体下 1/2

47. 关于软产道裂伤的叙述,下列选项中恰当的是

A. 会阴 Ⅱ 度裂伤包括肛门外括约肌损伤

B. 宫颈微小裂伤即会引起较多量的出血

C. 宫颈裂伤多发生于宫颈 6 点及 12 点处

D. 宫颈裂伤时应从裂伤的外端开始间断缝合

E. 会阴 Ⅰ 度裂伤仅为会阴皮肤及阴道黏膜损伤

48. 关于羊水栓塞的处理,下列哪项是恰当的

A. 出血不止时,立即应用肝素抗凝

B. 立即终止妊娠,可提高治愈率

C. 解除肺动脉高压,纠正缺氧

D. 慎用肾上腺皮质激素

E. 休克早期禁用低分子右旋糖酐

49. 下述哪项不是羊水栓塞的抢救措施

A. 抗循环衰竭

B. 抗呼吸衰竭

C. 纠正 DIC 及继发纤溶

D. 抗过敏治疗

E. 在第一产程时，应加强宫缩

50. 吸收性明胶海绵颗粒在髂内动脉栓塞后多少周可以被吸收

A. 3～4 周   B. 2～3 周

C. 1～2 周   D. 4～5 周

E. 3～6 周

51. 抢救新生儿时，宜将抢救台温度调至

A. 24～25℃   B. 26～28℃

C. 28～30℃   D. 30～32℃

E. 33～34℃

52. Bishop 宫颈成熟度的评分标准不包括

A. 宫口开大   B. 先露高低

C. 骨盆情况   D. 宫颈硬度

E. 宫口位置

53. 若胎盘剥离后滞留，应首先给予下列何种处理

A. 清宫   B. 给予子宫收缩药

C. 牵拉脐带   D. 排空膀胱

E. 按摩子宫

54. 产后出血约 80% 发生在

A. 产后 3 小时   B. 产后 4 小时

C. 产后 1 小时   D. 产后 2 小时

E. 产后 5 小时

55. 下列哪项不是羊水栓塞最初阶段的紧急处理

A. 解除肺动脉高压

B. 立即静脉注射地塞米松 20 mg

C. 正压供氧

D. 应用低分子右旋糖酐补充血容量

E. 应用利尿药

56. 脐带血循环阻断超过多久，就会胎死宫内

A. 5～6 分钟   B. 3～4 分钟

C. 1～2 分钟   D. 7～8 分钟

E. 9～10 分钟

57. 关于不完全性子宫破裂，下列描述恰当的是

A. 子宫肌层部分性破裂，宫腔与腹腔相通

B. 子宫肌层全部或部分破裂，浆膜层尚未穿破

C. 胎心正常

D. 胎儿及附属物在腹腔内

E. 子宫肌层全部或部分破裂，浆膜层尚未穿破，宫腔与腹腔未相通

58. 下列选项中容易引起子宫破裂的软产道阻塞是

A. 阴道纵隔

B. 外阴水肿

C. 阴道壁囊肿及肿瘤

D. 宫颈水肿

E. 宫颈坚韧

59. 初产妇，行产钳助产，胎儿娩出后即出现较多的阴道流血，子宫收缩佳，质硬。最适宜的处理是

A. 注射宫缩剂

B. 注射麦角新碱

C. 输液、输血

D. 输液、取胎盘、检查软产道，如有裂伤及时缝合

E. 及时缝合会阴伤口

60. 孕妇，25 岁，妊娠 39 周，上午 8 点开始阵发性宫缩，10 点胎膜破裂，下午 4 点肛门检查：宫口已开全，胎头先露，胎位 LOA，胎头颅骨最低点在坐骨棘水平以下 3 cm，胎心率 100 次/分，羊水呈草绿色，黏稠。应如何处理

A. 产钳术   B. 剖宫产

C. 等待自然分娩   D. 加腹压

E. 静点缩宫素

61. 一初产妇分娩后即出现烦躁不安、呛咳、呼吸困难，寒战，发绀。应诊断为

A. 羊水栓塞   B. 急性宫内感染

C. 急性肾衰竭   D. 癫痫

E. 重度妊娠期高血压疾病

【A3/A4 型题】

(62～64 题共用题干)

经产妇 40 岁，妊娠 33 周，因胎儿脑积水，

要求引产入院。12 年前曾行剖宫产分娩一女婴。此次 B 超提示单胎头位，胎儿双顶径 10.0 cm，考虑胎儿脑积水。入院后行依沙吖啶引产，临产后 10 小时产妇自述下腹部疼痛剧烈，腹部检查子宫下段压痛拒按，导尿见血尿。

62. 此时应该考虑为下列何种异常情况
A. 胎盘早剥
B. 先兆子宫破裂
C. 子宫收缩过强
D. 完全子宫破裂
E. 不完全子宫破裂

63. 此时应立即采取的措施为
A. 应用抗生素预防感染
B. 静滴缩宫素，加快产程进展
C. 肌注哌替啶或地西泮并立即行剖宫取胎术
D. 行穿颅术
E. 等待宫口开全，行产钳术

64. 根据该产妇具体情况，如术中见裂口整齐，宜采用的手术方式为
A. 子宫全切术
B. 子宫次全切除术
C. 裂口修补术
D. 广泛子宫切除术
E. 输卵管结扎术

(65～67 题共用题干)

某初产妇 34 岁，妊娠 39 周，规律宫缩 2 小时，宫口开大 4 cm，给予肌内注射缩宫素 3 U，宫缩持续不缓解，胎心率为 90～100 次/分，缩复环上升达脐平。

65. 应考虑的诊断是
A. 痉挛性子宫收缩
B. 胎盘早剥
C. 子宫收缩过强
D. 高张性宫缩乏力
E. 先兆子宫破裂

66. 应立即给予的处理是
A. 会阴切开助产
B. 产钳助产
C. 胎头吸引
D. 穿颅术

E. 立即肌内注射哌替啶并急诊剖宫产

67. 下述哪项是导致胎儿宫内窘迫的根本原因
A. 胎位判断错误
B. 缩宫素应用不当
C. 不符合阴式分娩条件
D. 产程观察不仔细
E. 缩复环的出现

(68～70 题共用题干)

经产妇，孕 36 周，先兆子痫，单胎头位，合并右卵巢囊肿，入院时曾有外伤史，宫颈 Bishop 评分 3 分。给予米索前列醇 50 μg 阴道放置引产，间隔 6 小时，再次阴道放入米索前列醇。产妇自述下腹绞痛，宫缩 1～2 分钟 1 次，持续 50～60 秒，强度（+），阴道出血较多，色鲜红，宫口开大 1 cm。半小时后，产妇突然自述下腹剧痛，随即面色苍白，大汗淋漓，血压 50/30 mmHg，心率 140 次/分，弱，宫口全开，胎心无。

68. 此产妇哪项诊断的可能性最大
A. 胎盘早剥　　　　B. 卵巢囊肿扭转
C. 卵巢囊肿破裂　　D. 子宫破裂
E. 肝破裂

69. 首选的辅助检查是下列哪项
A. CT　　　　　　B. 阴道检查
C. B 超　　　　　D. X 线片
E. 磁共振成像

70. 首选的处理是下列哪项
A. 抢救休克，同时及时剖腹检查
B. 抢救休克，同时阴道毁胎
C. 抢救休克，同时待死胎自然娩出
D. 抢救休克，同时产钳分娩
E. 抢救休克，同时吸引器分娩

(71～73 题共用题干)

初产妇，26 岁，妊娠 39 周因规律宫缩伴阵发性胎动频繁 5 小时入院。检查：胎动及宫缩后胎心突然变慢。肛查：胎头高浮，宫口开大 3 cm，胎膜未破，估计胎儿体重 3400～3500 g，孕妇左侧卧位及抬高臀部时胎心迅速恢复正常，骨盆测量正常。

71. 此时首选的处理应除外下列哪项

A. 吸氧 + 抬高臀部

B. 人工破膜观察羊水性状

C. 胎心监测

D. B 超诊断

E. 做好剖宫产准备

72. 此时最可能的诊断是

A. 脐带缠绕   B. 脐带脱垂

C. 脐带先露   D. 脐带打结

E. 脐带扭转

73. 此孕妇最适宜的分娩时机和分娩方式应是

A. 短期内处理，尽快剖宫产

B. 缩宫素引产，缩短第二产程

C. 测定胎盘功能，如果发现有逐渐降低时
可考虑手术结束分娩

D. 氧气吸入，嘱孕妇定时数胎动，期待自
然分娩

E. 人工破膜后给予缩宫素加强产力，待宫
口开全后行产钳助娩

(74 ～ 76 题共用题干)

初产妇，23 岁，妊娠 39 周临产，破水 7 小
时入院。查体：腹围 97 cm，宫高 30 cm，LOA，
胎心率 140 次/分。肛查：宫口开大 3 cm，宫缩
间歇时有血性羊水流出。6 小时后阴道出血较
多，胎心音变慢不规律，经积极治疗，2 小时后
分娩出一男婴，苍白窒息，经抢救无效死亡。

74. 此产妇最可能的诊断是

A. 重型胎盘早剥

B. 脐带帆状附着的前置血管破裂

C. 部分性前置胎盘

D. 胎盘边缘血窦破裂

E. 轮廓状胎盘

75. 此患者的临床诊断主要依据的是下列哪一项

A. 产前诊断通过阴道检查来确诊

B. 取阴道血涂片找到有核红细胞或幼红细胞

C. 脐血流图

D. 彩色超声多普勒

E. B 超检查

76. 此患者产后检查胎盘，可能的阳性发现为

A. 脐带附着于胎盘边缘，胎膜破口处有一
主干血管破裂

B. 胎盘表面为一黄白色环，胎盘边缘薄弱破裂

C. 胎盘边缘有陈旧性凝血块附着

D. 胎盘呈马蹄状，并有副胎盘

E. 胎盘表面呈现紫色，有血块压迹

(77 ～ 79 题共用题干)

初产妇，26 岁，妊娠 40 周，规律宫缩 8 小
时入院。查体：髂棘间径 25 cm，骶耻外径
20 cm，坐骨结节间径 7.5 cm。枕右前位，胎心
率 134 次/分。肛查：宫口开大 4 cm，胎头 S0。3
小时后产妇呼叫腹痛难忍，检查宫缩 1 ～ 2 分钟
1 次，持续 45 秒，胎心率 102 次/分，子宫下段
压痛明显，肛查宫口开大 5 cm。

77. 产程受阻的原因主要为

A. 骨盆入口狭窄

B. 扁平骨盆

C. 中骨盆狭窄

D. 骨盆出口狭窄

E. 漏斗骨盆

78. 最可能的诊断是

A. 协调性子宫收缩过强

B. 不协调性子宫收缩过强

C. 不协调性子宫收缩乏力

D. 先兆子宫破裂

E. 重型胎盘早剥

79. 恰当的处理是

A. 即刻做宫缩应激试验，若异常行剖宫
产术

B. 停止静滴缩宫素，继续观察产程

C. 立即肌注哌替啶或地西泮

D. 立即行剖宫产术

E. 等待宫口开全行产钳术

(80 ～ 82 题共用题干)

初产妇，孕 40 周，估计胎儿体重 3900 g，
临产 15 小时，宫口开 4 cm，以 5% 葡萄糖、缩宫
素 5 U 静脉点滴，4 小时后宫口开 9 cm，先露 S +
1，但产妇烦躁不安，疼痛难受。腹部检查：脐
下两指处呈环状凹陷，下段有压痛，胎心音正
常，导尿呈血性。

80. 最可能的诊断是

A. 先兆子宫破裂

B. 完全子宫破裂

C. 膀胱破裂

D. 不完全性子宫破裂

E. 脾破裂

81. 应采取的处理方法为

A. 立即产钳助产

B. 继续滴缩宫素，待宫口开全后做会阴切开助产

C. 立即肌内注射哌替啶（度冷丁）

D. 会阴切开后，头皮钳牵引助产

E. 立即停注缩宫素

82. 应选择的分娩方式为

A. 立即产钳助娩

B. 会阴切开后自然分娩

C. 立即行胎头吸引器助娩

D. 立即剖宫产

E. 给予缩宫素，待宫口开全后，按压宫底自娩

(83～84 题共用题干)

某初孕妇，28 岁，妊娠 34 周，睡眠中突然出现阴道大量流液，此后起床活动时有持续流液，因胎膜早破收入院。

83. 确诊该孕妇为胎膜早破的方法是

A. 阴道检查

B. 肛门检查

C. 阴道液 pH 不变

D. 取阴道后穹窿黏液涂片观察到羊齿状结晶

E. B 超观察羊水池深度

84. 此时最重要的处理是

A. 绝对卧床，抬高臀部

B. 注意预防感染

C. 吸氧，左侧卧位

D. B 超了解胎儿大小

E. 剖宫产结束妊娠

(85～86 题共用题干)

初产妇，孕 41 周，规律宫缩 14 小时，阴道流液 12 小时，呈黄绿色，pH 试纸变蓝色，宫缩 20″/10′，胎心 170 次/分，宫口开大 5 cm，头 S+1，矢状缝在左斜径上，小囟门在 4 点～5 点处，坐骨棘突出，坐骨切迹小于 2 横指，骶骨前面平直。

85. 下列诊断中错误的是

A. LOP　　　　B. 继发宫缩乏力

C. 胎膜早破　　D. 胎儿宫内窘迫

E. 中骨盆狭窄

86. 下列哪项处理最恰当

A. 给予镇静剂　　B. 加用抗生素

C. 立即剖宫产　　D. 吸氧

E. 静脉给予催产素

【B 型题】

(87～90 题共用备选答案)

A. 脐带先露　　B. 脐带脱垂

C. 脐带缠绕　　D. 脐带长度异常

E. 脐带扭转

87. 脐带多在近胎儿脐轮部变细坏死，引起血管闭塞而致胎儿死亡，称为

88. 使用脐血流图及彩色超声多普勒或 B 超检查可诊断

89. 胎膜未破，胎动、宫缩后胎心突然减慢，改变体位后迅速恢复，考虑可能存在

90. 临产后出现胎心异常，易造成胎盘早剥的是

(91～93 题共用备选答案)

A. 应立即考虑剖宫产以去除病因

B. 在抢救产妇的同时，可及时阴道结束分娩

C. 应立即行子宫切除术

D. 在抢救休克后行子宫切除术

E. 即使在休克状态下，亦应在抢救休克同时行子宫切除术

91. DIC 在第一产程发病，恰当的处理是

92. DIC 在第二产程发病，恰当的处理是

93. 对无法控制的产后出血，恰当的处理是

(94～95 题共用备选答案)

A. 大剂量缩宫素

B. 孕激素

C. 小剂量缩宫素

D. 儿茶酚胺

E. 雌激素

94. 能够增加子宫对缩宫素的敏感性的是

95. 可引起子宫强直性收缩的是

(96～99 题共用备选答案)

A. 胎先露部下降受阻

B. 子宫瘢痕

C. 手术创伤

D. 宫缩剂使用不当

E. 子宫对宫缩剂过于敏感

96. 产时子宫破裂的主要原因为

97. 自发性子宫破裂的主要原因为

98. 产钳助产后出现子宫破裂的主要原因为

99. 常规剂量缩宫素引发子宫破裂的原因可能为

(100～103 题共用备选答案)

A. 胎盘植入　　　B. 胎盘剥离不全

C. 胎盘嵌顿　　　D. 胎盘粘连

E. 胎盘剥离后滞留

100. 胎盘从宫壁全部剥离后未能排出，而滞留在宫腔内，称为

101. 胎盘部分自宫壁剥离，称为

102. 胎盘全部或部分粘连于宫壁，不能自行剥离，称为

103. 胎盘绒毛植入子宫肌层者，称为

(104～105 题共用备选答案)

A. 子宫体部瘢痕

B. 子宫下段瘢痕

C. 子宫破裂口小，整齐，感染轻

D. 子宫破裂口大，不整齐，感染重

E. 子宫破裂口延长至宫颈

104. 临产后破裂，多为不完全性破裂，多见于

105. 子宫全切术用于

(106～111 题共用备选答案)

A. 胎盘剥离后滞留

B. 胎盘嵌顿

C. 胎盘粘连

D. 软产道裂伤

E. 凝血功能障碍

106. 子宫收缩乏力可导致

107. 多次人工流产可导致

108. 子宫收缩过强可导致

109. 粗暴按摩子宫可导致

110. 应用子宫收缩药不当可导致

111. 重度胎盘早剥可出现

参考答案

1. D	2. D	3. E	4. E	5. D	6. B
7. D	8. B	9. B	10. B	11. B	12. D
13. A	14. E	15. C	16. B	17. C	18. D
19. C	20. E	21. D	22. C	23. A	24. A
25. D	26. E	27. E	28. D	29. A	30. C
31. A	32. E	33. B	34. A	35. B	36. C
37. A	38. C	39. B	40. D	41. C	42. A
43. E	44. C	45. B	46. A	47. B	48. C
49. E	50. B	51. D	52. C	53. D	54. A
55. E	56. C	57. B	58. C	59. D	60. A
61. A	62. B	63. C	64. C	65. B	66. E
67. B	68. D	69. C	70. A	71. B	72. C
73. A	74. B	75. C	76. A	77. D	78. D
79. A	80. A	81. B	82. D	83. D	84. A
85. C	86. B	87. C	88. C	89. A	90. D
91. A	92. B	93. B	94. E	95. A	96. A
97. B	98. C	99. E	100. E	101. B	102. D
103. A	104. B	105. E	106. A	107. C	108. D
109. B	110. B	111. E			

第十二章　产褥期异常

1. 下列产褥期疾病中属于产褥感染的是
   A. 急性乳腺炎
   B. 急性膀胱炎
   C. 急性子宫内膜炎
   D. 腹泻
   E. 上呼吸道感染

2. 关于产后出血的预防，下列哪项不恰当
   A. 产后观察阴道出血情况 1~2 小时
   B. 仔细检查胎盘、胎膜是否完整
   C. 仔细检查软产道是否有裂伤
   D. 对于有产后出血高危因素者，胎儿娩出前肩时静脉滴注缩宫素
   E. 提高接生技术，减少软产道损伤

3. 关于产褥中暑，下列描述中不恰当的是
   A. 产褥中暑在发病前常有时间较长的先兆症状
   B. 容易在高温、高湿的环境下发生
   C. 是一种中枢性体温调节功能障碍性疾病
   D. 可以发生呼吸衰竭
   E. 可以发生休克

4. 有关产褥感染的预防，下列说法中不正确的是
   A. 加强孕期卫生宣传
   B. 临产前 1 个月避免性生活及盆浴
   C. 及时治疗外阴、阴道炎及宫颈炎等慢性疾病
   D. 消毒产妇用物，接产严格无菌操作
   E. 加强营养，增强体质

5. 关于产褥期抑郁症的描述，下列选项中不恰当的是
   A. 是产褥期精神综合征的最常见类型
   B. 分娩后出现的抑郁症状
   C. 通常在产后 1 周内出现症状
   D. 通常需要治疗，包括心理治疗和药物治疗
   E. 通常预后良好，多数患者 1 年内治愈，再次妊娠时少数复发

6. 关于产褥感染，下列描述中恰当的是
   A. 产褥感染患者体温一定超过 37℃
   B. 产褥感染的患者不一定伴有发热
   C. 产褥感染的患者一定伴有发热
   D. 产褥感染患者体温一定超过 37.3℃
   E. 产褥感染患者体温一定超过 38℃

7. 产褥中暑的发病机制为
   A. 体温调节中枢功能障碍
   B. 散热障碍
   C. 产热过多
   D. 体内热积蓄过度
   E. 外环境高温、高湿所致

8. 晚期产后出血多发生在产后
   A. 2~24 小时　　　　B. 24 小时后
   C. 42 天以后　　　　D. 1 周后
   E. 2 周后

9. 剖宫产患者术后大出血，首先考虑的原因是切口出血，如果患者有生育要求，选择的最佳治疗方案是
   A. 清宫术
   B. 宫腔镜检查并止血
   C. 开腹探查，行双侧髂内动脉或子宫动脉结扎
   D. 开腹探查，行子宫切除术
   E. 数字显影，并行子宫动脉及髂内动脉栓塞

10. 导致产褥病发生的主要原因是
    A. 手术切口感染
    B. 乳腺炎
    C. 上呼吸道感染
    D. 泌尿系统感染

E. 产褥感染

11. 有关产褥期急性乳腺炎的描述，下列选项中不正确的是

A. 细菌自乳头破损处侵入

B. 病菌由婴儿鼻咽部直接侵入乳管开口

C. 病菌由血液循环至乳腺内，引起乳腺炎

D. 乳汁淤积是易感因素

E. 以链球菌感染多见

12. 胎盘附着面复旧不全和胎盘附着面血栓脱落是晚期产后出血的常见原因，下列叙述中不恰当的是

A. 多发生在产后 1 周左右

B. 出血时间不一

C. 可以延缓至产后 2 个月

D. 出血多少与胎盘附着面大小有关

E. 与产褥感染互为因果关系

13. 关于剖宫产术后晚期产后出血的治疗，下列叙述中正确的是

A. 可行清宫术，找到出血的原因及病灶

B. 如为切口愈合不良，可等待其自然愈合

C. 如为切口感染，均应行子宫切除术，去除感染灶

D. 可予输血、抗感染治疗

E. 根据病人出血量、感染程度、有无生育要求综合制定治疗方案

14. 关于产褥期抑郁症患者治疗期间的哺乳问题，正确的描述是

A. 产褥期抑郁症患者禁忌哺乳

B. 产褥期抑郁症患者均能哺乳

C. 产褥期抑郁症患者药物治疗期间禁忌哺乳

D. 产褥期抑郁症患者采用药物治疗期间，如果用药得当可以进行哺乳

E. 产褥期抑郁症患者采用药物治疗期间均可以进行哺乳

15. 为了明确非剖宫产产妇晚期产后出血的原因，最好的诊断方法是

A. CT 检查   B. B 超检查

C. 阴道检查   D. 诊断性刮宫

E. 腹腔镜

16. 产褥感染中，哪种细菌导致的感染最易发生感染性休克

A. 厌氧性链球菌

B. 乙型溶血性链球菌

C. 金黄色葡萄菌

D. 大肠埃希菌

E. 肺炎链球菌

17. 厌氧菌在产褥感染中占重要地位，下列描述中不恰当的是

A. 与葡萄球菌混合感染，脓液有恶臭

B. 主要有厌氧性链球菌和厌氧性类杆菌属，属于阴道的正常菌群

C. 容易引起血栓性静脉炎

D. 细菌培养阳性率低

E. 对甲硝唑敏感

18. 下列症状不属于中暑先兆的是

A. 多汗   B. 口渴

C. 多尿   D. 心悸

E. 恶心

19. 迅速降温对于产褥中暑患者很重要，下列处理中不恰当的是

A. 用冷水和乙醇擦浴

B. 将患者置于阴凉、通风处

C. 4℃葡萄糖盐水 1000～1500 ml 静脉滴注

D. 氯丙嗪 25 mg 加入葡萄糖盐水 500 ml 中，1～2 小时滴完，4～6 小时重复 1 次

E. 体温降到 38.5℃，停止降温处理

20. 李某，阴道分娩后 15 天，间断阴道出血伴血块 3 天入院。入院时血压 120/80 mmHg，心率 100 次/分，血红蛋白 80 g/L。下列哪项处理是短时间内最无必要的

A. 建立有效的静脉通道，大量输血

B. 应用缩宫素

C. 抗生素防治感染

D. 清宫术

E. B 超

21. 关于产褥感染描述恰当的是

A. 产褥期病原菌侵入生殖道和乳腺组织，造成局部和全身炎性改变的生殖系统疾病

B. 产褥期病原菌侵入生殖道，造成局部和全身炎性改变的生殖系统疾病

C. 产褥期病原菌侵入全身任何组织、器官和系统，造成的局部和全身炎性改变的疾病

D. 产褥感染病原菌侵入的范围仅局限于盆腹腔及女性生殖道

E. 以上描述均恰当

22. 下列选项中能够形成冰冻骨盆的是

A. 急性子宫内膜炎

B. 急性子宫肌炎

C. 急性输卵管卵巢炎

D. 急性盆腔结缔组织炎

E. 急、慢性盆腔腹膜炎

23. 产后轻型子宫内膜炎很少出现

A. 下腹隐痛　　　　B. 恶露混浊而臭

C. 体温 39℃ 以上　　D. 子宫复旧延迟

E. 子宫压痛

24. 下列哪项不是剖宫产术后子宫切口出血的原因

A. 切口缝合过紧或过密

B. 切口过低或过高

C. 切口缝合过松

D. 切口延裂

E. 子宫右旋明显，做切口前子宫先复位

25. 下列哪种情况不能说明患有产褥感染

A. 产后 10 天，恶露多且臭

B. 产后 10 天宫底脐下 4 指

C. 子宫有压痛

D. 产后 10 天阴道排出大量小块肉样组织

E. 产后宫缩痛

26. 产褥期抑郁症症状最常见于

A. 产后 7 天　　　　B. 产后 72 小时

C. 产后 24 小时　　　D. 产后 2 周

E. 产后 4 周

27. 孕产妇死亡的四大主要原因依次为

A. 产后出血、心脏病、妊娠期高血压疾病、产褥感染

B. 产后出血、妊娠期高血压疾病、心脏病、产褥感染

C. 妊娠期高血压疾病、产后出血、心脏病、产褥感染

D. 产褥感染、产后出血、心脏病、妊娠期高血压疾病

E. 心脏病、产褥感染、产后出血、妊娠期高血压疾病

28. 产褥期不会引起产妇发热的情况有

A. 乳汁淤积

B. 产褥期中暑

C. 产褥期甲亢合并甲状腺危象

D. 产褥期糖尿病酮症酸中毒

E. 产褥期糖尿病酮症

29. 初产妇，从分娩后第 2 天起，持续 3 天体温在 37.5℃ 左右，子宫收缩好，无压痛。会阴伤口红肿、疼痛。恶露淡红色，无臭味。双乳软，无硬结。发热的原因最可能是

A. 会阴伤口感染　　　B. 乳腺炎

C. 产褥感染　　　　　D. 上呼吸道感染

E. 乳头皲裂

30. 某产妇产后 2 周，突然大量阴道流血，检查子宫大而软，宫口松，有血块填塞。最可能的原因是

A. 胎盘残留

B. 胎膜残留

C. 子宫切口感染出血

D. 凝血机制障碍

E. 胎盘附着部位子宫内膜修复不良

31. 某产妇，会阴侧切术后 4 天，阴道出血不多，自觉会阴胀痛，发热。检查见局部红肿、硬结，体温 38℃。下列处理中不恰当的是

A. 抗生素治疗

B. 会阴局部切口拆线

C. 延缓会阴切口拆线时间

D. 会阴局部理疗

E. 保持会阴部清洁干燥

32. 某产妇，产后第 6 天发热达 40℃，恶露多而浑浊，有臭味。子宫复旧不佳，有压痛。下述哪项不妥

A. 半卧位　　　　　　B. 床边隔离

C. 物理降温　　　　D. 抗感染治疗

E. 坐浴 1 ~ 2 次/天

33. 初产妇，25 岁，产钳助娩 3500 g 女婴，现产妇产后第 4 天发热，双乳胀痛。查体：体温 38.2℃，双乳红肿，血管淋巴管充盈，有硬结。此时最可能的诊断为

A. 会阴伤口感染　　B. 上呼吸道感染

C. 子宫内膜炎　　　D. 乳汁淤积

E. 乳腺炎

34. 女性，32 岁。孕 40 周，妊娠合并子宫肌瘤，阴道分娩，胎盘娩出后阴道出血量多，暗红色。查体：宫底高，子宫软，产道无裂伤，血自宫腔流出，有血块。检查胎盘完整。血压 14.6/12 kPa（110/90 mmHg）。最可能诊断为

A. 子宫收缩乏力　　B. 凝血功能障碍

C. 胎盘残留　　　　D. 产道损伤

E. 胎盘粘连

35. 产妇，26 岁，孕 38 周时胎膜早破入院，48 小时后因持续性枕横位以产钳术助娩一活男婴 3300 g。术后 3 天发热达 39℃，查体发现咽部轻度充血，乳房胀满疼痛，局部皮肤不红，按之无波动感。宫底脐下一横指，宫体有压痛，下腹壁无反跳痛，恶露混浊，稍有异味。该病人最可能的诊断是

A. 急性子宫内膜炎

B. 急性子宫内膜及肌炎

C. 上呼吸道感染

D. 乳腺炎

E. 盆腔腹膜炎

36. 女性，25 岁，孕 1 产 1，第 1 胎，产钳助产。产后第 4 天，寒战、高热 39℃以上，下腹压痛，子宫稍大，压痛，一侧子宫旁组织增厚，压痛明显。最可能的诊断为

A. 乳腺炎

B. 慢性盆腔炎

C. 急性胃肠炎

D. 急性盆腔结缔组织炎

E. 急性子宫内膜炎

37. 某产妇，足月顺产后第 4 天，母乳喂养，乳房胀痛，无红肿，乳汁排流不畅，体温 38.2℃。处理方法是

A. 吸奶器吸吮

B. 生麦芽煎服

C. 抗生素治疗

D. 让新生儿多吸吮双乳

E. 少喝水

38. 患者产后第 3 天突然出现畏寒、高热，体温 40℃，伴有恶心、呕吐，下腹剧痛、压痛、反跳痛，腹肌紧张感明显。最可能的诊断是

A. 子宫内膜炎

B. 下肢血栓性静脉炎

C. 急性盆腔结缔组织炎

D. 急性盆腔腹膜炎

E. 产后宫缩

39. 产妇，37 岁，G_1P_0，胎膜已破 3 天，临产 2 天，胎动消失半天，由乡卫生院转来。查体：体温 39.9℃，脉搏 124 次/分，血压 12.0/9.0 kPa（90/60 mmHg），胎位 LOA，先露 S+2，胎心率 110 次/分，胎儿监测晚期减速，宫体压痛，尿色清，宫口开大 2 cm。实验室检查：白细胞 2.2×10^9/L，中性 0.95，淋巴 0.05。产后 24 小时，产妇寒战，高热，体温高 41℃，心率 140 次/分，血压 6.0/2.0 kPa（45/15 mmHg），子宫压痛，下腹反跳痛，用升压药无效。即刻处理下列哪项最恰当

A. 静滴抗生素以抗感染

B. 使用肾上腺皮质激素以抗休克

C. 纠正酸中毒和抗感染

D. 抗休克抗感染同时输注白蛋白

E. 抗休克抗感染同时行子宫切除术

【A3/A4 型题】

(40 ~ 42 题共用题干)

患者，剖宫产术后 30 天，突然阴道大出血 3 小时。入院时血压 70/60 mmHg，心率 130 次/分，血红蛋白 60 g/L。

40. 首先给予患者的处理是

A. 建立有效的静脉通道，大量补液、输血

B. 应用缩宫素

C. 抗生素防治感染

D. 清宫术

E. B 超检查

41. 患者出血的原因首先考虑为

A. 胎盘胎膜残留

B. 继发性子宫收缩乏力

C. 胎盘附着面复旧不全

D. 胎盘附着面血栓脱落

E. 剖宫产后子宫切口裂开出血

42. 如患者有继续生育要求，最佳的诊断和治疗措施是

A. 清宫术

B. 宫腔镜检查并止血

C. 开腹探查，行双侧髂内动脉或子宫动脉结扎

D. 开腹探查，行子宫切除术

E. 数字减影，并行子宫动脉栓塞

(43 ~ 45 题共用题干)

初产妇，37 岁。孕 1 产 0，胎膜已破 3 天，临产 2 天，自觉胎动消失半天，由乡卫生院转来。查体：体温 39.9℃，脉搏 124 次/分，血压 90/60 mmHg，胎位 LOA，先露头 +2，胎心 110 次/分，胎儿监测提示晚期减速，宫体压痛，尿色清，宫口开张 2 cm，血分析结果：白细胞 2.2×10^9/L，中性 0.95，淋巴 0.05。

43. 下列诊断中哪项是错误的

A. 高龄初产

B. 胎膜早破

C. 产时感染

D. 先兆子宫破裂

E. 胎儿宫内窘迫

44. 下列处置中哪项是错误的

A. 吸氧

B. 静脉滴注抗生素

C. 高渗葡萄糖 + 维生素 C 静推

D. 静脉滴注缩宫素促进阴道分娩

E. 剖宫产

45. 产后 24 小时，产妇寒战、高热，体温高 41℃，心率 140 次/分，血压 45/15 mmHg，腹部压痛、反跳痛阳性，宫体压痛阳性，升压药无效。即刻处理哪项最恰当

A. 静脉滴注抗生素以抗感染

B. 使用肾上腺皮质激素以抗休克

C. 纠正酸中毒和抗感染

D. 抗休克、抗感染同时输注白蛋白

E. 抗休克、抗感染同时行子宫切除术

(46 ~ 47 题共用题干)

女性，28 岁，孕 1 产 0，妊娠合并类风湿关节炎（伴关节畸形），孕期应用口服泼尼松治疗，于孕 40 周行剖宫产术。术后第 5 天失眠，情绪低落，无食欲，反应迟钝，考虑为产褥期抑郁症。

46. 结合患者的病史，该患者最不可能引起产后抑郁症的心理因素是

A. 孕期和产后应用泼尼松，抵抗力差，产褥感染

B. 类风湿关节炎是遗传病，自己孩子以后也得此病

C. 孕期和产后应用泼尼松，担心影响新生儿的生长和发育

D. 产后继续应用泼尼松，因不能哺乳而内疚

E. 关节畸形，行动困难，不能更好地照顾新生儿

47. 对该患者最恰当的处理是

A. 耐心地进行心理治疗

B. 耐心地进行心理治疗，必要时给予药物治疗

C. 必须给予药物治疗

D. 不予处理，可自然缓解

E. 观察病情变化，产科住院期间不予处理

【B 型题】

(48 ~ 50 题共用备选答案)

A. 金黄色葡萄球菌

B. β - 溶血性链球菌

C. 大肠埃希菌

D. 厌氧性链球菌

E. 淋球菌

48. 致病性最强，可产生多种毒性物质，导致严重败血症的细菌是

49. 易发生菌血症而致感染性休克的细菌是

50. 内源性感染的主要致病菌是

(51～53 题共用备选答案)

    A. 产褥病

    B. 盆腔内血栓性静脉炎

    C. 产后下肢血栓性静脉炎

    D. 轻型子宫内膜炎、子宫肌炎

    E. 急性盆腔结缔组织炎

51. 胎盘滞留的患者，行人工剥离胎盘术，产后 4 天，体温 38℃，子宫轻压痛，恶露量多，臭。最可能的诊断为

52. 产后 2～3 周，寒战、发热，下肢出现肿胀、疼痛，皮肤紧张、发白。最可能的诊断为

53. 产后寒战、高热 39℃ 以上，下腹压痛，子宫稍大，压痛，一侧子宫旁组织增厚，压痛明显。最可能的诊断为

(54～55 题共用备选答案)

    A. 血行传播　　　　B. 淋巴传播

    C. 直接蔓延扩散　　D. 外来接触感染

    E. 产后大出血及休克

54. 希恩综合征发生于

55. 产褥感染的主要感染来源是

(56～59 题共用备选答案)

    A. 胎盘娩出至生殖器官完全恢复

    B. 产褥期子宫收缩引起的疼痛

    C. 产后经阴道排出的血性分泌物

    D. 产后子宫恢复到正常大小的过程

    E. 产妇经皮肤排出的大量汗液

56. 子宫复旧是指

57. 产后痛是指

58. 褥汗是指

59. 产褥期是指

(60～63 题共用备选答案)

    A. 厌氧性链球菌　　B. 溶血性链球菌

    C. 葡萄球菌　　　　D. 大肠埃希菌

    E. 产气荚膜杆菌

60. 很少引起产褥感染，一旦造成感染则非常严重的是

61. 常和厌氧性链球菌一起，引起严重混合感染的是

62. 能产生外毒素及溶组织酶，溶解组织内多种蛋白，引起严重产褥感染的是

63. 引起产褥感染最常见的病原菌是

(64～66 题共用备选答案)

    A. 急性子宫内膜炎、子宫肌炎

    B. 股白肿

    C. 急性盆腔结缔组织炎

    D. 盆腔内血栓性静脉炎

    E. 盆腔腹膜炎

64. 产后寒战，高热 39℃ 以上，单侧或双侧下腹痛，子宫增大，压痛，一侧或双侧子宫旁结缔组织增厚，有明显压痛。诊断为

65. 产后 1～2 日寒战、高热，下腹痛，放射到腹股沟，下腹软，有深压痛。诊断为

66. 产后 2 周，寒战、发热，下肢出现肿胀、疼痛，皮肤紧张，发白。诊断为

(67～70 题共用备选答案)

    A. 一般在产后 3～7 天出现症状

    B. 又称为股白肿

    C. 是最为常见的感染

    D. 于产后 1～2 周内出现弛张热、下腹疼痛和压痛

    E. 在产后 7～14 天出现症状

67. 血栓性静脉炎

68. 急性子宫内膜炎、子宫肌炎

69. 盆腔血栓性静脉炎

70. 下肢血栓性静脉炎

参考答案

1. C	2. A	3. A	4. B	5. C	6. B
7. D	8. B	9. E	10. E	11. E	12. A
13. E	14. D	15. D	16. D	17. A	18. C
19. E	20. A	21. B	22. D	23. C	24. E
25. E	26. D	27. A	28. E	29. A	30. E
31. C	32. E	33. D	34. A	35. B	36. D
37. D	38. D	39. E	40. A	41. E	42. E
43. D	44. D	45. E	46. A	47. B	48. B
49. C	50. D	51. D	52. C	53. E	54. E
55. C	56. D	57. B	58. E	59. A	60. E
61. C	62. B	63. A	64. C	65. D	66. D
67. E	68. C	69. D	70. B		

第十三章　妇科病史与检查

【A1/A2 型题】

1. 妊娠几周时可见到胎心搏动
    A. 4～5 周　　　　　　　　B. 3～4 周
    C. 5～6 周　　　　　　　　D. 6～7 周
    E. 7～8 周

2. 分段诊刮时应注意
    A. 先用探针探查宫腔深度
    B. 手术前不宜进行双合诊检查
    C. 麻醉下进行
    D. 先刮取宫颈管组织再探宫腔
    E. 刮取可疑组织应彻底刮宫

3. 正常宫颈鳞状上皮涂片的镜下表现为
    A. 底层细胞核染色，质致密
    B. 由表层到底层逐渐成熟
    C. 表层细胞核固缩
    D. 表层细胞为梭形
    E. 底层细胞为多边形

4. 阴道脱落细胞主要来源于
    A. 输卵管
    B. 子宫腔
    C. 阴道上段和宫颈阴道部
    D. 阴道下段
    E. 宫颈管

5. 诊断有无排卵，理想的诊刮时间是
    A. 月经第 1 天
    B. 月经第 5 天
    C. 月经干净后 3 天
    D. 月经周期中间
    E. 月经来潮 6 小时内

6. 下腹部包块多来源于
    A. 泌尿道　　　　　　　　B. 肠道
    C. 生殖道　　　　　　　　D. 腹壁
    E. 腹腔

7. 子宫镜检查的时间应为
    A. 月经中期　　　　　　　B. 月经前 5 天
    C. 月经干净后 3～7 天　　D. 月经干净后 10 天
    E. 与月经无关

8. 下列选项中能够导致下腹部囊性肿块的疾病是
    A. 子宫腺肌病　　　　　　B. 子宫肌瘤
    C. 异位妊娠　　　　　　　D. 输卵管癌
    E. 直肠子宫陷凹脓肿

9. 为预防感染，诊断性刮宫患者应在术后至少几周内禁性生活及盆浴
    A. 1 周　　　　　　　　　B. 2 周
    C. 3 周　　　　　　　　　D. 4 周
    E. 5 周

10. 腹腔镜检查的麻醉方式多选用
    A. 局麻＋腰麻　　　　　　B. 连续硬膜外麻醉
    C. 腰麻　　　　　　　　　D. 局麻＋静脉麻醉
    E. 全麻

11. 下列说法中恰当的是
    A. 树枝状血管为异型血管
    B. 白斑和白色上皮是同样的
    C. 镶嵌可见于宫颈癌和不典型增生
    D. 宫颈糜烂表面可见异型血管
    E. 白色上皮为恶性病变

12. 腹腔镜检查的体位为
    A. 头高脚低位
    B. 平卧位
    C. 膀胱截石位，抬高臀部
    D. 膀胱截石位，抬高头部
    E. 左侧卧位

13. 盆腔检查应采用的体位是
    A. 平卧位　　　　　　　　B. 膀胱截石位
    C. 膝胸卧位　　　　　　　D. 臀高头低

E. 自由体位

14. 不孕症的诊刮应于什么时间进行

A. 排卵前期

B. 月经中期

C. 月经前或月经来潮 12 小时内

D. 排卵期

E. 黄体期

15. 基础体温持续上升几天，提示早孕的可能性大

A. 16 天   B. 14 天

C. 10 天   D. 12 天

E. 18 天

16. 阴道镜的放大倍数最大为

A. 200 倍   B. 400 倍

C. 40 倍   D. 20 倍

E. 10 倍

17. 阴道镜观察血管时应加用

A. 蓝色滤光片   B. 黄色滤光片

C. 绿色滤光片   D. 红色滤光片

E. 白色滤光片

18. 有下列哪项表现的患者可进行宫颈活检术

A. 月经周期延长

B. 阴道排液

C. 宫颈糜烂

D. 宫颈碘试验有不着色区

E. 阴道镜下柱状上皮

19. 监测女性的排卵功能，下列哪项是不必要的

A. 腹腔镜   B. BBT

C. 宫颈黏液   D. 子宫内膜活检

E. B 超检查卵泡发育

20. 盆腔检查的重要内容是

A. 检查白带性质

B. 观察外阴病变

C. 双合诊

D. 查看宫颈是否糜烂

E. 了解是否有阴道壁膨出

21. 腹腔镜检查时发生大血管出血应

A. 压迫止血

B. 电凝止血

C. 输血，同时开腹手术

D. 缝扎止血

E. 药物止血

22. 下面哪项检查是筛查早期宫颈癌的重要方法

A. 宫颈活检   B. 阴道涂片

C. 宫颈刮片   D. 阴道

E. B 超

23. 下列哪项检查能反映孕激素分泌水平

A. 宫颈黏液干燥后形成羊齿状结晶

B. 尿雌三醇测定

C. 基础体温高温相

D. 阴道脱落细胞中大部分为角化细胞

E. 子宫内膜呈增殖期改变

24. 阴道脱落细胞雌激素高度影响表示为

A. 40/20/40   B. 40/40/20

C. 80/10/10   D. 10/10/80

E. 5/40/55

25. 下列哪些患者不宜做子宫镜检查

A. 宫腔可疑残留物

B. 生殖道结核未治疗者

C. 子宫肌瘤

D. 输卵管堵塞

E. 有习惯性流产史

26. 宫颈刮片为巴氏Ⅲ级，临床应进行

A. 宫颈锥形切除

B. 阴道镜及宫颈活检

C. 取血测肿瘤标记物

D. 宫腔镜

E. B 超

27. 妇科检查何时行宫颈刮片

A. 打开窥阴器前应使用润滑剂

B. 窥阴器打开暴露宫颈观察后做

C. 暴露宫颈并将阴道分泌物擦拭干净

D. 双合诊检查完毕再做

E. 放置窥阴器前做

28. 阴道镜下表面构型为脑回状，局部血管管腔增大、螺旋状，血管间距增大，碘不着色。可能存在

A. 宫颈轻度不典型增生

B. 宫颈糜烂

C. 宫颈癌

D. 宫颈息肉

E. 宫颈潴留囊肿

29. 阴道细胞学卵巢功能检查最常用的指标是

A. 角化指数

B. 嗜伊红细胞指数

C. 致密核细胞指数

D. 成熟指数

E. 巴氏分级

30. 阴道鳞状上皮的成熟程度与体内雌激素水平有关，下列叙述哪项是恰当的

A. 成熟指数（MI）左移表示雌激素水平高

B. MI 左移表示雌激素水平低

C. MI 按表层/中层/底层顺序写出

D. 底层细胞大于 40% 称高度影响

E. 表层细胞大于 60% 称高度低落

31. 无周期的持续性出血应最先考虑

A. 子宫肌瘤　　　　B. 宫颈癌

C. 流产　　　　　　D. 宫颈炎

E. 异位妊娠

32. 排卵期的确定依据是

A. 基础体温下降后 8 天

B. 基础体温上升前 8 天

C. 基础体温上升前后 2～3 天

D. 基础体温上升 4 天以后

E. 月经来潮前 10 天

33. 腹腔镜检查适用于

A. 结核性腹膜炎史

B. 风心病，心功能 3～4 级患者的腹腔检查

C. 异位妊娠

D. 膈疝

E. 精神病

34. 临产后，下列哪项是肛门检查的禁忌证

A. 疑有胎儿窘迫

B. 试产 4～8 小时产程进展缓慢者

C. 宫缩过强

D. 可疑有头盆不称

E. 疑有前置胎盘者

35. 三合诊为

A. B 超、阴道、腹部检查

B. 腹部、阴道、直肠联合检查

C. B 超、阴道镜、腹部检查

D. 直肠、腹部、阴道镜检查

E. B 超、阴道镜、直肠检查

36. 关于妇科检查，下列叙述不恰当的是

A. 对疑有盆腔病变而检查不满意者，可在麻醉下进行检查

B. 男医师检查病人应有其他医护人员在场

C. 检查前应排空膀胱

D. 就诊患者均应行双合诊检查

E. 避免经期做妇科检查

37. 患者，女性，60 岁，绝经 5 年，阴道排液 7 天，黄色伴有血迹，伴轻度下腹隐痛。妇科检查：宫颈光滑，左附件区有条状占位，大小不清。此患者可能的诊断是

A. 卵巢囊肿　　　　B. 子宫内膜癌

C. 输卵管癌　　　　D. 宫颈癌

E. 老年性阴道炎

38. 患者，女性，28 岁，以突发左下腹痛 2 小时入院。体格检查：面色苍白，心率 110 次/分，血压 80/60 mmHg。B 超提示子宫大小正常，左侧附件区囊性占位，盆腔中度积液。最有价值的病史是

A. 有无昏厥　　　　B. 有无停经史

C. 有无外伤史　　　D. 有无恶心、呕吐

E. 腹痛情况

39. 患者，女性，27 岁，停经 36 周，少量阴道出血 3 天，今阴道大量出血半小时，无腹痛。查体：子宫大小符合孕周，张力稍大，胎心率 144 次/分。该患者最可能的诊断是

A. 先兆早产

B. 胎盘早剥

C. 阴道静脉曲张破裂

D. 妊娠合并宫颈癌

E. 前置胎盘

40. 患者，女性，50 岁。生育情况：足月顺产 1 胎，孕 8 个月顺产 1 胎，均健在。自然流产 1 次，人工流产 2 次。其生育史的书写应为

A. 2 - 1 - 1 - 2　　　B. 1 - 1 - 3 - 2

C. 2 - 0 - 2 - 2　　　D. 1 - 0 - 3 - 2

E. 2 - 1 - 3 - 2

【B 型题】

(41～44 题共用备选答案)

　　A. 脓样白带　　　　B. 下腹剧痛

　　C. 下腹部肿块　　　D. 闭经

　　E. 痛经

41. 卵巢囊肿蒂扭转常表现为

42. 子宫肌瘤常表现为

43. 子宫腺肌病常表现为

44. 多囊卵巢综合征常表现为

(45～47 题共用备选答案)

　　A. 3 cm　　　　　　B. 7 cm

　　C. 8 cm　　　　　　D. 20 cm

　　E. 10 cm

45. 羊水过多为单一羊水暗区垂直深度大于

46. 羊水过少为单一羊水暗区垂直深度小于

47. 羊水过少为四象限羊水深度相加之和小于

(48～52 题共用备选答案)

　　A. 性交后出血

　　B. 经间期出血

　　C. 绝经多年后阴道出血

　　D. 停经后阴道出血

　　E. 经前或经后点滴出血

48. 排卵期常表现为

49. 子宫内膜癌常表现为

50. 宫颈息肉常表现为

51. 先兆流产常表现为

52. 宫颈癌常表现为

(53～55 题共用备选答案)

　　A. 黄色泡沫状稀薄白带

　　B. 灰色鱼腥味白带

　　C. 乳凝块状白带

　　D. 脓性白带

　　E. 水样白带，有臭味

53. 细菌阴道病表现为

54. 滴虫阴道炎表现为

55. 念珠菌阴道炎表现为

(56～59 题共用备选答案)

　　A. 滴虫阴道炎

　　B. 念珠菌阴道炎

　　C. 老年性阴道炎

　　D. 幼女性阴道炎

　　E. 阿米巴阴道炎

56. 泡沫样白带见于

57. 豆渣状白带见于

58. 用碱性溶液冲洗阴道可提高疗效的是

59. 妊娠糖尿病患者以及使用广谱抗生素时易于发生的是

参考答案

1. E　2. D　3. C　4. C　5. E　6. C
7. C　8. E　9. B　10. D　11. C　12. C
13. B　14. C　15. E　16. C　17. D　18. D
19. A　20. C　21. C　22. C　23. C　24. D
25. B　26. B　27. C　28. C　29. D　30. B
31. B　32. C　33. C　34. E　35. B　36. D
37. C　38. B　39. E　40. B　41. B　42. C
43. E　44. D　45. A　46. A　47. B　48. B
49. C　50. A　51. D　52. A　53. B　54. A
55. C　56. A　57. B　58. B　59. B

第十四章 外阴色素减退疾病与外阴瘙痒

【A1/A2 型题】

1. 下列哪项不属于外阴白色病变

　A. 增生型营养不良

　B. 硬化苔藓型营养不良

　C. 鳞状上皮细胞增生伴外阴上皮内瘤变

　D. 无不典型增生

　E. 不典型增生

2. 关于外阴鳞状上皮细胞增生皮肤损害的特点，应除外下列哪项

　A. 皮肤颜色暗红或粉红

　B. 皮肤颜色白色

　C. 皮肤增厚似皮革

　D. 皮肤表面光滑润泽

　E. 皮肤皲裂、溃疡

3. 下列哪种疾病的临床症状一般不是外阴瘙痒

　A. 外阴神经性皮炎

　B. 外阴硬下疳

　C. 外阴尖锐湿疣

　D. 外阴鳞状上皮细胞增生

　E. 外阴接触性皮炎

4. 关于外阴白色病变的诊断，下列叙述中错误的是

　A. 活检做病理检查是最可靠的诊断依据

　B. 应在病变区作多点活检

　C. 活检应选在皮肤有皲裂、溃疡、隆起、硬结和粗糙等不同部位取材，方能做出病理分类

　D. 用碘涂抹病变区，皮肤出现不着色区，做多点活检准确率高

　E. 由于病变不恒定，活检不仅要多点取材，还要定期随访，才能提高准确率

5. 外阴鳞状上皮细胞增生的癌变率为

　A. 1%　　　　　　　　B. 3%

　C. 5%　　　　　　　　D. 0.5%

E. 10%

6. 关于外阴色素减退性疾病的治疗，下列哪项是错误的

　A. 一般对症治疗

　B. 局部治疗

　C. 手术治疗

　D. 激光治疗

　E. 化疗

7. 外阴上皮内非瘤样病变又称

　A. 硬化性苔藓　　　　B. 鳞状上皮增生

　C. 外阴白色病变　　　D. 黏膜白色病变

　E. 外阴皮肤色素减退

8. 不属于外阴鳞状上皮细胞增生的病理特点的是

　A. 表皮层角化过度

　B. 表皮层角化不全

　C. 棘细胞层不规则增厚

　D. 有淋巴细胞浸润

　E. 上皮细胞层次紊乱，核染色深

9. 外阴鳞状上皮细胞增生最主要的症状是

　A. 外阴疼痛　　　　　B. 外阴瘙痒

　C. 白带增多　　　　　D. 外阴皮疹

　E. 外阴结节

10. 外阴鳞状上皮细胞增生出现下列哪种情况应警惕癌变

　A. 皲裂　　　　　　　B. 溃疡长期不愈

　C. 皮革样改变　　　　D. 粗糙

　E. 皮肤发红处

11. 下列哪项不属于激光治疗外阴鳞状上皮细胞增生的优点

　A. 手术精确　　　　　B. 破坏性小

　C. 操作简易　　　　　D. 术后病率低

　E. 远期复发率较手术切除小

12. 为确诊外阴鳞状上皮细胞增生，活检宜选择
    的部位是
    A. 溃疡　　　　　　 B. 粗糙
    C. 色素加深区　　　 D. 隆起
    E. 1%甲苯胺蓝着色后用1%醋酸擦洗不脱
       色的区域

13. 外阴鳞状上皮细胞增生的治疗不包括
    A. 禁用肥皂或其他刺激性药物擦洗
    B. 避免用手或器械搔抓患处
    C. 不食辛辣和过敏食物
    D. 禁用镇静、安眠药物
    E. 忌穿化纤内裤

14. 引起外阴瘙痒的因素不包括下列哪项
    A. 外阴白癜风
    B. 糖尿病
    C. 妊娠期肝内胆汁淤积症
    D. 黄疸
    E. 精神因素

15. 引起外阴瘙痒的局部原因不包括下列哪项
    A. 外阴寻常疣
    B. 外阴疱疹
    C. 外阴白化病
    D. 外阴鳞状上皮细胞增生
    E. 外阴肿瘤

16. 关于外阴白色病变，下列哪项是正确的
    A. 外阴营养不良的外阴组织中发现有神经
       血管营养失调
    B. 其病理变化之一为硬化苔藓型营养不良
    C. 硬化苔藓型营养不良可能与局部潮湿和
       对外来刺激反应过度有关
    D. 增生型营养不良可能与遗传、免疫或性
       激素有关
    E. 在硬化苔藓型营养不良的基础上有继发
       癌变的危险

17. 关于硬化苔藓型营养不良的病理特点，下列
    选项中不正确的是
    A. 表皮层过度角化，毛囊角质栓塞
    B. 表皮棘层变厚伴基底细胞液化变性
    C. 黑色素细胞减少，上皮角变钝或消失
    D. 真皮浅层水肿、胶原纤维结构丧失

E. 真皮层有淋巴细胞浸润带

18. 女性，32 岁，新婚 1 周，性生活困难。妇科
    检查：外阴黏膜变薄、干燥，可见破裂口，
    皮肤无弹性，阴蒂萎缩，小阴唇平坦消失，
    阴道口挛缩狭窄，仅容指尖。该患者治疗应
    选用
    A. 手术治疗
    B. 全身＋药物保守治疗
    C. 活检出现不典型增生时手术治疗
    D. 雌激素制剂局部上药以缓解症状
    E. 物理治疗

19. 女性，50 岁，外阴奇痒难忍，分泌物不多，
    热水洗后暂时缓解。外院诊断为外阴白斑和
    外阴白色病变，前来咨询。妇科检查：外阴
    皮肤增厚、色素减退、湿疹样变。下列叙述
    中正确的是
    A. 凡外阴皮肤黏膜变白、变厚或萎缩，在
       组织病理检查前统称为外阴白斑
    B. 外阴白斑和外阴白色病变是两种不同
       疾病
    C. 外阴白斑是一种癌前病变，应早期手术
    D. 外阴白色病变是指外阴皮肤和黏膜发生
       变性及色素改变的一组慢性疾病，恶变
       率低，主张非手术治疗
    E. 外阴白色病变久治无效是恶变先兆，应
       手术治疗

20. 一中年女性，自觉外阴发痒 3 年余。检查发
    现双大阴唇正常，双小阴唇萎缩，阴蒂包皮
    粘连，阴道口缩小，会阴、肛周色素减退，
    黏膜变薄，最可能的诊断为
    A. 外阴白化病
    B. 外阴白斑
    C. 外阴神经性皮炎
    D. 外阴湿疹
    E. 外阴硬化萎缩性苔藓

21. 女性，48 岁。外阴瘙痒 3 年，查体发现大阴
    唇、阴唇间沟处出现皮肤增厚，色素增加，
    皮肤纹理突出，并散在皲裂、溃疡。局部应
    用皮质激素软膏，症状缓解。该患者可能
    患有
    A. 外阴白癜风

B. 外阴白化病

C. 外阴鳞状上皮细胞增生

D. 滴虫阴道炎

E. 念珠菌阴道炎

22. 女性，37 岁，外阴奇痒，分泌物不多。妇科检查：两侧小阴唇增厚，外阴黏膜不红，阴道畅，皱襞正常，无异常分泌物，宫颈柱状，光滑，Ⅰ°肥大，子宫前位、正常大小，双附件（－）。为确诊应选用

A. 外阴活检

B. 阴道分泌物涂片

C. 宫颈涂片（CCT）

D. 阴道镜

E. 盆腔 B 超

【A3/A4 型题】

(23～26 题共用题干)

女性，42 岁，因外阴瘙痒就诊。妇科检查：外阴皮肤变白、变薄、失去弹性，阴蒂萎缩，阴道畅，无异常分泌物，宫颈柱状，光滑，子宫前位，正常大小，双附件（－）。外阴活检病理检查提示：表皮层过度角化，表皮萎缩变薄，伴基底细胞液化变性，黑素细胞减少，上皮脚变钝。白带常规：清洁度Ⅱ度，未见滴虫、霉菌。

23. 目前诊断考虑

A. 硬化性苔藓

B. 外阴鳞状上皮细胞增生

C. 不典型增生

D. 混合型外阴色素减退疾病

E. 外阴阴道假丝菌酵母病

24. 关于此病的发生，下列说法中正确的是

A. 与 HLA－B40 关系密切

B. 与自身免疫有关

C. 与二氢睾酮水平有关

D. 有家族遗传性

E. 以上均正确

25. 此病可合并下列哪种疾病

A. 外阴白癜风

B. 斑秃

C. 甲状腺功能低下

D. 甲状腺功能亢进

E. 以上均正确

26. 治疗上可选用

A. 2% 丙酸睾酮软膏

B. 1%～2.5% 氢化可的松软膏

C. 0.06% 氯倍他索（氯倍米松）软膏

D. 黄体酮油剂

E. 以上均正确

【B 型题】

(27～30 题共用备选答案)

A. 外阴擦伤

B. 黑色素细胞被破坏

C. 全身性遗传性疾病

D. 糖尿病

E. 真菌感染

27. 外阴白癜风的病因是

28. 外阴白化病的病因是

29. 念珠菌性外阴炎的病因是

30. 糖尿病外阴炎的病因是

(31～35 题共用备选答案)

A. 丙酸睾酮局部涂擦

B. 外科手术治疗

C. 1% 氢化可的松软膏涂擦

D. 无须治疗

E. 双胍类药物

31. 糖尿病性外阴炎宜选用

32. 外阴白化病宜选用

33. 外阴硬化性苔藓宜选用

34. 幼女外阴硬化性苔藓宜选用

35. 外阴鳞状上皮细胞增生反复内科治疗无效，宜选用

(36～39 题共用备选答案)

A. 表皮层角化过度或角化不全，棘细胞增厚，上皮脚向下延伸

B. 表皮层过度角化甚至出现角栓，表皮萎缩变薄，伴基底细胞液化变性，黑素细胞减少，上皮脚变钝或消失

C. 出现棘细胞排列不整齐，细胞形态大小不一，核深染，分裂象增多，但基底膜完整

D. 不同部位取材，同时有两种病变存在

E. 根据非典型增生的范围和程度，可分为

轻、中、重三度

36. 硬化性苔藓表现为

37. 外阴鳞状上皮细胞增生表现为

38. 不典型增生表现为

39. 混合型外阴色素减退疾病表现为

（40~44 题共用备选答案）

A. 外阴皮肤出现界限分明的发白区，无任何自觉症状

B. 外阴皮肤发红，伴有瘙痒且阴道分泌物增多，分泌物呈泡沫状

C. 外阴皮肤增厚似皮革，色素增加，出现扁平丘疹

D. 外阴皮肤的萎缩情况与身体其他部位皮肤相同

E. 晚期皮肤菲薄皱缩似卷烟纸，阴道口狭窄致性交困难

40. 外阴鳞状上皮增生表现为

41. 滴虫阴道炎表现为

42. 外阴硬化性苔藓表现为

43. 外阴白癜风表现为

44. 老年生理性外阴萎缩表现为

参考答案

1. C   2. D   3. B   4. D   5. C   6. E
7. C   8. E   9. B   10. B   11. E   12. E
13. D   14. A   15. C   16. B   17. B   18. D
19. D   20. E   21. D   22. A   23. A   24. E
25. E   26. E   27. C   28. C   29. E   30. D
31. E   32. D   33. A   34. C   35. B   36. B
37. A   38. C   39. D   40. C   41. B   42. E
43. A   44. D

第十五章 女性生殖系统炎症

1. 关于慢性盆腔炎，下列叙述中不恰当的是
   A. 输卵管积水表面光滑
   B. 慢性输卵管炎常为双侧
   C. 常为急性盆腔炎未彻底治疗、病程迁延
      所致
   D. 输卵管卵巢囊肿为良性上皮性肿瘤
   E. 慢性盆腔炎可急性发作

2. 关于外阴及生殖道炎性疾病的叙述，正确
   的是
   A. 低位直肠癌保肛手术并发症可能导致非特
      异性外阴炎
   B. 阴道毛滴虫是需氧性寄生原虫，过酸或过
      碱性环境不利其生长
   C. 分娩时宫颈裂伤未缝合可导致慢性盆腔炎
   D. 直接蔓延是人工流产继发盆腔炎的主要
      途径
   E. 胃溃疡穿孔不会引起输卵管卵巢炎

3. 下列哪项不是念珠菌阴道炎的高危因素
   A. 妊娠
   B. 糖尿病
   C. 应用大剂量抗生素
   D. 应用大剂量雌激素
   E. 慢性盆腔炎

4. 关于急性盆腔炎的叙述，下列选项中不正确
   的是
   A. 下腹剧痛
   B. 伴高热
   C. 常有宫腔、盆腔手术操作史
   D. 治疗要彻底，以免形成慢性盆腔炎
   E. 急性期应定期行盆腔检查以了解病情

5. 滴虫阴道炎的治愈标准是
   A. 临床症状消失

B. 白带悬滴法检查滴虫转阴性
C. 全身及局部用药 3 个疗程后
D. 连续 3 次月经期前检查滴虫阴性
E. 连续 3 次月经期后检查滴虫阴性

6. 下列哪项不是急性盆腔炎的后遗症
   A. 输卵管卵巢囊肿
   B. 输卵管积水
   C. 慢性盆腔结缔组织炎
   D. 输卵管卵巢炎
   E. 卵巢黄素囊肿

7. 女性生殖器结核常见的传播途径是
   A. 直接蔓延   B. 经血行传播
   C. 经淋巴传播   D. 垂直传播
   E. 医源性感染

8. 淋病的潜伏期通常为
   A. 2 天   B. 24 小时
   C. 2 ~ 10 天   D. 10 ~ 15 天
   E. 2 个月左右

9. 下列哪项与急性盆腔炎的发病不相关
   A. 宫腔内手术操作感染
   B. 卵巢囊肿扭转
   C. 产后或流产后感染
   D. 经期卫生不良
   E. 性传播疾病

10. 急性盆腔炎的病理改变不包括
    A. 急性子宫肌炎
    B. 输卵管间质炎
    C. 脓毒血症
    D. 盆腔结缔组织炎
    E. 输卵管积水，腊肠样

11. 关于细菌性阴道病，下列叙述中不恰当的是
    A. 细菌性阴道病的病理特征是无炎症病变
    B. 细菌性阴道病是一种混合性细菌感染，

主要有加德纳菌、各种厌氧菌及支原体

C. 阴道分泌物恶臭、呈灰白稀薄状，黏度低，有时可见泡沫

D. 治疗本病的首选药物是甲硝唑

E. 用苏打液冲洗或肥皂水清洗阴道可提高疗效

12. 外阴阴道假丝酵母菌病患者行妇科检查，外阴、阴道可见

A. 有不规则的溃疡

B. 散在红色斑点

C. 附着白色膜状物

D. 小阴唇及阴道粘连

E. 阴道分泌物呈黄色水样

13. 关于生殖器结核的诊断，下列哪项叙述是不恰当的

A. 经血或子宫内膜结核菌培养阴性，不可除外生殖器结核

B. 盆腔 X 线平片检查发现孤立钙化点，提示盆腔结核病灶

C. 腹腔镜检查为最直接、最可靠的诊断方法

D. 血沉正常不能除外结核病

E. 结核菌素试验阴性，表示未感染过结核

14. 关于输卵管积水，下列叙述中不恰当的是

A. 囊壁薄，表面光滑

B. 液体来自输卵管浆液性渗出物积聚

C. 输卵管外形似腊肠或呈曲颈的蒸馏瓶状

D. 可继发于输卵管积脓

E. 与周围组织严重粘连

15. 关于幼女外阴阴道炎，下列叙述中不恰当的是

A. 多与不良卫生习惯有关

B. 常见病原体有葡萄球菌、链球菌、大肠埃希菌

C. 幼女发生外阴阴道炎时，应考虑是否有阴道异物和蛲虫感染

D. 治疗原则是全身应用抗生素和适量雌激素

E. 幼女发病时常哭闹不安，以手抓外阴

16. 关于滴虫阴道炎的传播方式，下列叙述中不恰当的是

A. 公共浴池传播

B. 宫内传播

C. 性交传播

D. 不洁器械和敷料传播

E. 游泳池传播

17. 宫颈炎的治疗主要是

A. 手术治疗   B. 抗生素治疗

C. 物理治疗   D. 辐射治疗

E. 微波治疗

18. 急性盆腔炎妇科内诊检查不包括下列哪项

A. 穹隆触痛明显

B. 阴道内大量脓性分泌物

C. 盆壁增厚压痛，如"冰冻骨盆"

D. 宫颈充血，举痛明显

E. 子宫一侧或两侧扪及片状增厚

19. 宫颈炎治疗后症状持续存在，应采取

A. 住院治疗   B. 告知患者随诊

C. 手术治疗   D. 不需处理

E. 物理治疗

20. 关于梅毒的叙述，下列选项中恰当的是

A. 早期梅毒指孕期半年内的梅毒

B. 梅毒螺旋体的抵抗力较强

C. 早期梅毒指一期梅毒

D. 三期梅毒的传染性最强

E. 查血清反应素有诊断价值

21. 女性生殖系统的自然防御功能不包括

A. 两侧大阴唇自然合拢，遮掩阴道口、尿道口

B. 宫颈形成黏液栓

C. 阴道自净作用

D. 子宫内膜周期性脱落

E. 子宫收缩

22. 关于淋病的叙述，下列选项中不恰当的是

A. 淋病奈瑟菌多存在于多核白细胞内

B. 为我国性传播疾病中最多见的

C. 淋病以侵袭泌尿生殖道黏膜为主

D. 首先出现急性尿道炎的症状

E. 淋菌经输卵管伞端可发展为播散性淋病

23. 关于疑诊结核的患者，下列处理中不正确的是

A. 术前 3 天、术后 4 天，每天肌内注射链霉素 0.75 g

B. 应于月经前 1 周及月经来潮 6 小时内做诊刮

C. 病检找到典型结核结节诊断即可成立

D. 诊刮时应注意刮取子宫角部内膜

E. 若子宫腔小而坚硬，未刮出组织，可以排除内膜结核

24. 宫颈正常防御功能不包括

A. 黏膜免疫　　B. 体液免疫

C. 细胞免疫　　D. 非特异性免疫

E. 生殖免疫

25. 关于细菌性阴道病的特征，下列叙述中恰当的是

A. 与不洁性生活无关

B. 胺臭味试验阴性

C. 分泌物呈脓性、黏稠

D. 阴道 pH < 4.5

E. 治疗原则为选用抗厌氧菌药物

26. 前庭大腺脓肿切开引流术后更换引流条的时间是

A. 术后 2 小时

B. 术后 6~8 小时

C. 术后 24 小时

D. 术后 2 天

E. 术后 3 天

27. 关于宫颈炎的形成，下列叙述中错误的是

A. 宫颈黏膜增生形成息肉

B. 鳞状上皮脱落后为柱状上皮覆盖形成宫颈糜烂

C. 储备细胞位于鳞状上皮下方

D. 鳞状、柱状交界区可随雌激素水平高低而升降，以致出现糜烂

E. 鳞状上皮直接长入柱状上皮与其基膜之间，至柱状上皮脱落而糜烂愈合

28. 关于淋病的临床表现，下列哪项描述是恰当的

A. 急性淋病分为上、下生殖道感染两种

B. 病理分为急性及慢性两种

C. 潜伏期长达 3~5 周

D. 慢性淋病，淋菌生存于生殖道分泌物中

E. 病原体为革兰阳性双球菌

29. 关于宫颈炎白细胞检测，下列叙述中不正确的是

A. 阴道分泌物取样

B. 阴道分泌物湿片，大于 10/HP

C. 宫颈管分泌物涂片革兰染色，大于 30/HP

D. 可判断恶性转化预后

E. 宫颈管取样

30. 输卵管结核特有的病理改变是

A. 急性子宫肌炎

B. 子宫内膜炎

C. 输卵管增粗，伞端外翻如烟斗嘴状

D. 盆腔结缔组织炎

E. 输卵管卵巢囊肿

31. 关于念珠菌阴道炎，下列叙述中不恰当的是

A. 局部用碱性液冲洗后，用制霉菌素或咪康唑（达克宁栓）治疗

B. 念珠菌寄居于口腔、肠道及阴道黏膜，三个部位可相互感染

C. 多见于孕妇、糖尿病人、接受雌激素治疗或长期使用抗生素者

D. 与滴虫的生存条件不同，不同时感染

E. 为避免感染新生儿，孕期应进行局部治疗

32. 关于前庭大腺炎及前庭大腺囊肿的叙述，下列选项中不正确的是

A. 前庭大腺位于两侧大阴唇后 1/3 深部，腺管开口于处女膜与小阴唇之间

B. 主要病原体为葡萄球菌、大肠埃希菌

C. 前庭大腺囊肿治疗主要采取切开引流或剥除术

D. 易复发

E. 不及时治疗，严重时可致败血症

33. 关于外阴白色病变，下列哪项叙述是不恰当的

A. 病理可出现细胞非典型性增生

B. 现认为凡外阴皮肤变白、变粗或萎缩，统称为慢性外阴营养不良

C. 为女性皮肤、黏膜营养障碍所致的组织变性及色素改变的疾病

D. 外阴白斑属于癌前病变

E. 1975 年国际会议决定取消外阴白斑命名

34. 宫颈淋病奈瑟菌感染常伴有

A. 支原体感染

B. 衣原体感染

C. 大肠埃希菌感染

D. 肺炎球菌感染

E. 立克次体感染

35. 下列哪项最有助于外阴白色病变的诊断

A. 局部以 1% 的甲苯胺蓝涂于病变区

B. 细胞涂片检查

C. 外阴多点活组织检查

D. 阴道镜检查

E. B 超检查

36. 关于淋菌感染，下列叙述中恰当的是

A. 感染淋菌 3~7 天均有症状

B. 淋病患者一般很少伴发尖锐湿疣

C. 淋球菌主要侵袭生殖道黏膜的鳞状上皮

D. 病原体检查取材部位最好是阴道上段

E. 分泌物涂片可在多核白细胞内找到数对革兰阴性双球菌

37. 关于妇女白带的来源，下列叙述中不恰当的是

A. 子宫内膜分泌物

B. 阴道上皮腺体分泌物

C. 宫颈腺体分泌物

D. 阴道黏膜渗出物

E. 宫颈及阴道的脱落细胞

38. 关于外阴阴道假丝酵母菌病，下列叙述中不恰当的是

A. 假丝酵母菌对日光、干燥、紫外线及化学制剂抵抗力强

B. 假丝酵母菌对热抵抗力强

C. 假丝酵母菌生长的适宜 pH 为 4~5

D. 假丝酵母菌能产生孢子及假菌丝

E. 服用大量雌激素者，易诱发假丝酵母菌感染

39. 在白色念珠菌感染治疗中，不恰当的是

A. 常与糖尿病并发，应同时治疗糖尿病

B. 用 0.5% 醋酸液阴道灌洗

C. 内裤、盆用开水烫洗

D. 用抗真菌药全身或局部用药

E. 合并妊娠时应行局部治疗

40. 下列哪项在急性盆腔炎治疗中占有重要地位

A. 给予充分营养 B. 卧床休息

C. 抗生素治疗 D. 手术治疗

E. 中药治疗

41. 对单纯急性淋病奈瑟菌宫颈炎的治疗，主张

A. 小剂量，多次给药

B. 大剂量，单次给药

C. 小剂量，单次给药

D. 大剂量，多次给药

E. 按需给药

42. 关于艾滋病的叙述，下列选项中不恰当的是

A. 可通过胎盘感染胎儿，软产道、母乳感染新生儿

B. 感染后 6 周可出现抗体阳性

C. 主要通过性行为直接传播

D. 最初症状表现为性器官的皮肤、黏膜病变

E. 潜伏期为半年到 5 年或更长

43. 流产后感染扩散的主要途径是

A. 直接蔓延

B. 上行感染

C. 经血循环传播

D. 经淋巴系统蔓延

E. 病灶种植

44. 关于生殖器结核，下列叙述中恰当的是

A. 是继发不孕的主要原因

B. 宫颈结核最为常见

C. 常继发于身体其他部位的结核

D. 好发于更年期或绝经期妇女

E. 子宫内膜结核是由宫颈上行感染所致

45. 哪种病原体引起的盆腔炎是以血行传播为主

A. 淋病奈瑟菌 B. 葡萄球菌

C. 沙眼衣原体 D. 大肠埃希菌

E. 结核杆菌

46. 关于生殖器结核的诊断，下列选项中恰当的是

A. 血沉正常者可排除结核

B. 白细胞计数增高

C. 宫颈活检是鉴别宫颈结核与宫颈癌的重要方法

D. 胸部 X 线检查未见肺内结核灶可排除生殖器结核

E. 月经血培养阴性可排除结核

47. 临床诊断细菌性阴道病的主要指标是

A. 阴道分泌物有大量的脓细胞和白细胞

B. 阴道分泌物 pH≥4

C. 阴道黏膜充血

D. 阴道分泌物镜检线索细胞占 20% 以上

E. 阴道细菌培养阳性

48. 外阴阴道假丝酵母菌病的诱发因素不包括下列哪项

A. 妊娠

B. 口服甲硝唑

C. 糖尿病

D. 阴道局部免疫功能下降

E. 长期口服避孕药

49. 关于宫颈上皮的叙述，下列选项中不恰当的是

A. 鳞状上皮化生是柱状上皮下的储备细胞增生转化为复层鳞状上皮，替代柱状上皮

B. 鳞状上皮化生是宫颈阴道部的正常鳞状上皮直接长入柱状上皮与基底膜之间，替代柱状上皮

C. 鳞状上皮化生亦可为鳞状上皮不典型增生

D. 雌激素水平升高时，可形成生理性宫颈糜烂

E. 宫颈上皮是由宫颈阴道部的鳞状上皮与颈管柱状上皮共同组成

50. 关于外阴阴道假丝酵母菌病的叙述，下列选项中正确的是

A. 致病的白假丝酵母菌主要源于手足癣，因交叉感染而致病

B. 白带为脓性泡沫状

C. 用 1:5000 高锰酸钾冲洗阴道

D. 顽固病例要注意并发糖尿病

E. 患真菌性阴道炎的孕妇可暂不治疗

51. 关于细菌性阴道病的诊断标准，下列哪项不恰当

A. 阴道分泌物均质、稀薄

B. 阴道 pH > 4.5

C. 线索细胞阳性

D. 阴道黏膜炎症改变显著

E. 加入 10% KOH 于阴道分泌物中可产生腥臭味

52. 关于生殖道病毒感染，下列描述中不恰当的是

A. 巨细胞病毒可经胎盘感染胎儿，引起流产、死胎、畸形等

B. 巨细胞病毒感染灶往往在宫颈

C. 疱疹病毒感染主要侵犯外阴

D. 尖锐湿疣是 HSV 感染

E. 目前认为人乳头瘤状病毒及单纯疱疹病毒与宫颈癌的发病有关

53. 关于沙眼衣原体感染的叙述，下列选项中恰当的是

A. 首先出现前庭大腺炎感染症状

B. 孕妇感染后可引起新生儿结膜炎和肺炎

C. 为我国性传播疾病中最常见的一种

D. 免疫学检查阳性率不高

E. 以污染的手或衣物接触感染为主

54. 检验宫颈沙眼衣原体的常用方法不包括

A. 核酸扩增

B. 酶联免疫吸附试验

C. 衣原体培养

D. 革兰染色，镜下观察

E. 核酸检测

55. 关于阴道炎，下列叙述中恰当的是

A. 为预防恶性肿瘤的发生，老年妇女不能使用雌激素

B. 可应用广谱抗生素治疗复发性念珠菌阴道炎

C. 白色念珠菌耐热力强，煮沸 1 小时才可死亡

D. 阴道毛滴虫生活能力较强，在 3℃～5℃下可生存 21 天

E. 悬滴法检查白带，发现的滴虫与白细胞大小相似

56. 对持续性宫颈炎症，不需了解的是

A. 有无再次感染性传播疾病

B. 阴道菌群失调是否持续存在

C. 白带常规及培养

D. 性伙伴是否已进行治疗

E. 有无肺部感染存在

57. 临床多见的宫颈炎是

A. 宫颈糜烂　　　　B. 宫颈息肉

C. 宫颈肥大　　　　D. 宫颈囊肿

E. 宫颈管黏膜炎

58. 诊断淋病的金标准是

A. 镜下观察

B. 酶联免疫吸附试验

C. 淋病奈瑟菌培养

D. PCR

E. 蛋白印迹试验

59. 关于淋病奈瑟菌的叙述，下列哪项是正确的

A. 不是急性盆腔炎的主要病原体

B. 沿生殖道黏膜上行传播，易引起尿道旁腺炎、前庭大腺炎、宫颈管炎和输卵管周围炎

C. 孕妇感染淋病最好终止妊娠以防引起胎儿畸形，而且孕期用药对胎儿不利

D. 易累及宫颈淋巴管，侵入宫颈间质深部，引起蜂窝织炎

E. 淋病药物治疗首选三代头孢菌素

60. 关于急性输卵管炎病理变化的叙述，下列选项中错误的是

A. 多形成输卵管周围炎

B. 多继发于宫旁结缔组织炎及盆腔腹膜炎

C. 一般不侵犯输卵管间质

D. 炎症经子宫内膜上行，引起输卵管黏膜炎

E. 炎症可蔓延到卵巢实质形成脓肿

61. 前庭大腺脓肿造口术的随诊时间是

A. 每周1次　　　　B. 每2天1次

C. 每3天1次　　　　D. 每4天1次

E. 每半月一次

62. 外阴阴道假丝酵母菌病，症状持续存在几个月，需复诊

A. 6个月　　　　B. 5个月

C. 4个月　　　　D. 3个月

E. 2个月

63. 关于尖锐湿疣的治疗，下列叙述中不恰当的是

A. 常用药物为33%~50%三氯醋酸

B. 药物治疗适用于小的病灶

C. 免疫调节药既能抗病毒又可增强机体免疫功能

D. 5%的5-FU适用于外阴、肛周病灶

E. 物理疗法疗效不佳

64. 患者，34岁，宫颈重度糜烂，乳头型，未累及颈管且盆腔无急性炎症，阴道涂片未见癌细胞。最恰当的治疗为

A. 中药内服，外用中药栓剂

B. 硝酸银腐蚀法

C. 激光治疗

D. 子宫颈锥形切除术

E. 子宫全切术

65. 女性，29岁，婚后4年未孕，半年来低热、食欲缺乏、乏力。妇科检查：子宫略小，活动受限，双侧附件结节样增厚。最可能的诊断为

A. 子宫内膜异位症

B. 慢性盆腔炎

C. 生殖器结核

D. 子宫发育不良

E. 多囊卵巢综合征

66. 一患者患宫颈重度糜烂。阴道镜检查示柱状上皮化生。宜行何种治疗

A. 冷冻法

B. 中药内服，外用中药栓剂

C. 激光治疗

D. 子宫颈锥形切除术

E. 子宫全切除术

67. 女性，30岁，外阴瘙痒伴阴道分泌物增多2个月。妇科检查：外阴充血，阴道内可见多量豆渣样分泌物，黏膜红肿。下列哪种疾病的可能性最大

A. 支原体性阴道炎

B. 滴虫阴道炎

C. 细菌性阴道病

D. 阴道假丝酵母菌病

E. 衣原体性阴道炎

68. 女性，31岁，继发不孕4年。月经后3天突然寒战、高热、下腹疼痛，体温39.9℃。妇科检查：宫颈充血、有脓性分泌物，子宫稍增大、压痛，双侧附件增厚、压痛。下列哪项诊断的可能性最大

A. 子宫内膜异位症　　B. 急性阑尾炎

C. 急性盆腔炎　　D. 急性宫颈炎

E. 输卵管积脓

69. 女性，25岁，因肺炎行抗生素治疗。近1周外阴痒，查阴道黏膜覆以白色膜状物，擦除后露出红肿黏膜面。恰当的治疗措施应是

A. 局部用尼尔雌醇片及克林霉素软膏

B. 局部放置尼尔雌醇片

C. 局部放置甲硝唑片

D. 局部用咪康唑栓剂

E. 局部用0.5%醋酸冲洗

70. 女性患者，46岁，已婚。妇科检查：宫颈中度糜烂，子宫大小正常，双附件软，宫颈细胞学宫颈鳞状检查LISL，行阴道镜检查并活检提示慢性宫颈炎，再次复查宫颈细胞学检查仍提示为LISL。其进一步处理应选择

A. 定期随访宫颈刮片细胞学检查

B. 宫颈激光治疗

C. 宫颈锥切术

D. 子宫全切术

E. 分段诊断性刮宫术

71. 女性，61岁，绝经4年，近期阴道白带增多，偶尔白带带血，诊断为老年性阴道炎，治疗中除局部抗感染治疗外，可加用少量

A. 雄激素　　B. 孕激素

C. 雌激素　　D. 糖皮质激素

E. 维生素

72. 女性，25岁，剖宫产术后4个月，性交后出现下腹疼痛伴发热2日。妇科检查：子宫后位，正常大小，轻压痛，双附件区明显增厚及压痛。实验室检查：WBC 12×10^9 g/L，中性0.89。可能的诊断是

A. 子宫内膜异位症　　B. 异位妊娠

C. 卵巢囊肿蒂扭转　　D. 输卵管积水

E. 急性盆腔炎

73. 女性，28岁，结婚3年不孕。月经周期正常，量少，基础体温双相型，子宫碘油造影示双输卵管不通，右侧呈典型串珠状改变。为进一步明确诊断，首选检查为

A. 宫腔镜检查　　B. 腹腔镜检查

C. 子宫内膜活检　　D. 内分泌激素测定

E. 盆腔B超检查

74. 28岁产妇，产后8日，发热、腹痛5日入院。体温39.2℃，血压90/60 mmHg，急性痛苦病容，下腹压痛。妇科检查：子宫如妊娠4个月大，触痛明显。子宫左侧触及超手拳大、有压痛实性肿块。诊断为

A. 急性子宫内膜炎

B. 急性子宫肌炎

C. 急性盆腔结缔组织炎

D. 急性盆腔腹膜炎

E. 弥漫性腹膜炎

75. 26岁产妇，于产后第4日寒战后出现高温，体温39.4℃。妇科检查：下腹压痛明显，恶露量多且臭味明显，子宫复旧不良。初步判断其病原体是

A. 以大肠杆菌为主

B. 以金黄色葡萄球菌为主

C. 以β-溶血性链球菌为主

D. 以沙眼衣原体为主

E. 以厌氧链球菌及大肠杆菌为主

76. 27岁产妇，10日前经阴道分娩，产后出血约650 ml，未输血。现低热，恶露多，有臭味。妇科检查：子宫约妊娠4个月大，有明显压痛，双合诊触及子宫左侧6 cm×7 cm×8 cm有明显压痛、软包块，境界不清。下列处置中不恰当的是

A. B型超声检查盆腔

B. 取宫腔分泌物行细菌培养

C. 静脉滴注广谱抗生素

D. 肌内注射缩宫素促进宫缩

E. 立即刮宫清除残留胎盘

【A3/A4 型题】

(77 ~ 79 题共用题干)

患者，35 岁，阴道分泌物增多伴轻度外阴瘙痒 1 周。妇科检查见分泌物呈灰白色，均匀一致，并黏附于阴道壁，阴道黏膜无充血。

77. 对此患者进行检查时，不恰当的操作是

A. 取分泌物前应先用苯扎溴铵消毒外阴

B. 取分泌物前不能做双合诊

C. 进行胺臭味试验

D. 取分泌物和高倍显微镜下寻找线索细胞

E. 一般不做分泌物细菌定性培养

78. 诊断为

A. 滴虫阴道炎

B. 外阴阴道假丝酵母菌病

C. 细菌性阴道病

D. 外阴瘙痒症

E. 非特异性阴道炎

79. 治疗应为

A. 选用广谱抗生素

B. 选用抗厌氧菌药物，如甲硝唑、克林霉素

C. 性伴侣需常规治疗

D. 局部用药较全身用药好

E. 可选用小苏打冲洗阴道

(80 ~ 82 题共用题干)

已婚妇女，26 岁，人工流产术后 1 周，发热 4 日，右下腹痛 3 日。追问病史有术后性交史。查体：体温 39℃，血压 90/60 mmHg，心率 102 次/分，右下腹有压痛、反跳痛。妇科检查：阴道有粉红色少量液体，宫颈举痛（＋），宫口闭，子宫正常大，压痛明显，双附件增厚，压痛轻度。实验室检查：白细胞总数 16×10^9 g/L，中性 0.90。

80. 本病例最可能的诊断是

A. 急性阑尾炎　　　B. 急性肾盂肾炎

C. 急性肠炎　　　　D. 急性盆腔炎

E. 急性膀胱炎

81. 对治疗最有价值的辅助检查项目是

A. 血常规　　　　　B. 血沉

C. 尿常规　　　　　D. 病原体检查

E. 尿妊娠试验

82. 本病例紧急处置应选用

A. 口服退热止痛片

B. 腹部置冰袋

C. 少量输新鲜血

D. 后穹窿穿刺注药

E. 静脉点滴广谱抗生素

(83 ~ 86 题共用题干)

患者，28 岁，结婚 3 年未孕，半年来低热、盗汗、食欲缺乏。妇科检查：子宫后位，略小于正常，活动差，双附件区扪及直径 4 cm 的肿块，活动受限。血沉 45 mm/h。

83. 首先考虑哪种疾病

A. 卵巢癌

B. 卵巢巧克力囊肿

C. 盆腔炎性包块

D. 生殖器结核

E. 子宫发育不良伴肺结核

84. 为明确诊断应进行下列哪种检查

A. 腹腔镜检查

B. CA125

C. B 超检查

D. 诊断性刮宫 + 病理检查

E. 宫腔镜检查

85. 对此患者最适宜的处理是

A. 抗感染治疗　　　B. 支持疗法

C. 抗结核治疗　　　D. 手术治疗

E. 中药治疗

86. 若此患者月经周期正常，经量增多，拟取子宫内膜病理检查的时间应选在

A. 月经干净后 3 ~ 7 天

B. 月经第 5 天

C. 经前 1 周或月经来潮 6 小时

D. 月经期任何一天

E. 月经周期任何一天均可

(87 ~ 88 题共用题干)

初产妇，孕 38 周，先兆子痫，破膜 24 小时后缩宫素引产无效行剖宫产。术后 13 天述下腹痛，发热，恶露较多。查体：体温 38.8℃，脉搏 108 次/分，血压 15.7/12.0 kPa，全身检查无

明显阳性体征，下腹压痛。消毒后行阴道检查：阴道内有血性分泌物，宫颈充血，子宫如孕 2 个月大小，下段前壁压痛明显，活动差，双附件稍厚，无压痛。

87. 下列诊断哪项最恰当
A. 急性盆腔结缔组织炎
B. 急性输卵管炎
C. 急性宫颈炎
D. 急性子宫内膜炎
E. 盆腔血栓静脉炎

88. 对该患者的处理哪项不恰当
A. 大量抗生素　　B. 输液
C. 半卧位　　D. 刮宫术
E. 观察血压、体温及脉搏的变化

(89 ~ 90 题共用题干)
已婚妇女，54 岁，白带多伴外阴痒 2 周。妇科检查：外阴皮肤有抓痕，阴道后穹窿处有多量稀薄泡沫状分泌物，阴道黏膜有多处散在红色斑点。

89. 诊断为
A. 外阴阴道假丝酵母菌病
B. 滴虫阴道炎
C. 细菌性阴道病
D. 老年性阴道炎
E. 慢性宫颈炎

90. 根据初步诊断，应选择的治疗措施是
A. 咪康唑栓剂放入阴道内，连用 7 日
B. 甲硝唑 0.4 g 口服，每日 2 次，连用 7 日
C. 甲硝唑 0.2 g 放入阴道内，连用 7 日
D. 克林霉素 0.3 g，每日 2 次口服，连用 7 日
E. 尼尔雌醇 2 mg，每半个月口服 1 次，连用 4 次

(91 ~ 94 题共用题干)
患者 32 岁，结婚 6 年不孕，月经量减少 1 年。妇科检查：子宫略小，活动受限，双侧宫旁增厚，可触及结节数个，约黄豆大小。子宫输卵管造影见子宫腔边缘呈锯齿状，输卵管管腔细小、僵硬。血沉正常。

91. 该患者最可能的诊断是
A. 子宫内膜炎

B. 生殖器结核
C. 子宫内膜异位症
D. 输卵管癌
E. 慢性输卵管炎

92. 为明确诊断，下述哪项检查方法最适宜
A. 腹腔镜检查　　B. CA125
C. B 超　　D. 宫腔镜检查
E. 阴道镜检查

93. 对该患者最适宜的处理是
A. 抗感染治疗
B. 利福平、异烟肼联合用药 9 个月
C. 全子宫加双附件切除术
D. 物理治疗
E. 手术治疗

94. 如果对该病人拟取子宫内膜做病理检查，下列叙述哪项不恰当
A. 术前 3 天，术后 4 天应每天肌注链霉素
B. 应注意刮取子宫两侧角部内膜
C. 时间应选在月经干净后 3 ~ 4 天
D. 子宫小而硬，无组织物刮出，不应排除此病
E. 病理诊断阴性不排除此病的可能

(95 ~ 97 题共用题干)
患者，58 岁，因白带增多 1 周就诊。

95. 正常白带的组成，不包括下列哪项
A. 阴道黏膜渗出物
B. 阴道黏膜腺体分泌物
C. 宫颈腺体分泌物
D. 子宫内膜腺体分泌物
E. 宫颈及阴道脱落细胞

96. 关于异常白带，下列叙述中不恰当的是
A. 正常妇女的白带呈白色糊状或蛋清样，无臭味
B. 滴虫阴道炎的白带为稀薄泡沫状
C. 念珠菌阴道炎的白带为白色稠厚豆渣样
D. 细菌性阴道病的白带为脓性，有臭味
E. 宫颈癌晚期伴感染可出现脓血性白带

97. 如为血性白带，则与下列哪项无关
A. 宫颈癌　　B. 子宫内膜癌
C. 黏膜下肌瘤　　D. 卵巢癌

E. 老年性阴道炎

(98~99题共用题干)

一中年妇女因肺部感染长期应用抗生素。近2周感外阴瘙痒。妇科检查示阴道黏膜发红，有白色膜状物，擦除后露出红肿黏膜面。

98. 最可能的诊断是

A. 淋菌性阴道炎

B. 非特异性阴道炎

C. 滴虫阴道炎

D. 念珠菌阴道炎

E. 老年性阴道炎

99. 应选择的治疗措施是

A. 甲硝唑0.4g口服，每日2次，连服7日

B. 尼尔雌醇2mg，每半月口服一次．连用4次

C. 2%醋酸溶液冲洗阴道

D. 制霉菌素栓塞阴道

E. 5%碳酸氢钠溶液冲洗阴道

【B型题】

(100~103题共用备选答案)

A. 淋病奈瑟菌

B. 淋病奈瑟菌、沙眼衣原体

C. 生殖道支原体

D. 生殖道大肠埃希菌

E. 沙眼衣原体

100. 性传播病原体常见

101. 内源性病原体常见

102. 临床常用酶联免疫吸附试验检测的是

103. 侵袭尿道移行上皮的是

(104~107题共用备选答案)

A. 急性盆腔炎　　B. 生殖器结核

C. 慢性盆腔炎　　D. 异位妊娠

E. 卵巢良性肿瘤

104. 高热、寒战、下腹痛。妇科检查：子宫旁一侧或双侧扪及片状增厚、压痛。诊断为

105. 闭经、不孕伴低热盗汗，输卵管碘油造影呈串珠状。诊断为

106. 痛经，子宫一侧或双侧可扪及肿物，活动受限。诊断为

107. 停经、腹痛、阴道不规则流血。诊断为

(108~110题共用备选答案)

A. 经淋巴系统传播

B. 生殖器黏膜上行传播

C. 经血液循环传播

D. 直接蔓延

E. 垂直传播

108. 结核分枝杆菌感染主要通过

109. 乙型溶血性链球菌感染主要通过

110. 淋病奈瑟菌感染主要通过

(111~114题共用备选答案)

A. 3.8~4.4　　B. 5.0~6.5

C. 4.0~4.7　　D. 5.0~5.5

E. 6.5~7.0

111. 正常阴道pH为

112. 患有外阴阴道假丝酵母菌病时阴道pH为

113. 患有滴虫阴道炎时阴道pH为

114. 患有细菌性阴道病时阴道pH为

(115~117题共用备选答案)

A. 消化链球菌　　B. β溶血性链球菌

C. 大肠杆菌属　　D. 金黄色葡萄球菌

E. 类杆菌属

115. 引起外源性产褥感染的主要致病菌应是

116. 常和厌氧球菌一起引起混合感染的致病菌应是

117. 能加速血液凝固引起感染邻近部位血栓静脉炎的致病菌应是

(118~121题共用备选答案)

A. 分泌物增多，无或轻度瘙痒，阴道黏膜正常

B. 重度瘙痒，灼烧感，阴道黏膜水肿、红斑，块状分泌物

C. 分泌物增多，轻度瘙痒，阴道黏膜散在出血点

D. 分泌物增多，呈脓性

E. 分泌物为血性白带

118. 滴虫阴道炎的临床表现为

119. 外阴阴道假丝酵母菌病的临床表现为

120. 细菌性阴道病的临床表现为

121. 幼女性阴道炎的临床表现为

(122~124题共用备选答案)

A. 高热，下腹痛，白细胞计数增加

B. 停经，腹痛，阴道不规则流血

C. 进行性痛经加重

D. 不孕，输卵管碘油造影呈串珠状

E. 卜腹坠胀，腰骶部酸痛不适

122. 慢性盆腔炎的临床表现为

123. 急性盆腔炎的临床表现为

124. 生殖器结核的临床表现为

(125~128 题共用备选答案)

A. 急性子宫内膜炎及急性子宫肌炎

B. 急性输卵管炎

C. 慢性盆腔结缔组织炎

D. 急性盆腔腹膜炎

E. 卵巢炎

125. 可形成"冰冻骨盆"的是

126. 多见于流产、分娩后的是

127. 本身具有防御屏障，很少单独发生的是

128. 可导致输卵管粘连、管腔闭塞等的是

(129~130 题共用备选答案)

A. 中药治疗 + 物理治疗

B. 三代头孢菌素 + 灭滴灵静脉点滴

C. 抗结核治疗

D. 手术治疗

E. 口服抗生素治疗

129. 急性盆腔炎患者，存在发热、下腹痛，首选哪项治疗

130. 慢性盆腔炎患者腰骶部酸痛，首选哪项治疗

(131~134 题共用备选答案)

A. 炎症经子宫黏膜向上蔓延引起

B. 伞端闭锁，管腔内充满干酪样物质

C. 化脓性细菌经宫旁淋巴结播散，首先侵及输卵管引起的炎症

D. 输卵管伞端及峡部粘连闭锁，浆液性渗出积聚

E. 输卵管闭塞、脓液积聚

131. 输卵管结核表现为

132. 输卵管积脓表现为

133. 输卵管积水表现为

134. 急性输卵管黏膜炎表现为

参考答案

1. D	2. A	3. E	4. E	5. E	6. E
7. B	8. C	9. B	10. E	11. E	12. C
13. C	14. E	15. D	16. B	17. B	18. C
19. B	20. E	21. E	22. E	23. E	24. E
25. E	26. C	27. C	28. B	29. D	30. C
31. D	32. E	33. D	34. B	35. C	36. E
37. B	38. E	39. B	40. C	41. B	42. D
43. D	44. C	45. E	46. C	47. D	48. C
49. C	50. D	51. D	52. D	53. B	54. C
55. D	56. E	57. D	58. C	59. C	60. C
61. A	62. E	63. C	64. C	65. C	66. C
67. D	68. C	69. D	70. B	71. C	72. E
73. C	74. C	75. E	76. E	77. A	78. C
79. B	80. D	81. D	82. E	83. D	84. A
85. C	86. C	87. D	88. D	89. C	90. B
91. B	92. A	93. B	94. C	95. B	96. D
97. D	98. D	99. D	100. B	101. C	102. E
103. A	104. A	105. B	106. C	107. D	108. C
109. A	110. B	111. A	112. C	113. D	114. D
115. B	116. C	117. E	118. C	119. B	120. A
121. D	122. E	123. B	124. D	125. C	126. A
127. E	128. B	129. B	130. A	131. B	132. E
133. D	134. A				

第十六章　女性生殖道肿瘤

【A1／A2 型题】

1. 下列哪项不是输卵管癌的典型临床表现
- A. 患侧腹痛
- B. 阴道排液
- C. 阴道大量出血以致贫血
- D. 扪及下腹包块
- E. 血性腹水

2. 下列药物中不能用于治疗子宫内膜癌的是
- A. 他莫昔芬
- B. 甲羟孕酮
- C. 己酸孕酮
- D. 甲地孕酮
- E. 尼尔雌醇

3. 关于 VIN 的说法，下列选项中不恰当的是
- A. VINⅢ包括重度不典型增生及原位癌
- B. 尽管 VIN 很少发展为浸润癌，但仍应对任何可疑病变做多点活组织检查
- C. 近 80% 的 VIN 伴有 HPV（16 型）感染
- D. 对病灶部位的活检要注意取材深度，一般必须达到皮下脂肪层
- E. 确诊为 Paget 病者，应行较广泛局部病灶切除或单纯外阴切除

4. 诊断子宫内膜癌最可靠的方法是
- A. 阴道后穹窿吸物涂片细胞学检查
- B. 宫腔冲洗液涂片细胞学检查
- C. 子宫镜检查
- D. 宫腔碘油造影
- E. 分段刮宫

5. 关于子宫颈癌的叙述，错误的是
- A. 腺癌约占 15%
- B. 与子宫颈上皮内瘤变无关
- C. 鳞状细胞癌病理类型约占 80%～85%
- D. 年龄分布在 35～39 岁和 60～64 岁较多
- E. 居国内女生殖道恶性肿瘤发病率首位

6. 确诊子宫内膜癌最常用、最可靠的方法是
- A. CA125 测定
- B. 细胞学检查
- C. B 超
- D. 分段诊刮
- E. 淋巴造影

7. 下列哪种外阴疾病容易发生恶变
- A. 纤维瘤
- B. 汗腺瘤
- C. 黑痣
- D. 脂肪瘤
- E. 平滑肌瘤

8. 下列哪一项不是黏膜下肌瘤的临床表现
- A. 常有白带增多
- B. 继发感染可有不规则阴道出血
- C. 月经过多是主要症状
- D. 易发生膀胱压迫症状、排尿困难
- E. 子宫呈均匀性增大

9. 普遍采用的是下列哪种卵巢肿瘤组织学分类法
- A. GOG
- B. FIGO
- C. WHO
- D. CMA
- E. ACOG

10. 下列哪种肿瘤属于性索间质肿瘤
- A. 库肯勃瘤
- B. 浆液性囊腺瘤
- C. 无性细胞瘤
- D. 畸胎瘤
- E. 颗粒细胞瘤

11. 子宫肉瘤的诊断方法不包括下列哪项
- A. 手术切除的子宫肌瘤冷冻切片
- B. B 超
- C. 分段诊刮
- D. 盆腔检查
- E. 血清 CA125 测定

12. 关于子宫内膜癌的叙述，正确的是
- A. 多见于围绝经期和绝经后女性
- B. 最常见的病理类型是浆液性乳头样腺癌
- C. 单纯放疗效果好
- D. 宫腔冲洗液查癌细胞可早期诊断

E. 常见转移途径为血行转移

13. 关于宫颈腺癌的说法，下列选项中不恰当的是

A. 病灶可向宫颈管内生长，宫颈外观正常

B. 老年人多见

C. 黏液腺癌最常见，细胞可分泌大量黏液

D. 宫颈腺癌早期即可侵犯宫旁组织

E. 宫颈腺鳞癌是储备细胞同时向腺癌和不典型鳞状上皮化生发展而来，两者之间不互相转化

14. 关于浆液性囊腺癌病理特点，恰当的是

A. 多为单侧

B. 约占卵巢恶性肿瘤的 25%

C. 多呈囊性

D. 半实质性、质脆，可见出血、坏死

E. 镜检为单层立方或柱状上皮

15. 卵巢上皮性癌中最常见的是

A. 黏液性癌　　　　　B. 浆液性癌

C. 子宫内膜样癌　　　D. 透明细胞癌

E. 绒毛膜癌

16. AFP 最常用于哪种卵巢肿瘤的诊断

A. 晚期上皮癌　　　　B. 原发绒癌

C. 畸胎瘤　　　　　　D. 内胚窦瘤

E. 无性细胞瘤

17. 下列哪种疾病会引起明显的月经过多

A. 异位妊娠　　　　　B. 卵巢畸胎瘤

C. 黏膜下肌瘤　　　　D. 浆膜下肌瘤

E. 卵巢纤维瘤

18. 关于宫颈癌的描述，下列选项中不恰当的是

A. 发病率占我国女性生殖道恶性肿瘤之首

B. 多见于 40~55 岁妇女

C. 发病率与宫颈炎无明显关系

D. 原位癌不发生转移

E. 不典型增生是癌前病变

19. 确诊宫颈癌的方法是

A. 宫颈刮片细胞学检查

B. 宫颈荧光检查

C. 碘试验

D. 阴道镜检查

E. 宫颈和颈管活检

20. 宫颈癌的普查时间为

A. 每 2 年 1 次

B. 每 1 年 1 次

C. 每半年 1 次

D. 每 1~2 年 1 次

E. 有问题随时检查

21. 关于 VIN 诊断标准，下列叙述中不恰当的是

A. VIN Ⅱ：中度非典型增生，上皮过度增生和异型细胞的改变，占上皮下 2/3

B. VIN Ⅰ：轻度非典型增生，上皮过度增生和异型细胞的改变，局限于上皮的下 1/3

C. VIN Ⅲ：重度非典型增生，上皮过度增生和异型细胞的改变。超过上皮下 2/3

D. 原位癌：重度非典型增生累及上皮全层，但未穿透基底层

E. 原位癌：不属于 VIN

22. 关于卵巢恶性肿瘤的叙述，下列选项中不恰当的是

A. 颗粒细胞瘤是低度恶性的功能性卵巢瘤

B. 卵巢恶性肿瘤生长迅速，短期内可出现腹水

C. 浆液性囊腺癌是成人最多见的卵巢癌

D. 包膜完整的双侧卵巢肿瘤有腹水，腹水中找到癌细胞，分期为 Ⅰc

E. 黏液性囊腺癌常生长较慢

23. 宫颈癌超出宫颈，累及宫旁为主，未达盆壁。按 FIGO 的临床分期，应属于

A. Ⅰb 期　　　　　　B. Ⅱa 期

C. Ⅱb 期　　　　　　D. Ⅲa 期

E. Ⅲb 期

24. 卵巢癌的治疗原则是

A. 化疗　　　　　　　B. 放疗

C. 手术　　　　　　　D. 手术 + 放疗

E. 手术为主的综合治疗

25. 子宫内膜癌 Ⅰa G1 期首选的治疗方法是

A. 放射治疗

B. 广泛子宫切除术及附件切除

C. 筋膜外子宫切除及附件切除

D. 放疗加化疗

E. 术前放疗加子宫切除及双附件切除

26. 关于宫颈癌的临床分期，下列叙述中恰当

的是

A. Ⅰa 期靠肉眼判断极难确诊

B. 癌侵及阴道上 1/3 时属于Ⅱb 期

C. 癌扩展至盆壁时属于Ⅲb 期

D. 癌使肾功能丧失时属于Ⅳ期

E. 膀胱黏膜有癌浸润属于Ⅳb 期

27. 阴道镜检查最适用的疾病是

A. 子宫内膜息肉

B. 子宫内膜异位症

C. 子宫内膜癌

D. 子宫黏膜下肌瘤

E. 子宫颈癌

28. 关于卵巢肿瘤蒂扭转，下列说法中不恰当的是

A. 有时扭转可自然复位

B. 妇科检查瘤体部压痛最明显

C. 典型症状为突发一侧下腹剧痛伴恶心、呕吐

D. 肿瘤扭转时间长可继发破裂与感染

E. 一经确诊即开腹手术

29. 关于子宫肌瘤病理学表现，下列说法中恰当的是

A. 黏膜下肌瘤使宫腔增大，使子宫外形不规则，易形成蒂，常引起子宫收缩

B. 镜检肌瘤由皱纹状排列的平滑肌纤维交织组成，漩涡状排列，间有不等量的纤维结缔组织

C. 肌瘤为表面光滑的实性球形结节，外被包膜，易于剥出

D. 浆膜下肌瘤突起于子宫表面，由肌瘤包膜及子宫浆膜层覆盖。蒂部可扭转或断裂，形成游离性肌瘤

E. 多发性子宫肌瘤是指单一类型的多个肌瘤发生在同一子宫

30. 关于 VIN 的细胞病理学变化，下列叙述中恰当的是

A. 表皮增厚以棘细胞层和基底细胞层为主

B. 镜下见波浪状或相互盘绕的胶质束和成纤维细胞

C. 镜下见高柱状或立方形的腺上皮交织形成绒毛状突起

D. 肿瘤组织自表皮基底层长出，细胞成堆

伸向间质，基底细胞排列呈线圈状，中央为间质，有黏液变性

E. 病毒蛋白在细胞核周形成晕圈，细胞膜增厚以及核融合，病变多发生在表层细胞

31. 宫颈癌最常见的淋巴转移途径为

A. 骶前淋巴结   B. 锁骨上淋巴结

C. 腹股沟淋巴结   D. 盆腔淋巴结

E. 腹主动脉旁淋巴结

32. 关于阴道癌淋巴转移的叙述，不恰当的是

A. 阴道上 1/3 病变，主要转移至盆腔淋巴结

B. 是阴道癌的主要转移途径

C. 阴道中 1/3 病变，主要转移至宫旁淋巴结

D. 阴道下 1/3 病变，主要转移至腹股沟淋巴结

E. 淋巴转移未纳入 FIGO 的阴道癌分期标准

33. 临床上最易出现 Meigs syndrome 的卵巢肿瘤是

A. 黏液性囊腺癌   B. 浆液性囊腺癌

C. 卵黄囊瘤   D. 无性细胞瘤

E. 纤维瘤

34. 子宫颈癌的治疗方法是

A. 放射治疗   B. 手术治疗

C. 化学治疗   D. 化疗后手术

E. 根据分期选择手术、放疗或化疗

35. 晚期或复发子宫内膜癌患者，为控制病情，常采用的辅助治疗措施是

A. 放疗

B. 化疗

C. 大剂量孕激素治疗

D. 大剂量雌激素治疗

E. 大剂量雄激素治疗

36. 容易继发胸水、腹水的卵巢良性肿瘤是

A. 皮样囊肿   B. 浆液性囊腺瘤

C. 纤维瘤   D. 黏液性囊腺瘤

E. 卵泡膜细胞瘤

37. 15 岁女性，腹部叩诊移动性浊音（＋）。肛诊：左附件区触及新生儿头大实性肿瘤。血清甲胎蛋白值＞400 μg/L。本例卵巢肿瘤最可能的诊断为

A. 黏液性囊腺瘤   B. 内胚窦瘤

C. 浆液性囊腺瘤　　D. 颗粒细胞瘤

E. 纤维瘤伴腹水

38. 下列哪项不属于宫颈癌的术后并发症

A. 尿潴留　　　　　B. 淋巴囊肿

C. 感染　　　　　　D. 心力衰竭

E. 输尿管瘘

39. 下列哪项不属于生殖细胞肿瘤

A. 内胚窦瘤　　　　B. 睾丸母细胞瘤

C. 畸胎瘤　　　　　D. 无性细胞瘤

E. 皮样囊肿

40. 卵巢肿瘤常见的并发症不包括

A. 破裂　　　　　　B. 感染

C. 钙化　　　　　　D. 蒂扭转

E. 实性变

41. 具有男性化作用的卵巢肿瘤是

A. 无性细胞瘤　　　B. 两性母细胞瘤

C. 睾丸母细胞瘤　　D. 胚胎癌

E. 类癌

42. 卵巢库肯勃瘤原发部位是

A. 子宫　　　　　　B. 乳腺

C. 胃肠道　　　　　D. 宫颈

E. 输卵管

43. 关于子宫肌瘤合并妊娠，下列叙述中不恰当的是

A. 妊娠期肌瘤明显增大

B. 合并红色变性，一般采用保守治疗

C. 不孕的发生率高

D. 产后出血发生率高

E. 分娩期易致难产，宜常规行剖宫产

44. 关于宫颈癌的转移，下列叙述中不恰当的是

A. 血行转移常发生在晚期

B. 淋巴转移最常见

C. 主要是直接蔓延及淋巴转移

D. 向下沿阴道黏膜蔓延

E. 向两旁至主韧带、阴道旁组织转移

45. 对宫颈癌的随访，第 **1** 年内应

A. 每 1~2 个月 1 次

B. 每 2 个月 1 次

C. 每月 1 次

D. 第 1 次为 1 个月，以后每 2~3 个月 1 次

E. 每 3 个月 1 次

46. 关于子宫内膜癌 **II** 期首选的手术治疗方法，下列选项中恰当的是

A. 全子宫 + 双附件切除

B. 全子宫及双附件切除 + 盆腔淋巴结清扫

C. 筋膜外子宫切除及双附件切除 + 盆腔淋巴结清扫

D. 子宫广泛切除 + 双附件切除 + 盆腔和腹主动脉旁淋巴结清扫

E. 化疗后行子宫广泛切除及双附件切除

47. 关于子宫黏膜下肌瘤的临床表现，下列叙述中不恰当的是

A. 经量过多、经期延长

B. 坏死感染可出现阴道不规则流血

C. 容易发生早期流产

D. 可致不孕

E. 肌瘤小时无临床症状

48. 关于输卵管积液，下列叙述中不恰当的是

A. 输卵管积脓，脓液逐渐被吸收而形成

B. 输卵管粘连，黏液性分泌物积聚形成

C. 积液输卵管向系膜侧弯曲，形似腊肠状

D. 积液输卵管可游离或与周围组织有膜样粘连

E. 双侧积液仍可怀孕

49. 关于巨大卵巢囊肿与腹水的鉴别，下列选项中最有诊断价值的是

A. 腹部触诊

B. 腹部叩诊

C. 腹部 X 线片

D. 腹部胃肠钡餐透视

E. 盆、腹腔 B 型超声检查

50. 女性生殖器 **3** 大恶性肿瘤是指

A. 宫颈癌、子宫内膜癌、子宫肉瘤

B. 宫颈癌、子宫内膜癌、绒癌

C. 宫颈癌、子宫内膜癌、外阴癌

D. 宫颈癌、子宫内膜癌、卵巢癌

E. 宫颈癌、卵巢癌、绒癌

51. 化学药物治疗效果最好的女性生殖器恶性肿瘤是

A. 宫颈鳞状细胞癌　　B. 子宫内膜腺癌

C. 子宫肉瘤　　D. 绒毛膜癌

E. 卵巢浆液性囊腺癌

52. 关于外阴恶性黑色素瘤的说法，不恰当的是
   A. 病变多见于大阴唇
   B. 绝经后妇女最容易发病
   C. 多合并有外阴色素脱失
   D. 其预后与尿道及阴道是否受累无关
   E. 常来自结合痣或复合痣

53. 子宫肌瘤出现剧烈腹痛常见的原因是
   A. 黏膜下肌瘤刺激子宫收缩
   B. 肌瘤迅速生长
   C. 肌瘤压迫膀胱或直肠
   D. 肌瘤恶变
   E. 肌瘤红色变性

54. 关于子宫肌瘤，下列叙述中恰当的是
   A. 肉瘤变常见
   B. 发生在宫颈部位少见
   C. 一般为多发性肌瘤
   D. 绝经后肌瘤继续长大不少见
   E. 浆膜下肌瘤常有经量增多

55. 下列选项中与子宫内膜增生过度关系密切的是
   A. 口服短效避孕药
   B. 宫内节育器
   C. 卵巢卵泡膜细胞瘤
   D. 卵巢无性细胞瘤
   E. 卵巢内胚窦瘤

56. 关于宫颈糜烂的叙述，下列选项中恰当的是
   A. 分为单纯型、颗粒型两型
   B. 分为Ⅰ、Ⅱ、Ⅲ、Ⅳ度
   C. 宫颈糜烂的发生与宫颈腺囊肿有关
   D. 近年以物理治疗为主
   E. 鳞状上皮脱落，柱状上皮取代，糜烂治愈

57. 子宫肉瘤Ⅰ期首选的治疗措施是
   A. 扩大子宫全切除术加双附件切除术
   B. 全子宫切除术
   C. 广泛子宫切除术加盆腔淋巴结清扫术
   D. 全子宫切除及双附件切除术

E. 广泛子宫切除术加盆腔淋巴结清扫术加腹主动脉旁淋巴结活检术

58. 正常宫颈上皮的生理性改变中，下列哪种激素影响柱状上皮的向外扩展
   A. 雄激素　　B. 雌激素
   C. 孕激素　　D. 糖皮质激素
   E. 催乳素

59. 下列哪项不是卵巢良性肿瘤的特征
   A. 肿瘤囊性、活动好
   B. 肿瘤单侧多见
   C. 病程长、肿瘤生长缓慢
   D. 常伴有腹水
   E. B超见液性暗区、边缘清晰可见

60. 关于子宫内膜癌的生长特点，下列叙述中恰当的是
   A. 生长迅速，易早期淋巴转移
   B. 生长迅速，易直接蔓延
   C. 生长缓慢，大部分为晚期癌
   D. 生长缓慢，大部分为早期癌
   E. 生长迅速，部分易血行转移

61. 关于外阴癌，下列叙述中不恰当的是
   A. 外阴鳞状细胞癌最常见的部位为大阴唇
   B. 外阴癌分为原发性和继发性两类，以继发性为主
   C. 外阴鳞状细胞癌最常见
   D. 外阴疣状鳞状细胞癌是一种特殊的低度恶性鳞状细胞癌
   E. 外阴恶性黑色素瘤多数由色素痣恶变所致，恶性程度高，预后差

62. 关于宫颈原位癌的特征，下列描述中恰当的是
   A. 依靠阴道镜检查多能确诊
   B. 好发部位为宫颈鳞状上皮区域内
   C. 镜下容易与宫颈重度不典型增生相鉴别
   D. 可伴有淋巴转移
   E. 病变限于上皮层内，基底膜未穿透，间质无浸润

63. 卵巢转移肿瘤的最常见原发部位是
   A. 肺　　B. 肝脏

C. 胃肠道　　　　　D. 子宫

E. 膀胱

64. 关于子宫肉瘤，下列哪项说法不恰当

A. 晚期肿瘤侵袭能力强，死亡率高

B. 好发于围绝经期妇女，好发年龄 50 岁左右

C. 子宫肉瘤非常少见，仅占子宫恶性肿瘤的 1%～3%

D. 不同组织学类型的肉瘤发病年龄相同

E. 易于复发

65. 关于外阴鳞癌的发病因素，下列叙述中恰当的是

A. 外阴癌多为单发疾病，不易与宫颈癌等同时发生

B. 患有外阴色素减退疾病的患者，半数以上可以发展成为外阴癌

C. 目前研究示 HPV 只与宫颈癌的发病密切相关，而与外阴癌的发病无关

D. 免疫抑制与外阴癌的发病有直接关系

E. 外阴部若受到乳头瘤、尖锐湿疣等的长期刺激有发展成外阴癌的可能

66. 外阴原位癌应采用下列哪种治疗方法

A. 切除范围应在病灶外 1～2 cm，深部应达正常组织

B. 单纯病灶切除

C. 单侧外阴切除

D. 广泛外阴切除

E. 单侧外阴切除加同侧腹股沟淋巴结清扫

67. 16 岁女性，腹部胀大 1 个月。肛诊：左附件区触及新生儿头大实质肿瘤。血清甲胎蛋白值 6.0 μg/L。B 超提示：囊实性占位，伴钙化组织。本例最可能的诊断是

A. 卵巢浆液性囊腺瘤

B. 卵巢内胚窦瘤

C. 卵巢未成熟畸胎瘤

D. 卵巢颗粒细胞瘤

E. 卵巢纤维瘤伴腹水

68. 卵巢癌 II 期的病变范围为

A. 病变累及一侧或双侧卵巢，包膜破裂

B. 病变累及一侧或双侧卵巢，伴盆腔转移

C. 病变累及一侧或双侧卵巢，伴腹水有癌细胞

D. 病变累及一侧或双侧卵巢，包膜完整，腹膜面有镜下种植

E. 病变累及一侧或双侧卵巢，伴肝浅表转移

69. 下列哪项不是卵巢恶性肿瘤的特点

A. 肿物实性或囊实性，表面不平、固定

B. 单侧多见

C. 肿物生长迅速，病程短

D. 常伴有血性腹水

E. B 超见肿物边界不清，内回声杂乱

70. 关于宫颈鳞状上皮化生的叙述，下列选项中不正确的是

A. 鳞状上皮化生是宫颈糜烂愈合的过程

B. 鳞状上皮化生代替了糜烂的柱状上皮和腺上皮

C. 如化生的鳞状上皮在排列、形态上有异常时，可诊断为不典型增生

D. 化生的鳞状上皮来自柱状上皮下的基底细胞

E. 化生后的鳞状上皮有可逆性，可再成为糜烂面

71. 外阴癌最主要的扩散途径是

A. 蔓延扩散

B. 淋巴转移

C. 血行转移

D. 淋巴转移及血行转移

E. 局部蔓延及血行转移

72. 关于输卵管癌的转移途径，下列说法中恰当的是

A. 主要有血行转移和淋巴转移

B. 主要有直接蔓延和淋巴转移

C. 主要有直接蔓延和血行转移

D. 主要有血行转移

E. 主要有淋巴转移

73. 好发于绝经后的肿瘤是

A. 畸胎瘤　　　　　B. 库肯勃瘤

C. 无性细胞瘤　　　D. 输卵管癌

E. 卵巢上皮癌

74. 关于子宫内膜癌的叙述，下列选项中错误

的是

A. 子宫内膜腺瘤样增生过长属癌前病变

B. 不典型增生为癌前病变

C. 宫腔镜检查可协助诊断

D. 确诊需根据病检

E. 子宫内膜透明细胞癌恶性程度较高

75. 髂内动脉分支不直接供血的脏器是

    A. 外阴   B. 阴道

    C. 子宫   D. 卵巢

    E. 子宫颈

76. 下列哪项不属于卵巢恶性肿瘤的预防方法

A. 高危妇女宜口服避孕药

B. 直径 >5 cm 的囊性肿块应及时手术切除

C. 静止期卵巢增大，首选保守治疗

D. 卵巢实性肿块应及时手术治疗

E. 30 岁以上妇女每年应行妇科普查

77. 好发于儿童的卵巢肿瘤是

    A. 内胚窦瘤   B. 库肯勃瘤

    C. 浆液性囊腺癌   D. 畸胎瘤

    E. 颗粒细胞瘤

78. 确诊宫颈鳞状上皮内瘤变最可靠的方法是

A. 阴道镜检查

B. 宫颈刮片细胞学检查

C. 宫颈活组织检查

D. 碘试验

E. HPV – DNA 检查

79. 子宫颈癌复发时最为少见的是

A. 不规则阴道流血

B. 下肢水肿

C. 坐骨神经痛

D. 肾盂积水

E. 腹水

80. 女性生殖器官恶性肿瘤中死亡率最高的是

    A. 子宫颈癌   B. 子宫内膜癌

    C. 外阴癌   D. 卵巢癌

    E. 输卵管癌

81. 患者宫颈糜烂行活检，报告示鳞状上皮化生。提示

    A. 癌变   B. 不典型增生

    C. 糜烂愈合   D. 宫颈息肉

E. 原位癌

82. 关于子宫内膜癌的治疗，下列选项中错误的是

A. 手术治疗最佳

B. Ⅱ期以上可先放疗再手术

C. 晚期病人可给予大量孕激素治疗

D. 单纯放疗疗效差

E. 如已侵犯子宫颈，可行单纯化疗

83. 关于子宫颈原位癌的叙述，下列选项中正确的是

A. 好发于子宫颈部的鳞状上皮区域内

B. 异型细胞不穿透基底膜，其病变只限于上皮全层，无间质浸润

C. 阴道镜检查多能与镜下早期浸润癌相鉴别

D. 可浸润到阴道壁

E. 可见淋巴结转移

84. 关于妊娠合并子宫肌瘤的叙述，错误的是

A. 易致流产、产后出血

B. 易发生红色变性

C. 剖宫产时，均应同时切除子宫肌瘤

D. 妊娠合并肌瘤多能自然分娩

E. 肌瘤红色变性一般采取保守治疗

85. Ⅰ期子宫内膜癌的最佳治疗方法是

    A. 手术治疗   B. 放疗

    C. 给予大量孕激素   D. 化疗

    E. 放疗 + 手术治疗

86. 下列选项中不符合梅格斯综合征的是

A. 常伴胸腔积液、腹水

B. 肿瘤为实质性

C. 是一种恶性肿瘤

D. 多见于老年妇女

E. 切除肿瘤后，胸腔积液、腹水自行消失

87. 子宫肌瘤需行子宫切除的是

A. 绝经后妇女，子宫如妊娠6周大小

B. 妊娠子宫肌瘤红色变性

C. 肌瘤不大，月经量稍多

D. 多发性肌瘤较大，症状明显

E. 浆膜下或肌壁间较小的肌瘤

88. 外阴鳞状细胞癌中最常见的发病部位是

A. 大阴唇　　　　　　B. 小阴唇

C. 阴蒂　　　　　　　D. 会阴

E. 肛门周围

89. 关于子宫肉瘤的叙述，下列选项中不正确的是

A. 分段诊刮对恶性中胚叶混合瘤可协助诊断

B. 子宫内膜间质肉瘤最多见

C. 好发于绝经期的妇女

D. 手术治疗为主

E. 5 年存活率仅为 20% ~ 30%

90. 关于输卵管卵巢囊肿的叙述，下列选项中不恰当的是

A. 慢性盆腔炎的轻型

B. 输卵管卵巢脓肿的脓液被吸收而成

C. 输卵管伞端与卵巢粘连贯通

D. 妇科检查扪及附件区有囊性肿块

E. 年龄大可行子宫及双附件切除术

91. 患者，女性，46 岁，阴道不规则出血 5 个月。妇科检查：宫颈后唇外生菜花样肿物直径 5 cm，阴道后穹隆质硬，双侧主韧带内增厚，子宫正常大小。宫颈活检为鳞癌。治疗方法应是

A. 广泛性全子宫切除术及盆腔淋巴结清扫术

B. 全子宫及双附件切除

C. 单纯放疗

D. 化疗后放疗

E. 化疗后行全子宫切除术

92. 一老年女性病理检查示外阴基底细胞癌，腹股沟未扪及淋巴结。治疗宜选择

A. 放射治疗 + 手术

B. 较广的局部病灶切除

C. 单纯外阴切除

D. 外阴广泛切除

E. 外阴广泛切除 + 左侧腹股沟淋巴结清扫术

93. 已婚妇女，42 岁，因月经周期缩短、经期延长及经量增多 1 年就诊。妇科检查：宫颈光滑，宫体如孕 3 个月大，表面凹凸不平，质硬。恰当的处理是

A. 肌瘤剜除术　　　　B. 雄激素治疗

C. 随访观察　　　　　D. 全子宫切除术

E. 全子宫及双附件切除术

94. 患者，女性，56 岁，绝经后阴道出血 3 个月。妇科检查：阴道黏膜正常，宫颈光滑，子宫稍大。诊刮刮出内膜为"烂肉样"。最可能的诊断是

A. 子宫内膜结核

B. 老年性阴道炎

C. 黏膜下子宫肌瘤

D. 子宫内膜癌

E. 功能性子宫出血

95. 患者，女性，38 岁。阴道排液及接触性出血 2 个月。妇科检查：宫颈轻度糜烂，宫体前位，大小、质地正常，活动好，双附件（-）。宫颈涂片 Ⅱ b。阴道镜下宫颈活检为宫颈鳞癌细胞呈泪滴状向间质浸润，深度 < 3 mm，无病灶融合及脉管侵犯。下列哪项诊断正确

A. 0 期　　　　　　　B. Ⅰ a 期

C. Ⅰ b 期　　　　　　D. Ⅱ a 期

E. Ⅲ a 期

96. 患者，女性，48 岁，下腹部触及包块 2 个月。2 年前因胃癌手术治疗。妇科检查：外阴、阴道无异常，宫颈光滑，宫体中位、正常大小，双侧附件区均可触及直径 7 cm 左右实性肿物，活动良好。最可能的诊断是

A. 卵巢浆液性囊腺瘤

B. 卵巢黏液性囊腺瘤

C. 卵巢转移性肿瘤

D. 卵巢颗粒细胞瘤

E. 卵巢畸胎瘤

97. 51 岁未育妇女，绝经 5 年后出现阴道流血近 3 个月。妇科检查：宫颈光滑，子宫正常大小，双附件未触及。为确诊应采取的最有价值的措施是

A. 宫颈刮片细胞学检查

B. 分段刮宫活组织检查

C. 阴道后穹隆涂片细胞学检查

D. 阴道镜检查后取宫颈活组织检查

E. 宫颈锥形切除后活组织检查

98. 患者，女性，21 岁，未婚，B 超检查时发现

右附件区有 1 个 8 cm×7 cm×6 cm 的囊实肿块，境界清晰。肛查：肿物韧性，活动好。B 超提示钙化点。本病例最可能的诊断是

A. 卵巢黏液性囊腺瘤

B. 卵巢良性囊性畸胎瘤

C. 卵巢子宫内膜异位囊肿

D. 盆腔炎症性包块

E. 阔韧带内肌瘤

99. 已婚妇女，25 岁，结婚 3 年未孕，现停经 55 天。查：子宫超鹅卵大，呈球形，软。左侧附件区触及超手拳大、表面光滑、壁厚质韧肿物，活动良好。B 型超声提示肿物包膜完整，厚度较均匀，瘤内回声多样化，可见面团征。尿妊娠试验阳性。该肿物恰当处理应是

A. 立即行人工流产术，观察附件肿物是否增大

B. 妊娠 16 周后行剖腹手术切除肿物

C. 妊娠 24 周后行剖腹手术切除肿物

D. 立即剖腹手术切除肿物

E. 待产后切除附件区肿物

100. 30 岁产妇，现产后 5 日，急性腹痛伴发热 1 日，腹部包块增大达脐部，曾因不孕行妇科检查，诊断为子宫肌瘤。最合适的诊断是

A. 产褥感染　　　B. 卵巢肿瘤蒂扭转

C. 子宫肌瘤红色变　D. 子宫肌瘤囊性变

E. 子宫肌瘤玻璃样变

101. 患者，女性，61 岁，外阴瘙痒 2 年，近期加重。查体：右侧大阴唇皮肤色素脱失，可触及直径 1.5 cm 的结节。右侧腹股沟可及黄豆大小结节 2 个，质硬固定。活检报告为鳞状细胞癌。治疗方法应是

A. 外阴广泛切除及右侧淋巴结清扫术

B. 右侧外阴切除及右侧腹股沟淋巴结清扫术

C. 较广泛切除局部病灶及双侧腹股沟淋巴结清扫术

D. 外阴广泛切除及双侧腹股沟淋巴结清扫术

E. 外阴广泛切除及双侧腹股沟、盆腔淋巴结清扫术

102. 一年轻已婚女性，术中见左侧卵巢肿瘤拳

头大小，包膜完整，实质性，左侧卵巢剖视正常，腹腔冲洗液中未发现肿瘤细胞。冷冻切片示左卵巢颗粒细胞瘤。处理宜为

A. 子宫全切除术 + 双附件切除术

B. 左侧附件切除术，术后密切随访

C. 左侧肿瘤切除术 + 子宫切除术，术后密切随访

D. 左侧附件切除术 + 大网膜切除术

E. 子宫全切除术 + 左侧附件切除术，术后化疗

103. 子宫内膜癌Ⅰb 期患者首选的治疗措施应是

A. 直线加速器放射治疗

B. 放疗后行全子宫及双附件切除术

C. 筋膜外全子宫切除及双附件切除术

D. 广泛子宫切除及盆腔淋巴结清扫术

E. 大剂量孕酮类药物治疗

104. 患者，女性，18 岁，未婚。普查行 B 型超声检查时发现左附件区有 7 cm × 6 cm × 5 cm 囊实性肿块，其内可见强回声，表面光滑。最可能的诊断是

A. 卵巢子宫内膜异位囊肿

B. 卵巢良性囊性畸胎瘤

C. 卵巢黏液性囊腺瘤

D. 盆腔炎症性包块

E. 阔韧带内肌瘤

105. 患者，女性，42 岁，阴道间断出血 4 个月。妇科检查：阴道黏膜正常，宫颈光滑，子宫稍大，药物治疗后出血停止。最可能的诊断是

A. 子宫内膜结核

B. 老年性阴道炎

C. 黏膜下子宫肌瘤

D. 子宫内膜癌

E. 功能性子宫出血

106. 老年女性诊断为外阴鳞状细胞癌 0 期。下列哪项处理最为妥当

A. 可仅行激光或冷冻治疗

B. 给予放射治疗

C. 单侧外阴切除术

D. 单侧外阴切除术 + 患侧淋巴结清扫术

E. 单侧外阴切除术 + 双侧腹股沟淋巴结清扫

扫术

107. 患者，女性，18 岁，未婚。B 超检查发现左附件区 **7 cm×6 cm×5 cm** 囊实混合性肿瘤，表面光滑。该患者最可能的诊断是

A. 卵巢子宫内膜异位囊肿

B. 卵巢良性囊性畸胎瘤

C. 卵巢黏液性囊腺瘤

D. 盆腔炎症性包块

E. 阔韧带内肌瘤

108. 患者，女性，47 岁。妇科检查：宫颈 II 度糜烂。宫颈刮片细胞学检查为巴氏 III 级。最合适的处理应为

A. 宫颈激光治疗

B. 子宫全切术

C. 筋膜外全子宫切除术

D. 宫颈锥形切除术

E. 宫颈活检

109. 患者，女性，62 岁，自觉上腹部胀满 1 个月。妇科检查：子宫直肠陷窝可触及质硬、固定结节，左卵巢增大 **6 cm×5 cm×4 cm**。B 超显示左卵巢囊实性，血流丰富，大量腹水。此患者最可能诊断为

A. 左卵巢未成熟畸胎瘤

B. 左卵巢无性细胞瘤

C. 左卵巢浆液性囊腺癌

D. 左卵巢卵黄囊瘤

E. 左卵巢纤维瘤

110. 患者，女性，43 岁，生育史 G_2P_1，子宫增大如孕 3 个月，诊断为子宫肌瘤，行全子宫切除，保留双附件。不需切断的韧带是

A. 圆韧带 B. 骨盆漏斗韧带

C. 子宫骶骨韧带 D. 主韧带

E. 阔韧带

111. 患者，女性，25 岁，闭经 56 天，尿 HCG 阳性。B 超为宫内孕，但发现右侧卵巢囊性肿物直径 5 cm，内见密集光点。妇科检查：肿物活动、囊性感，血肿瘤标记物未见异常。下一步处理哪项最合适

A. 等待至孕中期后引产

B. 等待至妊娠 3 个月后进行手术

C. 立即手术

D. 等待至足月，剖宫产同时切除肿瘤

E. 密切观察随访

112. 已婚未育妇女，26 岁，患单个子宫肌壁间肌瘤（**7.5 cm×8.0 cm**），伴经量过多，Hb **80 g/L**。最恰当的处置是

A. 随访观察

B. 口服甲睾酮数月

C. 经腹肌瘤切除术

D. 经腹子宫次全切除术

E. 经腹子宫全切除术

113. 患者，女性，56 岁，绝经 2 年，阴道不规则出血 1 月余，无腹痛。阴道脱落细胞学检查为巴氏 II 级。妇科检查：宫颈轻度糜烂，宫体略大，双宫旁(−)。进一步处理应是

A. 宫颈锥切术

B. 广泛性全子宫切除术

C. 子宫切除术

D. 诊刮及宫颈活组织检查

E. 宫腔镜检查

114. 外阴癌肿物局限于右侧大阴唇，肿物直径为 **2 cm**，未发现淋巴结转移。临床分期应属于

A. IIa 期 B. I 期

C. 0 期 D. IIb 期

E. III 期

115. 女性，48 岁，阴道不规则出血 3 个月，分泌物呈水样。妇科检查：宫颈重度糜烂，余无特殊。活检报告：宫颈鳞癌，癌细胞泪滴样穿透基底膜，深度 **4 mm**，宽度小于 **7 mm**。恰当的治疗方法应是

A. 放疗后行全子宫及双附件切除术

B. 腔内放射治疗

C. 广泛性全子宫切除术及盆腔淋巴结清扫术

D. 全子宫切除术后行体外放疗

E. 全子宫切除术后行化疗

116. 老年女性，59 岁，绝经 8 年，阴道分泌物增多半年。妇科检查：子宫颈后唇有一巨大菜花状赘生物，子宫小，双侧主韧带增

厚，未达盆壁，未扪及包块。宫颈活检为
鳞癌。治疗方案宜是

A. 放射治疗

B. 放射治疗后行广泛性子宫全切除术

C. 次广泛性子宫全切除术

D. 广泛性子宫全切除术 + 盆腔淋巴结清扫术

E. 子宫全切除术 + 双附件切除术

117. 56 岁妇女，绝经 5 年。阴道镜下宫颈活检
未见异常。宫颈光滑，子宫稍大。两次宫
颈刮片均查到腺癌细胞。为明确诊断应
选择

A. 再次行宫颈刮片查癌细胞

B. 行刮宫活组织检查

C. 再次行阴道镜下宫颈活检

D. 行分段刮宫活组织检查

E. 行宫颈椎切活组织检查

118. 外阴肿物直径 1 cm，活检报告为鳞状细胞
癌，且尿道口有侵犯。按照 FIGO 的临床
分期应属于

A. Ⅱ期　　　　　　B. Ⅰ期

C. Ⅲ期　　　　　　D. Ⅳa 期

E. Ⅳb 期

119. 42 岁妇女，阴道不规则流血 2 个月余，阴
道分泌物呈脓血性、有臭味。阴道内触及
鸡卵大实质性肿物，其周围均有宫颈包绕，
子宫正常大。诊断是

A. 宫颈巨大息肉　　B. 宫颈腺囊肿

C. CIN　　　　　　D. 子宫内膜癌

E. 子宫黏膜下肌瘤

120. 患者，女性，45 岁，阴道细胞学检查为巴
氏Ⅱ级。宫颈活检为鳞状上皮化生。提示

A. 宫颈癌

B. 宫颈真性糜烂

C. 宫颈糜烂病变进展期

D. 宫颈不典型增生

E. 宫颈糜烂愈合过程

121. 56 岁女性，绝经 7 年后出现阴道不规则出
血 1 个月。妇科检查：右附件区可及直径
5 cm 肿物。阴道脱落细胞学显示雌激素高
度影响。宫内膜活检为增生过长。最可能

的诊断是

A. 右卵巢浆液性囊腺瘤

B. 右卵巢纤维瘤

C. 右卵巢黏液性囊腺瘤

D. 右卵巢皮样囊肿

E. 右卵巢卵泡膜细胞瘤

122. 30 岁妇女，主诉白带增多。妇科检查：宫
颈、阴道部、宫口周围外观呈细颗粒状红
色区，占整个宫颈面积的近 2/3，宫颈刮片
未见癌细胞。恰当的处置应是

A. 药物阴道冲洗

B. 阴道放置药物

C. 红外线凝结疗法

D. 宫颈椎形切除术

E. 子宫全切除术

123. 患者，女性，26 岁，转身时突感右下腹疼
痛不能直立。妇科检查：子宫正常大小，
于右侧扪及拳头大小包块，形状规则，触
痛明显，以子宫右角部为甚。诊断可能是

A. 卵巢肿瘤恶变　　B. 卵巢肿瘤蒂扭转

C. 卵巢肿瘤感染　　D. 卵巢肿瘤破裂

E. 异位妊娠

124. 16 岁女性，剖腹探查见右侧卵巢手拳大实
性肿瘤，包膜完整，腹腔液未找到癌细胞。
右侧卵巢外观正常。冷冻病理切片报告为
卵巢颗粒细胞瘤。本病例恰当处理应是

A. 肿瘤切除，术后化疗

B. 肿瘤切除，术后放疗

C. 患侧附件切除，术后化疗

D. 全子宫及双附件切除，术后放疗

E. 全子宫、双附件及大网膜切除

125. 53 岁妇女，绝经 4 年，阴道流脓血样物伴
有臭味月余。妇科检查：子宫稍大、稍软，
有压痛，双附件未触及异常，分泌物脓血
性，有臭味。本病例最有价值的处置是

A. 检查血、尿常规

B. 宫颈刮片细胞学检查

C. 阴道分泌物涂片查病原体

D. 分段刮宫活组织检查

E. 静滴广谱抗生素消炎治疗

【A3/A4 型题】

(126～127 题共用题干)

56 岁妇女，绝经 4 年，阴道浆液血性分泌物伴臭味 3 个月。妇科检查：宫颈正常大、光滑，子宫稍大稍软。

126. 为确诊，选择的辅助检查方法应是

    A. 阴道分泌物细胞学检查

    B. 宫颈刮片细胞学检查

    C. 宫颈碘试验后行宫腔镜检查

    D. 诊断性刮宫组织检查

    E. 分段刮宫活组织检查

127. 本病例的治疗方针应是

    A. 手术治疗   B. 放射治疗

    C. 化学药物治疗   D. 手术及放射治疗

    E. 大剂量孕激素治疗

(128～130 题共用题干)

42 岁已婚妇女，既往月经周期规则，经期正常，经量中等。末次月经于 10 日前。今晨排便后突然发生右下腹剧烈疼痛急诊来院。妇科检查：子宫稍大，硬，其右侧扪及手拳大实性肿块，触痛明显。检查白细胞总数及分类：白细胞总数 $14.2 \times 10^9/L$，中性粒细胞 0.84，淋巴细胞 0.16。患者腹痛进一步加重，检查下腹部时压痛及反跳痛均明显。

128. 需要补充的能协助诊断的病史是

    A. 停经史

    B. 晕厥史

    C. 下腹部包块史

    D. 附件炎症史

    E. 阑尾炎史

129. 还应做下列哪项检查

    A. B 超检查盆腔

    B. 诊断性刮宫活组织检查

    C. 尿妊娠试验

    D. 腹腔镜检查

    E. 阴道后穹窿穿刺

130. 此病例最可能的诊断是

    A. 子宫肌瘤红色变

    B. 子宫腺肌病

    C. 输卵管妊娠流产

    D. 卵巢子宫内膜异位症

    E. 子宫浆膜下肌瘤扭转

(131～132 题共用题干)

36 岁妇女，不孕 3 年，低热。妇科检查发现盆腔一包块。血清 CA125 为 485 μg/L。

131. 最不可能的诊断应是

    A. 子宫内膜异位症

    B. 子宫内膜癌

    C. 子宫肌瘤

    D. 盆腔结核

    E. 卵巢上皮性癌

132. 为明确诊断，最有价值的处理应是

    A. 细胞学检查   B. B 超

    C. CT、MRI 检查   D. 剖腹探查

    E. 肿瘤标志物测定

(133～135 题共用题干)

55 岁妇女，绝经 4 年，近 2 个月再现少量阴道流血。妇科检查：子宫稍大、稍软。

133. 对诊断有价值的病史应是

    A. 消瘦   B. 未育

    C. 曾患肝脏疾病   D. 低血压

    E. 慢性肾炎

134. 为进一步确诊，最有诊断价值的辅助检查方法应是

    A. B 型超声检查

    B. 胸部 X 线片

    C. 分段刮宫活组织检查

    D. 刮取子宫内膜病理检查

    E. 腹腔镜检查

135. 本病例最恰当的处理方案应是

    A. 大剂量孕激素治疗

    B. 他莫昔芬治疗

    C. 氟尿嘧啶、环磷酰胺治疗

    D. 放射治疗

    E. 行全子宫及双附件切除术

(136～139 题共用题干)

患者，女性，43 岁，子宫次全切除术后 6 年。4 个月前开始出现阴道分泌物增多，黏液水样，且伴有腰部胀痛，尿量可。妇科检查：宫颈结节状，阴道前壁上 1/3 质硬，双侧主韧带团块

状增粗达盆壁，触痛（＋）。既往无慢性病史。

136. 此患者最可能的诊断为

    A. 宫颈肌瘤   B. 宫颈癌

    C. 阴道癌   D. 膀胱癌转移

    E. 卵巢癌转移

137. 若确诊需做以下哪项检查

    A. 膀胱镜检查

    B. 腹腔镜检查

    C. 阴道镜检查

    D. 病变部位活组织检查

    E. 宫颈刮片细胞学检查

138. 若确诊为宫颈腺癌，其临床分期为

    A. Ⅱa 期   B. Ⅱb 期

    C. Ⅲa 期   D. Ⅲb 期

    E. Ⅳa 期

139. 患者腰部胀痛可能是因为

    A. 肿瘤压迫骶骨

    B. 肿瘤压迫脊神经

    C. 输尿管、肾盂积水

    D. 急性肾炎

    E. 腰椎间盘脱出

（140～142 题共用题干）

    55 岁妇女，白带多，伴性交出血 1 个月。阴道涂片巴氏Ⅴ级。宫颈活检鳞癌。临床检查确诊为Ⅰb 期。

140. 首选的治疗方法是

    A. 体外放疗   B. 手术治疗

    C. 烷化剂化疗   D. 合成孕激素

    E. 免疫治疗

141. 该病人手术治疗时，术式应选择

    A. 全子宫 + 双附件 + 大网膜切除术

    B. 次广泛性全子宫切除术

    C. 广泛性全子宫切除术 + 盆腔淋巴结清扫术

    D. 扩大性全子宫切除术

    E. 次全子宫切除 + 双附件切除术

142. 术后病理证实双侧髂外淋巴结转移，应补充下列何种治疗

    A. 免疫治疗   B. 烷化剂化疗

    C. 红外线照射   D. 抗癌抗生素

    E. 体外照射

（143～144 题共用题干）

    患者 48 岁，G_0P_0，绝经 1 年，自觉左侧下腹部钝痛半年，近 2 个月来偶有阵发性阴道排液，呈血水样，无特殊气味，偶自扪及下腹部有包块。

143. 最可能的诊断是

    A. 子宫肌瘤   B. 子宫肉瘤

    C. 卵巢恶性肿瘤   D. 卵巢良性肿瘤

    E. 输卵管癌

144. 下列哪项是首选的辅助诊断手段

    A. B 型超声检查   B. 阴道细胞学检查

    C. 分段诊刮   D. 腹腔镜检查

    E. 宫腔镜检查

（145～148 题共用题干）

    53 岁妇女，绝经 2 年，阴道分泌物增多伴腰痛 2 个月，偶有少量阴道出血。妇科检查：宫颈结节状增大，直径 5 cm，质硬，触血（＋），左侧主韧带条索状增粗 >1/2，右侧主骶韧带内 1/2 增粗，均弹性下降。

145. 确诊的方法首选

    A. B 超检查

    B. 盆腔 CT 检查

    C. 宫颈刮片细胞学检查

    D. 阴道镜下碘试验

    E. 宫颈活组织检查

146. 临床分期为

    A. Ⅰb 期   B. Ⅱa 期

    C. Ⅱb 期   D. Ⅲa 期

    E. Ⅲb 期

147. 入院后行 B 超检查发现左侧肾盂积水，其临床分期为

    A. Ⅱa 期   B. Ⅱb 期

    C. Ⅲa 期   D. Ⅲb 期

    E. Ⅳa 期

148. 最合适的治疗方法为

    A. 单纯外放疗   B. 化疗

    C. 单纯腔内放疗   D. 外放疗加化疗

    E. 外放疗加腔内放疗

（149～151 题共用题干）

    60 岁妇女，阴道分泌物增多 3 年，不规则出血 1 个月。妇科检查：宫颈呈菜花样，质硬，阴道后壁上 1/3 质硬，双侧骶韧带内 1/2 增粗，弹性差，子宫萎缩。

149. 确诊的首选检查方法是

   A. 宫颈活组织检查

   B. 碘试验

   C. 宫颈刮片检查

   D. B 超检查

   E. 分段刮宫

150. 若确诊为宫颈鳞癌，其临床分期为

   A. Ⅰb 期　　　　　B. Ⅱa 期

   C. Ⅱb 期　　　　　D. Ⅲa 期

   E. Ⅲb 期

151. 首选的治疗为

   A. 单纯腔内放疗　　B. 单纯全盆外放疗

   C. 化疗　　　　　　D. 全盆放疗加化疗

   E. 腔内放疗及宫旁四野照射

（152～153 题共用题干）

   51 岁妇女，腹胀、食欲缺乏、乏力已半年，自觉腹部逐渐增大，经量减少，月经周期正常。妇科检查：子宫正常大，双附件区均触及直径 6 cm 左右实质性肿块，活动不良，宫骶韧带触及散在结节状物。

152. 结合患者年龄，本例可能性最大的卵巢肿瘤应是

   A. 浆液性囊腺癌

   B. 黏液性囊腺癌

   C. 内胚窦瘤

   D. 无性细胞瘤

   E. 颗粒细胞瘤

153. 关于本病例的治疗原则，下列选项中不恰当的是

   A. 手术治疗为主，辅以化疗

   B. 手术治疗后辅以小剂量单药化疗

   C. 行全子宫、双附件、大网膜切除及盆腔淋巴结清扫术

   D. 手术残留肿块直径应在 2 cm 以下

   E. 放射治疗以局限在盆腔为好

（154～155 题共用题干）

   54 岁妇女，绝经 9 年，近 1 周白带中带血丝。妇科检查：宫颈呈糜烂样改变。子宫稍小，附件区未见异常。

154. 确诊本患者的辅助检查手段应是

   A. 宫颈碘试验及阴道镜检查

   B. 宫颈多点活组织检查

   C. 宫颈锥形切除

   D. 宫颈刮片细胞学检查

   E. 分段刮宫活组织检查

155. 手术切除子宫后随访手段应是

   A. 定期做妇科检查

   B. 定期行 B 型超声检查

   C. 定期检测血、尿常规

   D. 定期行腹部 X 线检查

   E. 定期行阴道脱落细胞检查

（156～157 题共用题干）

   37 岁经产妇，平时月经周期规律，经量中等，经期 3～4 天。普查发现子宫前壁有 2 cm × 2 cm 肌壁间肌瘤。

156. 患者来院咨询子宫肌瘤是否必须手术，医师回答中不恰当的内容是

   A. 子宫肌瘤大于妊娠 2.5 个月应手术

   B. 肌瘤伴经量过多致贫血应手术

   C. 肌瘤引起压迫症状应手术

   D. 已有子女，为防肌瘤恶变应手术

   E. 年轻患者可行肌瘤切除术

157. 此患者子宫肌瘤最易发生的变性是

   A. 玻璃样变　　　　B. 囊性变

   C. 脂肪变　　　　　D. 红色变

   E. 肉瘤变

【B 型题】

（158～161 题共用备选答案）

   A. 只有肿瘤较大，引起行走不适和性生活困难时，需手术切除

   B. 肿瘤有恶变倾向，手术时需做冷冻切片，若为恶性，应做较广泛的外阴切除

   C. 行有蒂肌瘤切除或深部肌瘤摘除

   D. 行外阴病灶切除或单纯外阴切除

   E. 较广泛切除局部病灶，不需做外阴根治术及腹股沟淋巴结清扫术

158. VINⅢ恰当的处理是

159. 外阴脂肪瘤恰当的处理是

160. 外阴乳头瘤恰当的处理是

161. 外阴基底细胞癌恰当的处理是

(162～165 题共用备选答案)

  A. 宫颈细胞学检查

  B. 宫腔吸片脱落细胞学检查

  C. 宫颈管搔刮活组织检查

  D. 子宫内膜活检

  E. 双合诊与三合诊检查

162. 用于宫颈癌的早期筛查方法是

163. 用于宫颈腺癌的确诊方法是

164. 早期子宫内膜癌的检查方法是

165. 宫颈癌的临床分期需做的检查是

(166～169 题共用备选答案)

  A. 每 3～6 个月随诊刮片，必要时活检

  B. 全子宫切除术

  C. 宫颈锥切术加密切随访

  D. 子宫根治术，可保留卵巢

  E. 放疗

166. CIN I 级，恰当的处理是

167. CIN III 级，未生育，恰当的处理是

168. 27 岁，镜下诊为宫颈癌 I a 2 期，恰当的处理是

169. 宫颈癌 II b 期，恰当的处理是

(170～172 题共用备选答案)

  A. 输卵管卵巢囊肿

  B. 非赘生性卵巢囊肿

  C. 卵巢上皮癌

  D. 结核性包裹积液

  E. 浆液性乳头状囊腺瘤

170. 囊肿多为双侧，活动受限，有盆腔感染史，应为

171. 直径 <5 cm，多能自行消失或缩小，应为

172. 易恶变，应为

(173～176 题共用备选答案)

  A. 支持细胞 - 间质细胞瘤

  B. 卵泡膜细胞瘤

  C. 纤维瘤

  D. 皮样囊肿

  E. 黏液性囊腺瘤

173. 肿瘤可含外、中、内 3 胚层组织的是

174. 具有女性化作用的肿瘤是

175. 具有男性化作用的肿瘤是

176. 肿瘤为良性，但可伴发胸水、腹水的是

(177～180 题共用备选答案)

  A. 宫颈病变直径大于 4 cm，双侧主韧带增粗

  B. 病变侵犯阴道上 2/3，双侧主韧带无增粗

  C. 病变侵犯阴道上 1/3，右主韧带条索状增粗达盆壁

  D. 病变侵犯左侧主骶韧带达 1/2，左输尿管扩张，肾盂积水

  E. 癌组织穿透基底膜深度 4 mm，宽度 7 mm

177. 属于宫颈癌 II a 期的是

178. 属于宫颈癌 III b 期的是

179. 属于宫颈癌 II b 期的是

180. 属于宫颈癌 I b 期的是

(181～185 题共用备选答案)

  A. 经腹或经腹腔镜行肌瘤剜除术

  B. 经阴道行肌瘤摘除术

  C. 子宫次全切除术

  D. 子宫全切除术

  E. 子宫全切除术 + 双附件切除术

181. 一老年女性，肌瘤短期内迅速长大，疑肉瘤变，应行

182. 一中年女性，多发性子宫肌瘤，子宫如妊娠 3 个月大小，应行

183. 一年轻已育女性，多发性子宫肌瘤，子宫如妊娠 2 个半月大小，应行

184. 一年轻女性，子宫颈口外突出一鸽蛋大小肌瘤，应行

185. 一年轻女性，未生育，子宫前壁一肌瘤约 5 cm×5 cm 大小，应行

(186～189 题共用备选答案)

  A. 宫颈锥切术

  B. 全子宫切除术

  C. 扩大全子宫切除术

  D. 广泛性全子宫切除术 + 盆腔淋巴结清扫术

  E. 放疗

186. 48 岁，宫颈活检证实为宫颈原位癌。最适宜的处理是

187. 35 岁，宫颈活检为鳞癌，镜下浸润深度大于 5 mm，宽度大于 7 mm。最适宜的处

理是

188. 65 岁, 有慢性肾炎史, 绝经后出血 1 年, 宫颈菜花样改变, 宫旁增厚达盆壁。最适宜的处理是

189. 34 岁, 有接触性出血史。宫颈活检, 镜下证实鳞癌伴微小间质浸润。最适宜的处理是

(190 ~ 193 题共用备选答案)

A. 来源于宫颈黏膜柱状黏液细胞, 分泌大量黏液, 细胞异型, 极性消失

B. 镜下表皮增厚以棘细胞层和基底细胞为主

C. 由成纤维细胞增生而成, 镜下见波浪状或相互盘绕的胶质囊和成纤维细胞

D. 镜下见肿瘤组织自表皮基底层长出, 细胞成堆伸向间质, 有黏液变性

E. 镜下见平滑肌细胞增生, 细胞排列紊乱, 核异型, 核分裂象大于 5 个/HP

190. 外阴基底细胞癌表现为

191. 宫颈腺癌表现为

192. 子宫肉瘤表现为

193. 外阴乳头瘤表现为

(194 ~ 195 题共用备选答案)

A. 激光治疗

B. 单侧外阴切除

C. 外阴广泛切除

D. 较广的外阴病灶切除

E. 外阴根治术 + 同侧腹股沟淋巴结清扫术

194. VIN II 级治疗应行

195. 外阴癌 II 期应行

(196 ~ 198 题共用备选答案)

A. Laparoscopy　　　B. Hysteroscopy

C. Colposcopy　　　D. B type ultrasound

E. CT

196. 可用于诊断子宫颈癌的是

197. 可用于诊断卵巢癌的是

198. 可用于诊断和治疗不规则子宫出血的是

(199 ~ 202 题共用备选答案)

A. 仅向单一胚层分化, 具有高度特异性

B. 肿瘤成分主要由原始神经组织组成

C. 镜下多为腺癌和腺棘皮癌, 常并发子宫内膜癌

D. 来源于原始性腺中的性索及间质组织

E. 来源于体腔上皮

199. 透明细胞癌表现为

200. 未成熟畸胎瘤表现为

201. 卵巢甲状腺肿表现为

202. 睾丸母细胞瘤表现为

(203 ~ 206 题共用备选答案)

A. 宫颈刮片细胞学检查

B. 宫颈管搔刮活组织检查

C. 阴道镜下活组织检查

D. 分段诊刮活组织检查

E. 碘试验后宫颈活组织检查

确诊以下疾病最合适的方法是

203. 子宫内膜癌宜选用

204. 宫颈鳞癌宜选用

205. 宫颈腺癌宜选用

206. 尖锐湿疣宜选用

(207 ~ 209 题共用备选答案)

A. I a 期　　　　　B. I b 期

C. I c 期　　　　　D. II a 期

E. III 期

关于子宫内膜癌分期

207. 癌局限于子宫内膜, 为

208. 癌局限于宫体, 侵犯肌层 ≤1/2, 为

209. 子宫内膜癌术后病理报告: 肿瘤侵犯宫颈黏膜腺体。为

参考答案

1. C	2. E	3. D	4. E	5. B	6. D
7. C	8. D	9. B	10. E	11. E	12. A
13. E	14. D	15. B	16. D	17. C	18. C
19. E	20. D	21. E	22. E	23. C	24. E
25. C	26. C	27. E	28. B	29. B	30. E
31. D	32. E	33. E	34. E	35. E	36. E
37. B	38. D	39. B	40. E	41. C	42. C
43. E	44. B	45. D	46. D	47. E	48. E
49. E	50. D	51. D	52. A	53. E	54. B
55. E	56. D	57. D	58. B	59. D	60. D
61. E	62. E	63. C	64. E	65. E	66. C
67. E	68. B	69. B	70. C	71. B	72. B
73. D	74. A	75. D	76. C	77. C	78. A

79. E 80. D 81. C 82. E 83. B 84. C
85. A 86. C 87. D 88. A 89. B 90. B
91. C 92. B 93. D 94. D 95. B 96. C
97. B 98. B 99. B 100. C 101. E 102. B
103. C 104. B 105. E 106. C 107. C 108. E
109. C 110. B 111. B 112. C 113. D 114. B
115. C 116. A 117. D 118. C 119. E 120. E
121. E 122. C 123. B 124. C 125. D 126. E
127. C 128. C 129. A 130. E 131. C 132. D
133. B 134. C 135. E 136. C 137. E 138. D
139. C 140. B 141. C 142. E 143. E 144. A

145. E 146. C 147. D 148. E 149. A 150. C
151. E 152. A 153. B 154. B 155. A 156. D
157. A 158. D 159. A 160. B 161. E 162. A
163. C 164. B 165. E 166. A 167. C 168. D
169. E 170. A 171. B 172. E 173. D 174. B
175. A 176. C 177. B 178. C 179. A 180. E
181. E 182. D 183. C 184. B 185. A 186. B
187. D 188. E 189. C 190. D 191. A 192. E
193. B 194. B 195. E 196. C 197. D 198. B
199. E 200. B 201. A 202. D 203. D 204. E
205. B 206. C 207. A 208. B 209. C

第十七章 妊娠滋养细胞疾病

【A1/A2 型题】

1. 关于葡萄胎的阴道出血，下列哪项说法是恰当的

A. 多在葡萄胎清宫后几个月开始出现

B. 出血原因在于葡萄胎组织自蜕膜剥离，使母体血管破裂

C. 均为大量流血，可伴有水泡状组织，可导致贫血及继发感染

D. 肿瘤组织可穿破子宫，形成腹腔内出血

E. 为子宫病灶侵蚀血管所致

2. 葡萄胎清宫术后提示预后良好的最主要的指标是

A. 阴道流血逐渐减少

B. HCG 持续下降，12 周内转为阴性

C. 黄素囊肿逐渐减小

D. 阴道涂片提示高雌激素水平

E. 妇科检查无明显异常

3. 绒毛膜癌最主要的转移途径是

A. 淋巴转移   B. 直接蔓延

C. 血液转移   D. 腹腔种植

E. 经宫颈黏膜下行至阴道

4. 绒癌最常见的转移部位依次是

A. 肺、盆腔、脑、肝、阴道

B. 盆腔、阴道、肺、肝、脑

C. 肺、阴道、盆腔、脑、肝

D. 肝、脑、盆腔、阴道、肺

E. 盆腔、肝、肺、阴道、脑

5. 关于侵蚀性葡萄胎的叙述，错误的是

A. 多数在葡萄胎清除后 6 个月内发生

B. 镜检可见绒毛结构或退化的绒毛阴影

C. 不发生脑转移

D. 最常见的是肺转移

E. 以化学治疗为主

6. 哪项不是滋养细胞肿瘤常见的联合化疗方案

A. BEP

B. 5 - FU + KSM

C. ACM

D. Act - D + CTX + MTX

E. EMA - CO

7. 侵蚀性葡萄胎和绒癌均可发生于

A. 输卵管妊娠后

B. 人工流产以后

C. 葡萄胎刮宫后

D. 足月分娩后

E. 先兆流产

8. 绒毛膜癌常见的突然死亡原因是

A. 咯血

B. 阴道转移结节破裂大出血

C. 脑转移

D. 子宫壁病灶破溃，腹膜内大出血

E. 恶病质

9. 侵蚀性葡萄胎的诊断依据是

A. β - HCG 定量测定

B. 病理分级

C. 葡萄样水泡状物的大小

D. 子宫囊肿的大小

E. 是否侵入子宫肌层

10. 侵蚀性葡萄胎与绒癌鉴别的主要依据是

A. 有无肺转移

B. 阴道出血持续 30 天以上

C. 黄素囊肿长期不消退

D. 病理检查有无绒毛结构

E. 血 HCG 浓度的高低

11. 关于胎盘部位滋养细胞肿瘤的诊断依据，下列叙述中不恰当的是

A. 主要症状为不规则阴道流血

B. 子宫大如孕 2~3 个月

C. 血 β-HCG 值 <3000 U/L

D. 血 HPL 值明显低于正常值

E. B 型超声见子宫肌壁内低回声区

12. 良性葡萄胎的病理特点不包括

A. 滋养细胞增生

B. 绒毛间质水肿

C. 绒毛间质内胎源性血管消失

D. 血栓形成，细胞间变

E. 滋养细胞的增生程度与预后有关

13. 关于绒毛膜癌，下列叙述中不恰当的是

A. 分娩、流产后的绒毛膜癌预后较差

B. 绒毛膜癌多发生于葡萄胎后

C. 绒毛膜癌主要经淋巴道转移

D. 最常见的转移部位是肺

E. 尿妊娠试验阳性

14. 下列选项中不需给予预防性化疗的是

A. 26 岁已婚未育妇女，部分性葡萄胎，清宫后 HCG 下降正常，随访 2 年均正常

B. 45 岁农村妇女，完全性葡萄胎，随访困难

C. 26 岁完全性葡萄胎患者，清宫病理是滋养细胞增生显著并伴不典型性增生

D. 30 岁已婚未孕妇女，再次葡萄胎，HCG 120000 U/L

E. 持续性葡萄胎

15. 良性葡萄胎术后随访的目的是

A. 指导避孕

B. 及早发现恶变

C. 及早发现妊娠

D. 了解盆腔恢复情况

E. 指导进一步妊娠

16. 关于绒癌阴道转移瘤破溃大出血的急救，下列叙述中最恰当的是

A. 给静脉输注止血药

B. 子宫动脉栓塞

C. 局部敷以止血药

D. 清洁阴道，纱布条填塞阴道压迫止血

E. 给静脉 5-FU 化疗

17. 葡萄胎确诊后应采取的处理方案是

A. 静脉滴注缩宫素

B. 备血，立即行清宫术

C. 输血、输液

D. 子宫切除后化疗

E. 立即化疗

18. 关于绒毛膜癌与侵蚀性葡萄胎的局部治疗，下列哪项不恰当

A. 盆腔转移可采用髂内动脉或子宫动脉插管化疗

B. 外阴、阴道转移，局部可注射 5-FU

C. 脑转移，鞘内注射 MTX

D. 胸腔转移可局部注射 5-FU

E. 一般情况下可口服 5-FU

19. 下列哪项能完全排除完全性葡萄胎的诊断

A. 妊娠试验阴性

B. 子宫大于妊娠月份

C. 停经后阴道出血

D. 超声多普勒闻及胎心搏动

E. 卵巢黄素化囊肿

20. 葡萄胎清除后常规随访的项目不包括

A. 妇科检查

B. 定期阴道细胞涂片检查

C. 定期行血 β-HCG 检查

D. 胸部 X 线检查

E. 盆腔 B 超检查

21. 女性生殖系统疾病的恶性肿瘤中，下列哪一种疾病应用化学药物治疗能治愈

A. 子宫内膜癌   B. 卵巢癌

C. 宫颈癌   D. 输卵管癌

E. 绒癌

22. 葡萄胎清宫术后，下列选项中可不考虑为侵蚀性葡萄胎的是

A. 葡萄胎吸宫术后 100 天，β-HCG 仍持续阳性

B. 葡萄胎吸宫术后 β-HCG 曾一度下降到正常水平，后又迅速上升到异常水平

C. 葡萄胎清宫术后 5 个月，出现肺、脑转移灶，阴道出现紫色转移性结节

D. 葡萄胎清宫术后 4 个月，阴道出现紫色转移性结节

E. 葡萄胎清宫术后1年出现咳嗽，胸片出现转移灶

结构或绒毛退变痕迹

23. 关于良性葡萄胎的处理，下列选项中不正确的是

A. 确诊后尽快排空子宫腔

B. 充分扩张子宫颈，选小号吸管

C. 应取近子宫壁刮出物送病检

D. 40 岁以上妇女，水泡较小，滋养层细胞增生明显，可行子宫切除

E. 子宫大于妊娠 3 个月者，葡萄胎排出 1 周后行第 2 次刮宫

24. 关于葡萄胎的病理学特点，下述哪项不恰当

A. 部分性葡萄胎仅部分胎盘绒毛发生水泡状变，胎儿多已死亡

B. 完全性葡萄胎时整个宫腔充满水泡，胎盘绒毛全部受累，无胎儿及其附属物

C. 良性葡萄胎的绒毛可侵入间质或肌层

D. 与部分性葡萄胎并存的胎儿易有宫内发育迟缓和多发性先天性畸形

E. 滋养细胞增生是葡萄胎重要的病理特征，据此分级可预测葡萄胎的预后

25. 关于绒癌脑转移的治疗，下列说法中不恰当的是

A. 鞘内注射 MTX 可控制脑转移

B. 不需全身化疗

C. MTX 应隔日给药

D. 每次注射 MTX 剂量为 10～15 mg，溶于双蒸水中

E. 用药期间观察颅压下降情况，以观察疗效

26. 关于侵蚀性葡萄胎的确诊，下列哪项说法不恰当

A. B 超发现宫壁局灶性或弥漫性强光点或光团与暗区相间的蜂窝样病灶可辅助诊断

B. HCG 持续高于异常或降至正常后又迅速升高，排除清宫不全、黄素化囊肿或再次妊娠

C. 葡萄胎清宫后半年内出现阴道不规则出血及 HCG 异常升高，可以确诊

D. 刮宫标本中见到绒毛或绒毛退变痕迹

E. 子宫切除标本中见到子宫深肌层有绒毛

27. 关于妊娠滋养细胞肿瘤，下述哪项恰当

A. 前次妊娠为异位妊娠，不发生绒毛膜癌

B. 绒毛膜癌可发生在葡萄胎之后

C. 侵蚀性葡萄胎可发生在流产后

D. 绒毛膜癌最早出现的是脑转移

E. 绝经后再不发生绒毛膜癌

28. 葡萄胎患者随访期间的避孕措施应选择

A. 宫内节育器　　　　B. 口服避孕药

C. 安全期避孕　　　　D. 阴茎套

E. 皮下埋植

29. 下列哪项绒癌已达到临床治愈

A. 化疗后症状、体征消失，血 HCG 每周测定已 3 次正常，又随访 2 年

B. 化疗后症状、体征消失，血 HCG 每周测定已 3 次正常，巩固化疗 2 疗程后又随访 2 年

C. 化疗后症状、体征消失，血 HCG 每周测定已 3 次正常，巩固化疗 2 疗程后又随访 5 年

D. 化疗后症状、体征消失，血 HCG 每周测定已 3 次正常，又随访 5 年

E. 化疗后症状、体征消失，血 HCG 每周测定已 3 次正常，巩固化疗 2 疗程后又随访 3 年

30. 关于绒毛膜上皮癌，下列哪项说法是恰当的

A. 绒癌最常见的转移部位是肺，其次是脑和肝

B. 是一种高度恶性肿瘤，早期就可经淋巴转移至全身，引起出血坏死

C. 妊娠绒癌 50% 继发于葡萄胎清宫后 1 年以上，发生于流产、足月分娩后各占 25%，少数发生于异位妊娠后

D. 绒癌不可能达到临床治愈

E. 绒癌均发生于子宫，不可能有只出现转移灶而未发现子宫内原发灶的情况

31. 妊娠滋养细胞疾病不包括下列哪项

A. 葡萄胎

B. 侵蚀性葡萄胎

C. 绒毛膜癌

D. 胎盘部位滋养细胞肿瘤

E. 卵巢绒癌

32. 关于妊娠滋养细胞疾病，下列哪项是错误的

A. 葡萄胎确诊后应尽早行清宫术

B. 葡萄胎 HCG 水平越高病情越重

C. 葡萄胎 HCG 水平较相应月份正常妊娠 HCG 水平高

D. 侵蚀性葡萄胎和绒癌最常见的转移部位是肺

E. 侵蚀性葡萄胎和绒癌的治疗原则是化疗为主，手术为辅

33. 葡萄胎完全排空后，HCG 降至正常的平均时间为多少周

A. 1 周   B. 2 周

C. 3 周   D. 8 周

E. 10 周

34. 关于葡萄胎的治疗，下列哪项不恰当

A. 年龄 >40 岁，无生育要求，随访条件差的葡萄胎患者，可切除子宫。但切除子宫只能去除病变侵入局部的危险，不能防止转移的发生

B. 所有葡萄胎患者均应行 2 次清宫术

C. 葡萄胎一旦确诊应立即清宫

D. 因黄素化囊肿可自行消退，故一般不需处理。除非扭转时间长，影响血运者才行患侧附件切除

E. 具有高危因素者清宫术后可给予 1 个疗程氟尿嘧啶或放线菌素 D 单药预防性化疗

35. 关于葡萄胎清宫术后 HCG 的消退规律，下述哪项不恰当

A. 葡萄胎清宫术后 HCG 消退规律，对预测预后极为重要

B. 葡萄胎清宫后 9 周 HCG 降至不可测出水平

C. 降至正常水平的最长时间不超过 12 ~ 14 周

D. 葡萄胎完全排空后 6 个月 HCG 仍为阳性，为持续葡萄胎

E. HCG 转阴后，又短时间明显上升，侵蚀性葡萄胎的可能性大

36. 关于胎盘部位滋养细胞肿瘤，下述叙述哪项不恰当

A. 临床上主要表现为不规则阴道出血或月经过多，有时闭经

B. 瘤组织主要由中间型滋养细胞组成

C. 可继发于足月产、流产或葡萄胎后，也可与妊娠合并存在

D. 肿瘤呈实质性，一般局限于子宫，可侵入子宫肌层或突向宫腔，子宫增大

E. 首选化疗

37. 对葡萄胎患者进行清宫时应注意的事项中不包括下列哪一项

A. 应采用负压吸引术

B. 必须在输液、备血条件下进行

C. 吸宫前充分扩张宫颈

D. 缩宫素静脉滴注应在宫口充分扩大后再应用

E. 尽可能取宫腔中央的组织行病检

38. 关于侵蚀性葡萄胎的诊断，下列哪项是恰当的

A. 不发生脑转移

B. 光镜下见不到绒毛膜结构

C. 能查到卵巢囊肿者

D. 葡萄胎排出后不足半年内发病

E. 血 HCG 异常升高

39. 下列哪项不是胎盘部位滋养细胞肿瘤的诊断方法

A. 血 HPL 测定   B. 血 HCG 测定

C. B 超   D. 诊断性刮宫

E. 血清 CA125 测定

40. 下列哪项不是绒癌化疗的用药原则

A. Ⅳ期或耐药病例可用 EMA - CO 方案

B. Ⅱ期 - Ⅲ期宜联合用药

C. Ⅰ期单药治疗

D. 联合用药时疗程间隔为 2 周

E. 联合用药时各药宜较单药减量

41. 关于葡萄胎的清宫术，下述哪项不恰当

A. 扩张颈管应扩张到 8 号扩张棒以上

B. 清宫应在输液、配血、建立静脉通道后进行

C. 扩张宫口同时给予缩宫素静脉滴注可减少失血和子宫穿孔

D. 刮出物选取近种植部位及宫腔内组织分别送检

E. 子宫大于 12 周者可于 1 周后行 2 次清宫，但并非必须行 2 次清宫

42. 关于葡萄胎的预后，下列说法中不恰当的是

A. 部分性葡萄胎与完全性葡萄胎的最大区别是部分性葡萄胎发展为持续性葡萄胎的较少，不易恶变

B. 持续性葡萄胎为葡萄胎清宫后 3 个月 HCG 仍高于正常范围者，多恶变

C. 葡萄胎清宫后 8 周 HCG 降至不可测出水平者，预后较好

D. 单从清宫后 HCG 降至正常水平后又迅速升高就可确诊侵蚀性葡萄胎

E. 黄素化囊肿可影响 HCG 清宫后的下降曲线，不一定进展为侵蚀性葡萄胎

43. 典型的葡萄胎临床表现不包括

A. 子宫异常增大变软

B. 停经后不规则阴道流血

C. 卵巢黄素化囊肿

D. 妊娠呕吐、子痫前期或甲亢

E. 肺转移

44. 疑有绒癌脑转移，可根据下列指标诊断，但应除外

A. 脑 CT

B. 脑缺血的一过性症状：突然跌倒、头痛、抽搐、偏瘫

C. 脑脊液:血清 HCG > 1:20

D. 脑部 MRI

E. B 超

45. 下列哪项不是良性葡萄胎的临床表现

A. 腹痛

B. 妊娠剧吐

C. 甲亢

D. 阴道不规则出血

E. 抽搐

46. 患者，女性，34 岁，葡萄胎清宫术后，确诊为完全性葡萄胎，复查 B 超及胸片均未见异

常。出院需如何随访

A. 每周重复 1 次，3 个月后每 2 周复查 1 次，6 个月后每月复查 1 次，1 年后每半年复查 1 次，共随访 3 年

B. 每周复查 2 次，3 个月后每 2 周复查 1 次，6 个月后每月复查 1 次，1 年后每半年复查 1 次，共随访 3 年

C. 每周复查 1 次，3 个月后每 2 周复查 1 次，6 个月后每月复查 1 次，1 年后每半年复查 1 次，共随访 2 年

D. 每 2 周复查 1 次，6 个月后每月复查 1 次，1 年后每半年复查 1 次，共随访 2 年

E. 每月复查 1 次，1 年后每半年复查 1 次，共随访 2 年

47. 26 岁妇女，停经 9 周，阴道不规则流血 2 周。诊断侵蚀性葡萄胎伴阴道转移。处理方案应该是

A. 切除子宫及阴道壁结节，以免大出血或远处转移

B. 清宫术后化疗

C. 纠正一般情况，化疗

D. 纠正一般情况，放疗

E. 给抗生素及纠正贫血后再手术切除子宫，术后化疗

48. 21 岁妇女，停经 9 周，阴道不规则流血 2 周。妇科检查：阴道左侧壁上 1/3 段有一直径为 2.0 cm 紫蓝色结节，子宫如孕 4 个月大。B 超检查见宫腔内充满弥漫分布的光点和小囊样无回声区图像。X 线胸片检查未发现异常。目前最合适的处理方案为

A. 放疗

B. 单药化疗

C. 联合化疗

D. 全子宫切除术

E. 阴道壁结节切除术 + 联合化疗

49. 患者，女性，26 岁，停经 11 周，阴道少量出血 1 周。宫底耻骨上 3 横指，尿妊娠试验阳性。下述哪项检查最有助于鉴别诊断

A. 诊断性刮宫　　　B. 盆腔 B 超

C. 胸部 X 线检查　　D. 头部 CT

E. 血 HCG 定量检查

50. 25 岁已婚妇女，停经 80 天，阴道不规则流血 10 天。妇科检查：子宫如孕 4 个月大，软，双侧附件区触及手拳大囊性肿物，活动良好。为协助诊断，最有价值的检查方法是
   A. 尿 HCG 测定
   B. 超声多普勒检测胎心
   C. B 型超声盆腔检查
   D. 盆腔 X 线检查
   E. 盆腔 CT 检查

51. 28 岁初产妇，停经 3 月余，阴道流血 10 天，宫底平脐，听不到胎心，扪不到胎体。本病例有价值的辅助诊断方法是
   A. X 线腹部片　　　　B. 血 HCG 测定
   C. 尿 HCG 测定　　　　D. B 超
   E. 盆腔内诊检查

52. 40 岁妇女，近 1 年来月经欠规则，7～10/40～60 天，进行性头痛 2 个月，突然偏瘫、失语、抽搐，继之昏迷 3 小时，3 年前患过葡萄胎。妇科检查：子宫稍大，软，附件正常。下一步需行什么检查
   A. 脑脊液检查
   B. 脑血管造影
   C. 宫腔镜检查
   D. 血 HCG 定量测定 + 头部 CT
   E. 诊刮

53. 48 岁农村妇女，因疑侵蚀性葡萄胎行子宫切除。病理检查见子宫肌壁间有水泡样物，镜下见滋养细胞增生活跃。恰当处理应是
   A. 继续随访观察　　　B. 放射治疗
   C. 化疗　　　　　　　D. 消炎治疗
   E. 免疫疗法

54. 患者，女性，42 岁，晨起剧烈疼痛伴呕吐，昏倒 30 分后清醒。胸片检查肺部有半透明小圆形阴影。追问病史，阴道少量不规则出血 2 个月，咳嗽、痰中带血 10 天，G_4P_1，顺产 1 次，人流 3 次，末次妊娠 2 年前。最可能的诊断是
   A. 侵蚀性葡萄胎脑转移
   B. 绒癌脑转移
   C. 肺癌脑转移
   D. 脑栓塞

E. 脑卒中

55. 28 岁经产妇，人工流产术后 8 个月，术后不断有阴道流血，量不多。阴茎套避孕。现尿妊娠试验阳性，胸部 X 线片见两肺中下叶散在浅淡半透明圆形阴影及棉花团影。本病例最可能的诊断为
   A. 葡萄胎
   B. 侵蚀性葡萄胎
   C. 绒毛膜癌
   D. 吸宫不全
   E. 先兆流产

56. 42 岁女性，末次妊娠人流后 8 个月，现停经 3 月，阴道流血 3 天。子宫增大，但小于停经月份，血 HCG > 100000 U/L。最可能的诊断是
   A. 先兆流产
   B. 异位妊娠
   C. 葡萄胎
   D. 侵蚀性葡萄胎
   E. 绒癌

57. 30 岁女性，闭经 3 个月，不规则阴道流血 2 个月。妇科检查：阴道前壁有紫蓝色结节，子宫增大如孕 4 个月。下列何种诊断的可能性大
   A. 先兆流产
   B. 双胎妊娠
   C. 妊娠合并子宫肌瘤
   D. 侵蚀性葡萄胎
   E. 良性葡萄胎

58. 50 岁女性，葡萄胎吸宫术后，吸出物为细小针头样水泡组织，术后 7 天行全子宫切除术。手术的理由是
   A. 无条件随访
   B. 无生育要求
   C. 40 岁以上恶性率明显增加
   D. 估计宫腔内有残留水泡状组织物
   E. 预防再次发生葡萄胎

59. 28 岁已婚妇女，既往月经周期规律，主诉停经 12 周时出现阴道流血及腹部紧张感。妇科检查：宫口未开，子宫如婴儿头大，软，

两侧附件区均触及约手拳大、囊性、活动良好、无压痛肿物，分泌物陈旧血性。尿妊娠试验阳性。本病例双侧附件区肿物最可能的诊断是

A. 双侧输卵管卵巢囊肿

B. 双侧输卵管积水

C. 双侧卵巢浆液性囊腺瘤

D. 双侧卵巢子宫异位囊肿

E. 双侧卵巢黄素囊肿

60. 42 岁经产妇，因葡萄胎行全子宫切除术。病理检查：子宫肌深层镜下见肿大绒毛，滋养细胞高度增生并分化不良。本病例恰当处理应是

A. 病灶已切除，随访观察 2 年

B. 广谱抗生素治疗

C. 免疫疗法

D. 化疗

E. 放射治疗

61. 55 岁女性，绒癌化疗 1 疗程后失访。2 个月后因子宫穿孔、大量腹腔内出血、休克急诊入院。恰当的处理不包括

A. 补充血容量和输新鲜血

B. 双侧子宫动脉栓塞术

C. 开腹探查，全子宫切除术

D. 纠正休克

E. 立即联合化疗

62. 28 岁妇女，人流术后半年，阴道不规则流血，近 1 个月开始厌食、恶心、肝区痛。肝脏超声见多个异常回声。血 HCG 异常增高。诊断绒癌肝转移。下一步治疗为

A. 肝叶切除　　　B. 放疗

C. 单药化疗　　　D. 联合化疗

E. 免疫治疗

63. 41 岁女性，人工流产后 3 个月，阴道出血 3 天。妇科检查：子宫稍大，质地软，尿妊娠试验阳性。胸片示双肺散在粟粒状阴影。诊断为

A. 侵蚀性葡萄胎

B. 先兆流产

C. 吸宫不全

D. 绒毛膜癌

E. 良性葡萄胎

64. 24 岁女性，停经 35 天，阴道流血 1 天。血 HCG > 100000 U/L。最可能的诊断是

A. 早期妊娠　　　B. 多胎妊娠

C. 先兆流产　　　D. 异位妊娠

E. 葡萄胎

65. 30 岁女性，闭经 3 个月，不规则阴道流血 2 个月，经入院诊断为侵蚀性葡萄胎 I 期。下列哪种治疗最合适

A. 放疗

B. 单药化疗

C. 联合化疗

D. 全子宫切除术

E. 二次清宫术

66. 患者 40 岁，停经 5 个月，阴道流血 15 日。宫底平脐，听不到胎心，扪不到胎体。确诊为葡萄胎后应立即采取的措施是

A. 备血，立即行清宫术

B. 输血输液

C. 静脉滴注缩宫素

D. 子宫切除术后化疗

E. 立即化疗

【A3/A4 型题】

(67 ~ 69 题共用题干)

患者 31 岁，葡萄胎刮宫术后 3 个月，阴道流血 20 余天，术后一直无月经来潮。2 天前突然下腹剧痛，出冷汗，昏倒。查体：贫血貌，血压 80/50 mmHg，心率 108 次/分，体温 36.8℃。腹部移动性浊音阳性。阴道左侧壁有 1.5 cm 紫蓝色结节，子宫大小不清，双侧附件有 6 ~ 8 cm 直径囊性包块，尚活动。下腹有压痛及反跳痛。

67. 诊断是

A. 输卵管妊娠破裂

B. 黄素囊肿破裂

C. 卵巢囊肿破裂

D. 卵巢囊肿扭转

E. 侵蚀性葡萄胎并发子宫穿孔

68. 关于 3 个月前的葡萄胎治疗方面，患者有哪项缺憾以致现在的严重后果

A. 未行 2 次清宫

B. 未行全子宫切除

C. 葡萄胎清宫后未定期随访

D. 未纠正贫血

E. 未行预防性化疗

69. 紧急处理中不应包括

A. 建立静脉通道，补充血容量及输血

B. 立即给予化疗

C. 开腹探查

D. B 超或腹腔穿刺进一步明确诊断

E. 测定静脉血 HCG 水平，留给日后疗效比较

(70～72 题共用题干)

患者，女性，33 岁，3 个月前曾因葡萄胎行清宫术，随访 HCG 持续阳性。

70. 目前最可能的诊断是

A. 葡萄胎残留

B. 持续性葡萄胎

C. 黄素化囊肿

D. 妊娠

E. 侵蚀性葡萄胎

71. 为鉴别诊断，目前最适宜的辅助检查是

A. 血 HCG 测定

B. 组织学检查

C. 分段诊刮

D. 子宫、输卵管碘油造影

E. B 型超声检查

72. 目前最适宜的处理方法是

A. 预防性化疗　　　B. 联合化疗

C. 手术治疗　　　　D. 切除子宫

E. 继续随访观察

(73～75 题共用题干)

葡萄胎刮宫后半年内，妊娠试验由阴性转阳性，肺部有散在棉絮状阴影，范围未超过一侧肺叶的一半。子宫如孕 40 天，大而软，双侧附件无异常。

73. 最可能的诊断是

A. 侵蚀性葡萄胎

B. 绒毛膜上皮癌

C. 宫内妊娠

D. 子宫肌瘤合并肺结核

E. 异位妊娠

74. 进一步确诊需哪项检查

A. 尿妊娠稀释试验

B. 血 HCG 放免测定

C. B 超检查

D. 诊断性刮宫

E. 宫腔镜检查

75. 根据我国国内分期方法，此患者应为几期

A. Ⅰ 期　　　　　　B. Ⅱa 期

C. Ⅱb 期　　　　　D. Ⅲa 期

E. Ⅲb 期

【B 型题】

(76～80 题共用备选答案)

A. 绒癌

B. 良性葡萄胎

C. 侵袭性葡萄胎

D. 绒癌 + 侵袭性葡萄胎

E. 胎盘部位滋养细胞肿瘤

76. 可出现咯血，胸片见两肺散在棉球状阴影的是

77. 临床罕见，多数呈良性临床经过，一般不发生转移，治疗首选手术的是

78. 及时清除宫腔内容物为首选治疗方案，子宫大于 12 孕周的 1 周后可再次行清宫术的是

79. 以化疗为主，手术和放疗为辅的是

80. 在滋养细胞肿瘤中恶性度最高的是

(81～82 题共用备选答案)

A. 直接蔓延

B. 淋巴转移

C. 血行转移

D. 直接蔓延和种植

E. 直接蔓延和淋巴转移

81. 绒毛膜癌主要转移途径是

82. 侵蚀性葡萄胎主要转移途径是

(83～86 题共用备选答案)

A. 成团的滋养细胞，无绒毛结构

B. 滋养细胞增生，绒毛间质水肿，血管消失

C. 肌层内坏死组织和血块可见少数水泡，镜下可找到绒毛

D. 胎盘绒毛增大，间质液化，无滋养细胞增生

E. 胎盘种植部位有滋养细胞和炎性细胞浸润

83. 葡萄胎病理变化为

84. 侵蚀性葡萄胎病理变化为

85. 绒癌病理变化为

86. 水肿变性病理变化为

（87～89 题共用备选答案）

A. 甲氨蝶呤（MTX）

B. 5-氟尿嘧啶（5-FU）

C. 更生霉素（KSM）

D. KSM+5-FU

E. MTX+5-FU

87. 绒癌肺转移选用

88. 侵袭性葡萄胎转移结节局部选用

89. 绒癌脑转移，鞘内注射

（90～93 题共用备选答案）

A. 滋养细胞增生，绒毛间质水肿，间质内胎源性血管消失

B. 瘤组织主要由中间型滋养细胞组成，无大片出血坏死

C. 滋养细胞不典型增生，侵入子宫肌层，可见绒毛结构

D. 滋养细胞增生并侵入子宫肌层和血管，不见绒毛结构，伴大片坏死出血

E. 由细胞滋养细胞分化出合体滋养细胞，二者分裂增生与胚外中胚层一起组成绒毛膜

90. 良性葡萄胎病理表现为

91. 绒癌病理表现为

92. 侵蚀性葡萄胎病理表现为

93. 胎盘部位滋养细胞肿瘤病理表现为

（94～97 题共用备选答案）

A. 持续性葡萄胎　　B. 再次葡萄胎

C. 侵蚀性葡萄胎　　D. 绒癌

E. 胎盘部位滋养细胞肿瘤

94. 来源于胎盘种植部位的滋养细胞肿瘤是

95. 流产、分娩、异位妊娠后出现阴道出血或转移灶症状，HCG 异常升高的是

96. 葡萄胎清宫后 6 个月内，阴道不规则出血，HCG 高于正常，水泡样组织侵入子宫深肌层的是

97. 葡萄胎完全排空后 3 个月，HCG 仍高于正常范围的是

（98～100 题共用备选答案）

A. 1 年　　　　　　B. 2 年

C. 3 年　　　　　　D. 4 年

E. 5 年

98. 国内绒癌治疗后随访几年不复发为治愈

99. 国内侵蚀性葡萄胎治疗后随访几年不复发为治愈

100. 国内完全性葡萄胎治疗后随访几年不复发为治愈

（101～103 题共用备选答案）

A. 绒毛膜癌肺转移

B. 绒毛膜癌脑转移

C. 侵蚀性葡萄胎

D. 卵巢上皮性癌

E. 子宫内膜腺癌

101. 甲氨蝶呤适用于治疗

102. 放线菌素 D 适用于治疗

103. 顺铂适用于治疗

（104～107 题共用备选答案）

A. 阴道左侧壁有 1.5 cm 直径的紫蓝色结节

B. 宫腔组织病理报告"绒毛上皮细胞增生，绒毛间质水肿，血管消失"

C. 子宫切除标本病理报告"滋养细胞增生侵入子宫肌层和血管，伴有大量出血坏死，不见绒毛结构"

D. A 和 B

E. A 和 C

104. 侵蚀性葡萄胎表现为

105. 绒毛膜上皮癌 I 期表现为

106. 葡萄胎表现为

107. 绒毛膜上皮癌 II 期表现为

参考答案

1. B　2. B　3. C　4. C　5. C　6. A
7. C　8. C　9. E　10. D　11. D　12. D
13. C　14. A　15. B　16. D　17. B　18. E
19. D　20. B　21. E　22. E　23. B　24. C
25. B　26. D　27. B　28. D　29. C　30. C

31. E	32. B	33. D	34. B	35. D	36. E
37. E	38. D	39. E	40. D	41. C	42. D
43. E	44. E	45. E	46. C	47. C	48. C
49. B	50. C	51. D	52. D	53. C	54. B
55. C	56. E	57. D	58. C	59. E	60. D
61. E	62. D	63. D	64. E	65. B	66. A
67. E	68. C	69. B	70. E	71. E	72. A

73. A	74. B	75. D	76. D	77. E	78. B
79. D	80. A	81. C	82. C	83. B	84. C
85. A	86. D	87. D	88. B	89. A	90. A
91. D	92. C	93. B	94. E	95. D	96. C
97. A	98. E	99. E	100. B	101. B	102. A
103. D	104. D	105. C	106. B	107. E	

第十八章　生殖内分泌疾病

【A1/A2 型题】

1. 哪项辅助检查结果不符合无排卵性功血

A. 经前诊刮子宫内膜呈增生期变化

B. BBT 测定呈单相型

C. 经前宫颈黏液结晶检查为椭圆或梭形物样

D. 经前诊刮子宫内膜呈增生过长

E. 阴道脱落细胞涂片检查表现为高度雌激素影响

2. 不属于无排卵性功血自限机制缺陷的是

A. 子宫内膜组织脆性减弱

B. 子宫内膜脱落不全，不能有效刺激内膜修复

C. 子宫内膜血管结构与功能异常

D. 凝血与纤溶异常

E. 血管舒缩因子异常

3. 下列情况的闭经不属于垂体性闭经的是

A. 泌乳素瘤　　　　　B. 垂体脓肿

C. 多囊卵巢综合征　　D. 希恩综合征

E. 垂体手术后

4. 40 岁妇女闭经 2 年余，考虑为子宫性闭经。必需的辅助检查方法是

A. 静脉滴注 LH - RH 100 μg

B. 测血中 FSH 及 LH 值

C. 行阴道脱落细胞检查

D. 肌注黄体酮 20 mg 连用 3 ~ 5 天

E. 口服妊马雌酮 1.25 mg，共 20 天，后 10 日加服甲羟孕酮 6 mg

5. 功血与早期子宫内膜癌的鉴别诊断可采用如下方法，但不包括

A. 宫腔镜检查

B. 血 E、FSH、LH 测定

C. 妇科检查

D. B 超检查

E. 诊刮

6. 关于功能失调性子宫出血，下列叙述中恰当的是

A. 功能失调性子宫出血是由于下丘脑 - 垂体 - 卵巢轴的病变引起的子宫出血

B. 功能失调性子宫出血是由于贫血、营养不良及代谢紊乱而引起的子宫出血

C. 功能失调性子宫出血是由于下丘脑 - 垂体 - 卵巢轴的器质性病变引起的子宫出血

D. 功能失调性子宫出血是由子宫内膜病变引起的子宫出血，全身其他器官没有器质性病变

E. 功能失调性子宫出血原因是促性腺激素或卵巢激素在释放或调节方面的暂时性变化

7. 关于功血时用性激素止血，下述哪项是恰当的

A. 更年期止血需用雌激素

B. 内膜增生过长可采用孕激素

C. 雌激素可用于黄体萎缩不全

D. 无排卵型功血萎缩型内膜不可用雌激素

E. 无排卵型功血可用氯米芬（克罗米芬）止血

8. 下列治疗哪项是不恰当的

A. 青春期功血止血：小剂量雌激素疗法

B. 黄体功能不全：补充孕激素疗法

C. 育龄期功血内源性雌激素水平较高者：雌孕激素合并疗法

D. 青春期功血调整月经周期：雌孕激素序贯疗法

E. 青春期功血促排卵：小剂量雌激素配伍氯米芬周期疗法

9. 性激素治疗功血中雄激素止血作用在于以下机制，但不包括

A. 增强子宫平滑肌张力

B. 拮抗雌激素作用

C. 增强子宫血管张力

D. 减轻盆腔充血

E. 迅速改变子宫内膜

10. 关于功血患者给予药物性刮宫，适合以下情况，但不包括

    A. 血红蛋白在 90 g/L 以上者

    B. 体内有一定雌激素水平者

    C. 血红蛋白在 70 g/L 以下者

    D. 青春期功血

    E. 围绝经期功血

11. 关于无排卵性功血的病理生理叙述，不正确的是

    A. 有雌激素撤退出血

    B. 有雌激素突破出血

    C. 内膜纤溶活性增加

    D. 子宫内膜多为增生性变化

    E. 月经周期后半期内膜病理示分泌不良

12. 关于无排卵性功血病理表现，下述哪项是不恰当的

    A. 表现为雌激素突破型出血

    B. 表现为雌激素撤退型出血

    C. 表现为内膜纤溶活性增生

    D. 围绝经期的无排卵性功血是由于卵巢功能衰退，无排卵

    E. 多数是伴高血压，全身凝血功能不佳

13. 关于功血的药物治疗，下列叙述中不恰当的是

    A. 青春期少女应促使卵巢恢复功能

    B. 青春期少女应以止血为主，可不调整周期

    C. 对不同年龄对象采用不同方法

    D. 更年期妇女止血后再调经

    E. 更年期妇女调经以减少经量为原则，不必促排卵

14. 下列说法中恰当的是

    A. 以往月经正常，以后发生月经不能按时来潮为继发性闭经

    B. 年满 16 岁仍无月经来潮为原发性闭经

    C. 闭经是卵巢内分泌功能失调导致的月经停止

    D. 以往月经正常，以后发生月经停止 6 个月以上为继发性闭经

    E. 由于病理性原因月经停止为继发性闭经

15. 为了鉴别患者是排卵型或无排卵型功血，下述哪项辅助检查是无意义的

    A. 周期性孕激素测定

    B. 基础体温测定

    C. 月经前半周期做诊断性刮宫

    D. 周期性阴道脱落细胞涂片检查

    E. 经前做宫颈黏液结晶检查

16. 关于性激素水平测定，哪种说法是不恰当的

    A. FSH、LH 正常水平，E_2 异常升高，可能为卵巢功能性肿瘤

    B. 21 岁，不规则出血 10 余天，P 低水平，为无排卵性功血

    C. FSH、LH 升高，E_2 低，为卵巢性闭经

    D. FSH、LH、E_2 均低水平，为下丘脑垂体性闭经

    E. 经期第 3 天测 FSH > 10 IU/L，提示卵巢储备功能降低

17. 可能引起闭经的疾病有以下几种，但除外

    A. 肾上腺皮质功能亢进

    B. 甲亢

    C. 胰岛素抵抗综合征

    D. 垂体泌乳素瘤

    E. 甲状旁腺功能亢进

18. 绝经后妇女骨质疏松的原因是

    A. 骨质停止生成

    B. 血钙降低

    C. 骨吸收速度加快

    D. 甲状旁腺功能亢进

    E. 血钙升高

19. 关于孕激素试验，下列哪种说法是不恰当的

    A. 方法为肌注黄体酮 20 mg，每天 1 次，连续 5 天，停药观察阴道流血情况

    B. 孕激素试验阴性说明体内雌激素水平较低

    C. 孕激素试验阳性说明体内有一定雌激素水平

D. 孕激素试验阳性可排除子宫性闭经

E. 孕激素试验阴性为子宫性闭经

20. 鉴别排卵性功血或无排卵性功血，哪项检查是无意义的
    A. BBT 测定
    B. 月经干净后 3 天行宫腔镜下活检
    C. 经前行宫颈黏液结晶检查
    D. 阴道脱落细胞涂片检查
    E. 激素测定

21. 关于有排卵型功血中黄体功能不全的特点，下列选项中哪项是错误的
    A. 孕激素水平较低，子宫内膜分泌反应不足
    B. 与卵泡期 FSH 分泌缺乏有关
    C. 与月经初潮、产后或绝经前等生理性因素无关
    D. 基础体温呈双相型，上升后持续时间较短
    E. 月经周期规律，可伴有不孕或流产

22. 围绝经期妇女内分泌的变化是
    A. 雌激素减少，FSH 减少，雌/雄激素比例降低
    B. 雌激素减少，FSH 升高，雌/雄激素比例降低
    C. 雌激素不变，FSH 升高，雌/雄激素比例增加
    D. 雌激素增加，FSH 减少，雌/雄激素比例增加
    E. 雌激素升高，FSH 升高，雌/雄激素比例不变

23. 下列哪项不是围绝经期患者的临床表现
    A. 月经紊乱
    B. 肥胖、多毛
    C. 激动易怒，焦虑不安
    D. 情绪低落，抑郁寡欢
    E. 皮肤干燥，色素沉着

24. 关于功血，下列叙述中错误的是
    A. 下丘脑－垂体－卵巢调节机制失调
    B. 不伴有全身和生殖器官质性病变
    C. 以绝经前期多见

D. 绝经期功血多数不排卵

E. 更年期功血多数是有排卵性功血

25. 大剂量雌激素治疗功血的作用在于
    A. 反馈抑制子宫内膜生长
    B. 药物性刮宫
    C. 促使子宫内膜生长修复，短期内修复创面
    D. 促排卵，纠正出血
    E. 减少子宫血流

26. 关于多囊卵巢综合征的检查，叙述错误的是
    A. BBT 呈单相型
    B. 经前诊刮子宫内膜病检为增生期或增生过长
    C. B 超显示不排卵
    D. 腹腔镜下可见卵巢增大，有黄体征象
    E. 卵巢活检可确诊

27. 下列哪项不是无排卵型功血的特点
    A. 好发于更年期和青春期
    B. 基础体温单相
    C. 阴道涂片示中、高度雌激素影响
    D. 内分泌测定示 FSH 持续低水平，LH 无高峰形成，雌激素水平不稳定，无孕激素
    E. 内膜病理示分泌不良

28. 关于子宫功能性出血的治疗，下述哪项是不恰当的
    A. 初潮后 5 年发生功血可以在雌激素止血后考虑促排卵、调整周期
    B. 对于顽固性功血，但有子宫切除禁忌证者可行子宫内膜切除术
    C. 初潮后 3 年内多数为无排卵性月经。一般情况下重视营养、体育锻炼，尽量不用外源性激素
    D. 生殖年龄妇女多数为排卵型功血，止血后给口服避孕药
    E. 更年期功血诊刮为内膜腺瘤样增生，给用雌、孕激素联合治疗

29. 闭经患者雌、孕激素序贯试验阳性，垂体兴奋试验阳性，说明病变部位在
    A. 子宫　　　　　　　B. 卵巢
    C. 垂体　　　　　　　D. 下丘脑

E. 大脑皮质

30. 黄体功能不足时子宫内膜的病理表现不会有
A. 内膜各个部位分泌反应不均
B. 腺体与间质不同步
C. 腺体分泌不足
D. 子宫内膜呈现蜕膜样变
E. 间质水肿不明显

31. 闭经时，与卵巢功能检查无关的项目是
A. 测基础体温
B. 阴道脱落细胞学检查
C. 宫颈黏液结晶检查
D. 行子宫、输卵管碘油造影
E. 测血中雌、孕激素值

32. 子宫内膜不规则脱落的治疗首选
A. 雌、孕激素联合
B. 孕激素
C. 雌激素
D. 米非司酮
E. 他莫昔芬（三苯氧胺）

33. 关于功能失调性子宫出血，下述哪项是不恰当的
A. 功血可发生在任何年龄，但50%发生在绝经前期
B. 功血是不伴有全身及内外生殖器官器质性病变的异常子宫出血
C. 功血是由于调节生殖的神经内分泌机制失常引起的异常子宫出血
D. 青春期功血多数有血液系统病变
E. 更年期功血多数是无排卵功血

34. 未婚妇女闭经，为了解卵巢功能，简便、易行的检查是
A. 阴道细胞涂片检查
B. BBT测定
C. 子宫内膜活检
D. 宫颈黏液检查
E. 尿FSH、LH测定

35. 下列说法中恰当的是
A. 子宫内膜不规则脱落临床表现为经期延长，出血量少
B. 月经第3天、第4天分泌期内膜已全部脱落
C. 黄体一般生存12天后萎缩

D. 子宫内膜不规则脱落基础体温双相，但高温相不下降
E. 诊断子宫内膜不规则脱落应选择月经来潮12小时内刮宫

36. 高水平雌激素突破性出血典型的表现是
A. 停经后出血，同月经
B. 阴道淋漓出血
C. 经前淋漓出血
D. 经前经后淋漓出血
E. 停经后大量出血

37. 不孕和痛经并存的患者，最常见于
A. 子宫肌瘤
B. 生殖器结核
C. 子宫内膜异位症
D. 多囊卵巢综合征
E. 无排卵性功血

38. 宫腔镜下可以诊断及治疗的疾病不包括
A. 子宫黏膜下肌瘤
B. 子宫内膜息肉
C. 子宫内膜异位囊肿
D. 宫腔内胚物残留
E. 子宫内膜炎

39. 下列哪种情况不是异常子宫出血
A. 在两次月经之间发生出血
B. 月经周期短于21天
C. 月经过多
D. 月经量少，经期下腹痛
E. 周期不规则，血量过多

40. 关于无排卵功血的手术治疗，下列哪项不正确
A. 刮宫术最常用，既能明确诊断，又能迅速止血
B. 围绝经期出血患者在激素治疗前宜常规刮宫
C. 围绝经期功血最好在宫腔镜下分段诊刮
D. 年龄超过40岁的顽固性功血，可通过激光行子宫内膜去除术
E. 年龄超过40岁，病理为子宫内膜简单型增生过长的功血应行子宫切除术

41. 下列哪项不属于下丘脑性闭经

A. 假孕性闭经

B. 神经性畏食，消瘦后闭经

C. 运动员闭经

D. 多囊卵巢综合征

E. 闭经溢乳综合征

42. 关于功能性出血的手术治疗，下述不恰当的是

A. 更年期功血激素治疗前应常规刮宫

B. 分段诊刮的目的是止血，排除宫腔内器质性病变

C. 青春期功血禁止刮宫

D. 子宫切除术可以用于治疗功血

E. 病理诊断为子宫内膜不典型增生时，可行子宫内膜去除术

43. 在卵巢性闭经的临床表现和实验室检查中，下述哪项是不恰当的

A. FSH、LH 测定增高

B. 雌激素试验（−）

C. 孕激素试验（−）

D. 常伴有围绝经期症状

E. 卵巢内虽有原始卵泡，但对促性腺激素不敏感

44. 关于功血大出血患者给予性激素药物止血的原则：**6 小时内见效，24~48 小时内出血基本停止**。若几小时仍不止血，应考虑器质性病变存在

A. 60 小时　　　　　B. 72 小时

C. 48 小时　　　　　D. 96 小时

E. 120 小时

45. 青春期功血的治疗原则不包括

A. 调整周期

B. 大量雌激素止血

C. 大量孕激素加睾酮止血

D. 诱发排卵

E. 纠正贫血，改善全身状况

46. 下列哪项不是氯米芬的适应证

A. 低促性腺激素性闭经

B. 无排卵性功血

C. 多囊卵巢综合征

D. 黄体功能不全

E. 下丘脑功能失调性闭经

47. 下列哪项不符合黄体功能不全的表现

A. 月经周期短，经量或多或少

B. 常不孕或早期流产

C. 基础体温双相

D. 月经周期第 20 天血黄体酮水平为 100 mmol/L

E. 月经来潮第 1 天宫颈出现典型的羊齿状结晶

48. 年轻未育妇女，BBT 双相，月经频发。应行哪种治疗

A. 雌、孕激素序贯疗法

B. BBT 低温相时给予雌激素

C. BBT 低温相时给予 HCG

D. 给予雄激素

E. BBT 高温相时给予黄体酮肌内注射

49. 诊断子宫内膜脱落不全时，诊刮时间需在

A. 月经第 2 天

B. 月经第 1 天

C. 月经第 5 天

D. 月经来潮 24 小时内

E. 任何时间诊刮均可

50. 绝经期尿中促性腺激素的变化正确的是

A. 无变化　　　　　B. 微量

C. 不确定　　　　　D. 减少

E. 增加

51. 克罗米芬适用于

A. 垂体血管闭塞的排卵障碍患者

B. 卵巢衰竭引起的排卵障碍患者

C. 内源性雌激素缺乏的排卵障碍患者

D. GnRH 分泌不足的患者

E. 有一定雌激素水平的排卵障碍患者

52. 关于闭经溢乳综合征的叙述，错误的是

A. 服用氯丙嗪、甾体类避孕药等可能引起闭经

B. 可能存在垂体微腺瘤

C. PRL 值升高

D. 可用溴隐亭治疗

E. 应用放疗有较好疗效

53. 无排卵型功血患者子宫出血量多的机制在于

以下几种改变，但除外

A. 子宫内膜不能同步脱落，致使一处修复，另一处破裂出血

B. 雌激素长时间持续作用而缺乏孕激素拮抗，子宫内膜不受限制地增生

C. 子宫内膜螺旋小动脉收缩乏力，使出血时间长，不易自止

D. 血内纤溶酶活化，引起纤维蛋白裂解，加重出血

E. 长时间大量雌激素作用使子宫腔增大，内膜出血面积增大

54. 下列症状可能与绝经有关，但除外

A. 尿频尿急

B. 肢体疼痛

C. 易于激动

D. 严重抑郁，多次自杀倾向

E. 外阴灼热感，分泌物减少

55. 鉴别下丘脑、垂体性闭经的方法是

A. 经前诊刮

B. BBT

C. 垂体兴奋试验（GnRH 刺激试验）

D. 卵巢兴奋试验

E. 染色体检查

56. 关于下丘脑性闭经，下述哪项是不恰当的

A. 是最常见的一类闭经

B. 其原因全部为功能性因素

C. GnRH 脉冲或分泌模式异常

D. 常伴有不孕

E. 全身性疾病可引起下丘脑性闭经

57. 关于围绝经期，下列叙述中恰当的是

A. 绝经之前为绝经前期

B. 绝经是月经停止

C. 任一卵巢切除均可导致人工绝经

D. 绝经以后妇女就进入老年期

E. 绝经期一系列性激素减少所致的症状称为围绝经期综合征

58. 多囊卵巢综合征最常见的表现是

A. 月经过多与闭经相间出现

B. 继发性月经稀发或闭经

C. 进行性闭经

D. 原发性闭经

E. 月经周期紊乱，经期长而淋漓不净

59. 更年期功血的治疗首选

A. 中药

B. 足量止血药

C. 大剂量雌激素

D. 人工合成孕激素

E. 分段诊刮术

60. 无排卵型功血促排卵可使用的药物不包括

A. 绒毛膜促性腺激素

B. 雌孕激素序贯服药

C. 氯米芬

D. 尿促性素

E. 促性腺素释放激素激动药

61. 关于排卵型功血，下述哪项是不恰当的

A. 在青春期生殖内分泌轴发育尚不健全，更年期卵巢功能开始衰退时很少发生排卵型功血

B. 卵泡期 E_2、FSH 减少，LH 峰值不高，排卵后黄体发育不佳，而发生排卵型功血

C. 排卵型功血基础体温双相

D. 子宫内膜表现为腺体分泌不足或不规则脱落

E. 性成熟期不会发生排卵型功血

62. 功血与黏膜下肌瘤的鉴别诊断可采用以下方法，但不包括

A. 盆腔 B 超

B. 诊刮

C. 宫腔镜

D. 子宫输卵管碘油造影

E. 血雌二醇测定

63. 青春期无排卵功血的病因是

A. 排卵前 FSH 峰无法形成

B. 卵泡分泌雌激素尚不足

C. 卵泡对垂体的反应尚不足

D. 对 LH 的正反馈尚未建立

E. 对 LH 的负反馈机制尚未成熟

64. 无排卵性功血诊刮病理结果不可以有

A. 子宫内膜腺瘤型增生过长

B. 子宫内膜腺囊型增生过长

C. 分泌期与增生期内膜并存

D. 增生期子宫内膜

E. 萎缩型子宫内膜

65. 患者，女性，30 岁，闭经 1 年，体重明显增加，脸上痤疮越来越多，内分泌：雄性激素高出正常 2 倍。B 超检查示双侧卵巢体积分别为 5 cm × 4.3 cm × 2.7 cm，4.8 cm × 4.5 cm × 3.0 cm。该患者属于哪种闭经

A. 继发性闭经

B. 子宫内膜结核晚期

C. 多囊卵巢综合征

D. 精神过度紧张

E. 卵巢功能早衰

66. 25 岁女性，结婚 4 年未孕，继发性闭经 8 个月就诊。妇科检查：子宫稍小。每日肌注黄体酮注射液 5 日，停药后不见阴道流血。行雌、孕激素序贯试验出现阴道流血，放射免疫法测定 FSH 值正常。诊断为

A. 下丘脑性闭经   B. 垂体性闭经

C. 肾上腺性闭经   D. 卵巢性闭经

E. 子宫性闭经

67. 年轻女性，月经不规律，特别是经期长，BBT 双相，下降缓慢，为明确诊断，刮宫最好安排在

A. 任何时候均可

B. 月经来潮的第 3 天

C. 月经来潮的 12 小时内

D. 排卵日的 10 天后

E. 月经来潮的第 5 天

68. 年轻妇女，闭经、泌乳。X 线检查蝶鞍稍增大。内分泌激素测定，以下哪项值异常增高对诊断有意义

A. FSH   B. LH

C. HCG   D. 雄激素

E. PRL

69. 患者，女性，38 岁，婚后 5 年 2 次自然流产。近 1 年来月经不调，表现为经期延长，出血量多，基础体温双相，但高温相常持续到下次月经来潮不降，经期第 5 天刮宫仍能见到分泌期内膜。其可能的诊断是

A. 子宫内膜炎

B. 无排卵型功血

C. 子宫内膜不规则脱落

D. 黄体功能不足

E. 子宫黏膜下肌瘤

70. 50 岁女性，月经紊乱 10 个月，量时多时少，此次月经特别多，面色苍白，心慌。宜采取何种紧急措施以止血

A. 大量雌激素

B. 雌、孕激素合用

C. 大量黄体酮

D. 诊断性刮宫

E. 子宫切除术

71. 未婚妇女，21 岁，继发性闭经 8 个月。检查卵巢不大。每日肌注黄体酮注射液 20 mg，连用 5 日，停药后出现阴道流血。再静注 GnRH 100 μg 后 45 分钟，血中 LH 值增高近 3 倍。本例闭经的病变部位应认为是在

A. 下丘脑   B. 腺垂体

C. 卵巢   D. 子宫

E. 肾上腺

72. 患者，女性，28 岁，5 年前人流 1 次，继发不孕，近来低热消瘦，经量减少，继而闭经。妇科检查：发育好，消瘦，子宫比正常略小，活动受限，左侧附件区增厚感，右侧可及条块状物，界限不清。超声示子宫腔小而不规则。子宫输卵管碘油造影示双侧输卵管不通，有串珠样改变，考虑闭经的原因可能是

A. 慢性盆腔炎

B. 卵巢早衰

C. 刮宫后引起宫腔粘连

D. 盆腔结核

E. 双侧输卵管炎

73. 患者，女性，30 岁，月经 4～5 天/22～25 天，连续流产 4 次，基础体温为不典型双相型曲线，上升缓慢，幅度偏低，升高时间仅维持 9～10 即下降。应考虑为

A. 正常

B. 无排卵性功血

C. 黄体功能不足

D. 子宫内膜不规则脱落

E. 子宫内膜炎

74. 26 岁女性，第 1 胎产后出血达 800 ml，产后无乳汁分泌。现产后 11 个月尚未见月经来潮，自觉畏寒，周身无力，毛发脱落明显。本例属于

A. 子宫性闭经

B. 卵巢性闭经

C. 垂体性闭经

D. 下丘脑性闭经

E. 肾上腺性闭经

75. 32 岁女性，孕 3 产 1，人流后 4 个月，无月经来潮，近 2 个月周期性腹痛。妇科检查：子宫稍大于正常，有压痛。用人工周期治疗无撤退性出血。最可能诊断是

A. 垂体性闭经

B. 子宫性闭经

C. 卵巢性闭经

D. 丘脑下部性闭经

E. 妊娠

76. 26 岁女性，结婚 3 年不孕。月经周期不规则，刮宫组织学表明为有排卵的子宫内膜。应是

A. 增生早期

B. 分泌期

C. 萎缩型

D. 增生期中期

E. 增生期晚期

77. 48 岁妇女，宫内节育器避孕 12 年，月经紊乱 1 年，偶感潮热、阵汗，现阴道出血 20 余天。妇科检查：宫颈光滑，子宫正常大小，双附件正常。诊刮子宫内膜复杂型增生。最可能的诊断是

A. 子宫内膜粘连　　　B. 子宫内膜炎

C. 异位妊娠　　　　　D. 子宫内膜癌

E. 更年期功血

78. 未婚少女，19 岁，主诉剧烈痛经，于月经来潮时需服强镇痛药并卧床。平时月经周期规律，基础体温呈双相型曲线。肛查：除子宫稍小外余未见异常。最可能的诊断是

A. 子宫内膜炎、子宫肌炎

B. 子宫腺肌病

C. 子宫肌瘤

D. 原发性痛经

E. 输卵管炎

79. 49 岁妇女，近 1 年月经周期缩短，经期延长。此次经量多且持续 10 日。妇科检查：子宫稍大、稍软。本病例止血措施应选择

A. 给予氨甲苯酸

B. 给予大剂量已烯雌酚

C. 给予大剂量黄体酮

D. 给予大剂量丙酸睾酮

E. 立即行刮宫术

80. 27 岁已婚妇女，结婚 4 年未孕。基础体温曲线呈单相型，于月经来潮前 3 日取宫颈黏液，其特点应是

A. 量少，黏稠，拉丝度为 2 cm

B. 量多，黏稠，拉丝度为 3 cm

C. 量少，稀薄，拉丝度为 5 cm

D. 量多，稀薄，透明，拉丝度为 8 cm

E. 如同蛋清样，拉丝度为 20 cm

81. 患者，女性，35 岁，月经周期 5 ~ 7 天/30 天，经后仍有少许咖啡色分泌物持续 2 ~ 3 天。月经第 23 天测孕酮 25nmol/L。无 IUD。B 超、妇科检查未见明显异常。考虑诊断为

A. 黄体功能不足

B. 无排卵型功血

C. 子宫内膜炎

D. 黄体萎缩不全

E. 多囊卵巢综合征

【A3/A4 型题】

(82 ~ 83 题共用题干)

32 岁女性，1 年前自然分娩一男婴，体重 4500 g，产后 2 小时内出血 2500 ml，产后至今未来月经。伴性欲减退、毛发脱落、畏寒、嗜睡、低血压等症状。

82. 下列辅助性检查哪项与本患者不符

A. 孕激素试验阴性

B. 雌孕激素序贯试验阳性

C. 放免检测血 FSH 和 LH 均 > 5 U/L

D. HMG 刺激试验阳性

E. 多次 GnRH 刺激试验，LH 无升高

83. 该患者可能的诊断是

A. 肾上腺皮质肿瘤

B. 希恩综合征

C. 生长激素腺瘤

D. 空蝶鞍综合征

E. 泌乳激素肿瘤

(84 ~ 85 题共用题干)

47 岁妇女，孕 3 产 1，近 2 年来月经周期紊乱，经量时多时少。最近闭经 3 个月后阴道淋漓出血半月多来诊。

84. 以下检查除哪项外均考虑无排卵功血

A. 子宫正常大小，双附件压痛、增厚

B. 子宫口松软，有活动出血

C. B 超示子宫内膜厚

D. 尿 HCG 阴性

E. 诊刮为分泌期子宫内膜

85. 治疗更年期功血调整周期可使用如下方法，但不包括

A. 雌孕激素序贯疗法

B. 孕激素后半周期疗法

C. 孕、雄激素周期治疗

D. 避孕药

E. 尿促性素

(86 ~ 88 题共用题干)

37 岁女性，已婚，既往月经规律，自述无明显原因突然闭经 2 个月。

86. 行妇科检查，以下哪项支持妊娠的诊断

A. 子宫大小正常

B. 子宫稍大、稍硬

C. 宫颈黏液可见羊齿状结晶

D. 宫颈黏液结晶呈椭圆体

E. 阴道脱落细胞均为底层细胞

87. 如乳头有白色液体溢出，应首先检查

A. FSH　　　　　　　　B. LH

C. E_2　　　　　　　　D. PRL

E. P

88. 如孕激素试验阴性，最可能的诊断是

A. 多囊卵巢综合征

B. 早孕

C. 希恩综合征

D. 卵巢早衰

E. 子宫性闭经

(89 ~ 91 题共用题干)

48 岁女性，月经过多半年，周期不定，经期较前延长，末次月经两周前。妇科检查：子宫正常大小，软。

89. 可能的诊断是

A. 子宫内膜癌

B. 子宫肌瘤

C. 绝经过渡期出血

D. 子宫腺肌病

E. 早孕

90. 如于月经来潮 4 小时行诊断性刮宫，内膜厚 2 ~ 3 mm，镜下见腺上皮细胞呈高柱状，核分裂象增多，腺体较长，形成弯曲状，小动脉略呈弯曲状。此时的内膜为

A. 增生晚期内膜

B. 分泌晚期内膜

C. 月经期内膜

D. 蜕膜

E. 子宫内膜不典型增生过长

91. 恰当的治疗是

A. 人工周期

B. 周期性孕激素治疗

C. 连续孕 – 雄激素治疗

D. 连续孕 – 雌激素治疗

E. 子宫切除

(92 ~ 95 题共用题干)

患者，女性，27 岁，2012 年 1 月 15 日因阴道大量出血 13 天伴头晕 4 天入院。既往月经 5 天/30 天，量中，无痛经，有性生活史，妊 0 产 0。前次月经 2011 年 12 月 7 日，正常。2012 年 1 月 2 日始阴道少量出血，2 天后血量增多，有大血块，口服止血药不好转，出现食欲差、头晕、眼花。门诊检查：血压 105/60 mmHg，脉搏 120 次/分，消瘦，面色苍白。妇科检查：外阴、阴道（－），宫颈光，外口松，有活动性出血，子宫前位正常大小，无压痛，双附件（－）。实验室检查：Hb 3.4 g/L，WBC 27.1×10^9/L，中

性粒细胞 87.54%，血小板 $62 \times 10^9/L$。B 超：子宫前位 4.0 cm×4.2 cm×3.1 cm，内膜 0.4 cm，双卵巢 3 cm×2 cm×2 cm，多泡，最大 0.8 cm。

92. 最可能的诊断是

    A. 无排卵功血   B. 有排卵功血

    C. 不全流产   D. 异位妊娠

    E. 血小板减少所致出血

93. 宫颈黏液检查会看到

    A. Ⅰ 型羊齿结晶

    B. Ⅲ 型羊齿结晶

    C. 椭圆小体

    D. 羊齿结晶及椭圆小体

    E. 无法看到结晶

94. 脉搏 120 次/分是由于

    A. 失血性休克

    B. 继发重度贫血

    C. 血小板减少

    D. 雌激素作用

    E. 继发感染

95. 下列哪项治疗是不必要的

    A. 卧床休息

    B. 输血

    C. 抗感染

    D. β 受体阻滞药

    E. 激素治疗

(96~98 题共用题干)

    50 岁妇女，上环 15 年，月经紊乱 1 年，停经 3 个月，子宫出血 10 余天，淋漓不净，有潮热、出汗 2 个月。妇科检查：外阴、阴道正常，宫颈光，子宫水平位，正常大小，双附件未触及肿物。

96. 最可能的诊断是

    A. 子宫内膜炎

    B. 宫内节育器异位

    C. 更年期功血

    D. 子宫内膜癌

    E. 先兆流产

97. 为进一步确诊，首先选用的辅助检查方法是

    A. 尿妊娠试验   B. 分段诊刮

    C. BBT   D. 性激素测定

    E. 阴道 B 超

98. 如尿妊娠试验（-），该病人可能出现如下子宫内膜病理表现，但除外

    A. 子宫内膜不典型增生过长

    B. 子宫内膜炎

    C. 萎缩型子宫内膜

    D. 子宫内膜复杂型增生过长

    E. 分泌期子宫内膜伴 AS 反应

【B 型题】

(99~100 题共用备选答案)

    A. 卵巢功能衰退

    B. 子宫内膜对雌激素反应性降低

    C. 子宫内膜已受雌激素影响

    D. 垂体功能减退

    E. 属Ⅱ度闭经

99. 患者，女性，33 岁，闭经 4 个月。应用甲羟孕酮每天 10 mg，共 10 天，停药后有月经来潮，说明该病人孕 激素试验阳性。提示

100. 患者，女性，24 岁，闭经年余，曾用雌激素试验阳性，停药后又闭经，测 FSH、LH 水平均下降 <5 U/L，垂体兴奋试验 LH 值仍无明显升高。其闭经原因可能为

(101~103 题共用备选答案)

    A. 经前期子宫内膜呈增生期变化

    B. 经前期子宫内膜分泌反应不良

    C. 月经期第 5~6 天子宫内膜仍可见分泌反应

    D. 子宫内膜不典型增生过长

    E. 萎缩型子宫内膜

101. 青春期无排卵性功血，病理变化为

102. 黄体发育良好，但萎缩延长，病理变化为

103. 黄体发育不良，病理变化为

(104~105 题共用备选答案)

    A. 黄体囊肿   B. 黄素囊肿

    C. 多囊卵巢   D. 巧克力囊肿

    E. 卵泡囊肿

104. 绒毛膜促性腺激素刺激引起

105. 促卵泡激素刺激引起

(106~109 题共用备选答案)

    A. 基础体温单相

    B. 基础体温双相，体温上升日有少量阴道

出血

    C. 基础体温双相，高温相时间 9 天

    D. 基础体温双相，高温相下降缓慢

    E. 基础体温双相，高温相时间 13 天

106. 青春期功血表现为

107. 排卵期出血表现为

108. 子宫内膜脱落不全表现为

109. 黄体功能不足表现为

（110～111 题共用备选答案）

    A. 子宫内膜增生过长

    B. 子宫内膜不规则脱落

    C. 黄体功能不足

    D. 分泌期子宫内膜

    E. 以上都不是

110. 35 岁妇女，月经周期正常，经期延长，现为月经第 5 日进行刮宫，此时内膜活组织检查为

111. 49 岁妇女，月经周期为 2～4 个月 1 次，经期延长，经量多，末次月经持续 20 天，现又有 2 个月未来潮。此时内膜活组织检查为

参考答案

1. C	2. A	3. C	4. E	5. B	6. A
7. B	8. A	9. E	10. C	11. E	12. E
13. B	14. D	15. C	16. B	17. E	18. C
19. E	20. B	21. E	22. B	23. B	24. E
25. C	26. D	27. E	28. E	29. D	30. D
31. D	32. B	33. D	34. B	35. B	36. E
37. C	38. C	39. D	40. E	41. D	42. C
43. B	44. D	45. C	46. A	47. E	48. E
49. C	50. E	51. E	52. E	53. E	54. D
55. C	56. B	57. E	58. E	59. E	60. B
61. E	62. E	63. D	64. C	65. C	66. D
67. E	68. E	69. C	70. D	71. A	72. D
73. C	74. C	75. B	76. B	77. E	78. D
79. E	80. D	81. D	82. C	83. B	84. E
85. E	86. D	87. B	88. B	89. C	90. A
91. B	92. A	93. A	94. B	95. D	96. C
97. B	98. E	99. C	100. D	101. A	102. C
103. B	104. B	105. E	106. A	107. B	108. D
109. C	110. B	111. A			

第十九章　子宫内膜异位症和子宫腺肌病

【A1/A2 型题】

1. 子宫内膜异位症最常见的好发部位是
   - A. 输卵管
   - B. 卵巢
   - C. 子宫直肠凹
   - D. 子宫骶骨韧带
   - E. 子宫浆膜

2. 子宫内膜异位症痛经的特点是
   - A. 多为原发性痛经
   - B. 无渐进性加重
   - C. 程度与病灶大小成正比
   - D. 常发生于月经前 1～2 天，经期加重，经后缓解
   - E. 与月经周期无关

3. 子宫内膜异位症导致不孕的因素中，下列哪项是错误的
   - A. 因盆腔器官粘连导致的机械性因素
   - B. 黄素化未破裂卵泡综合征（LUFS）
   - C. 抗子宫内膜抗体的干扰
   - D. 因性交痛影响生活
   - E. 黄体功能不足

4. 关于预防子宫内膜异位症的发生，下述哪项是错误的
   - A. 人工流产吸宫时吸管应缓慢拔出
   - B. 宫颈及阴道手术均应在月经干净 3～7 天内进行
   - C. 宫颈粘连应及时处理
   - D. 缝合子宫壁时应穿透子宫内膜层
   - E. 月经来潮前禁做输卵管通畅试验

5. 关于宫颈内异症的叙述，正确的是
   - A. 很常见
   - B. 病灶位于表浅的黏膜面或深部间质内
   - C. 表浅病灶多为直肠子宫陷凹异位灶直接蔓

延而来
   - D. 不形成明显的异位病灶
   - E. 常造成盆腔粘连

6. 关于子宫内膜异位症的治疗，根据病情采用不同的治疗方法中，下述哪项是错误的
   - A. 假孕疗法
   - B. 假绝经疗法
   - C. 周期性化疗
   - D. 保守性手术
   - E. 根治性手术

7. 关于子宫腺肌病的叙述，下列选项中错误的是
   - A. 常出现继发性痛经
   - B. 多发生于 30～50 岁经产妇
   - C. 对孕激素敏感
   - D. 腺肌瘤与瘤周的肌层无包膜
   - E. 约有半数同时合并子宫肌瘤

8. 痛经是子宫内膜异位症最典型症状，下列哪项是子宫内膜异位症痛经的特点
   - A. 伴恶心、呕吐、头晕乏力、出冷汗
   - B. 伴高热
   - C. 伴一侧腰痛和恶心
   - D. 周期性疼痛、进行性加剧
   - E. 伴肛门刺痛、有便意

9. 子宫内膜异位症的重要临床特点是
   - A. 腹痛于月经第 1～2 天开始
   - B. 下腹两侧疼痛
   - C. 经期腹痛，肛门坠胀感
   - D. 不规则阴道出血
   - E. 痛经进行性加重

10. 关于子宫腺肌病的特点，下述正确的是
   - A. 多发生在初产妇
   - B. 大部分合并有外在性子宫内膜异位症
   - C. 异位于子宫肌层的内膜组织对卵巢激素敏感

D. 检查时子宫呈均匀性增大或局限性结节隆起，硬而有压痛，经期尤甚

E. 假孕疗法有效

11. 关于子宫腺肌病的治疗，下述哪项是不恰当的

A. 长期剧烈痛经者应行子宫全切术

B. 已近绝经期的患者可保守治疗

C. 年轻患者可用高效孕激素治疗

D. 假孕疗法无效

E. 服用布洛芬仅为对症治疗

12. 关于子宫内膜异位症与子宫腺肌病，下列哪项是错误的

A. 子宫内膜异位症是子宫内膜组织生长在宫腔以外的部位，而引起病变及症状

B. 子宫腺肌病是正常位置的子宫内膜向肌层内良性侵入，伴子宫肌层弥漫性增生

C. 子宫内膜异位症异位的子宫内膜受卵巢孕激素影响可出现相应变化

D. 子宫腺肌病时侵入肌壁的子宫内膜不受性激素影响

E. 子宫腺肌病也是一种内在性子宫内膜异位症

13. 关于子宫内膜异位症的临床表现，下列叙述中正确的是

A. 卵巢子宫内膜异位囊肿越大，疼痛越重

B. 盆腔腹膜上小的子宫内膜异位结节病灶，不导致痛经

C. 凡患子宫内膜异位症，都有痛经

D. 疼痛不放射到阴道、会阴、肛门或大腿

E. 疼痛的程度与病灶大小并不一定成正比

14. 关于子宫内膜异位症，下列哪项描述是错误的

A. 常发生于育龄妇女

B. 以手术治疗为主

C. 腹腔镜检查为最佳辅助检查方法

D. 最常发生的部位为卵巢

E. 可合并子宫肌瘤

15. 下列哪项疾病进行诊刮是无助的

A. 子宫内膜癌

B. 闭经

C. 子宫内膜异位症

D. 无排卵性功血

E. 子宫内膜结核

16. 在考虑子宫内膜异位症的辅助检查中，下列哪项不适宜

A. 腹腔镜检查

B. 宫腔镜检查

C. CA125 测定

D. 剖腹探查

E. 超声检查

17. 关于子宫内膜异位症的临床表现，下列叙述中错误的是

A. 因子宫内膜异位症的部位不同，症状差别大

B. 异位的子宫内膜面积大，则症状明显

C. 痛经的特点为继发性和进行性加重

D. 不孕是因盆腔粘连，子宫后倾，卵巢功能失调及性交疼痛造成的

E. 体征随病变部位的不同而改变

18. 下列哪项为诊断子宫内膜异位症的最佳依据

A. 进行性痛经，子宫后方可扪及痛性结节

B. CA125 值升高

C. 超声检查

D. 宫腔镜检查

E. 腹腔镜检查并做组织活检

19. 关于子宫腺肌病的描述，下面哪项是正确的

A. 子宫腺肌病病理特点是在肌层内出现内膜的腺体和间质

B. 子宫腺肌病主要靠药物治疗

C. 子宫腺肌病的主要临床表现是原发性痛经

D. 子宫腺肌瘤有假包膜

E. 子宫腺肌病随年龄增长不断发展

20. 子宫内膜异位症患者 CA125 值一般不超过

A. 100 U/ml　　　　B. 150 U/ml

C. 200 U/ml　　　　D. 250 U/ml

E. 300 U/ml

21. 继发性痛经伴月经失调患者常发生于

A. 卵巢囊肿

B. 子宫肌瘤

C. 子宫内膜异位症

D. 多囊卵巢综合征

E. 功血

22. 34 岁妇女，已生育，痛经 3 年，加重半年，月经量偏多。妇科检查：子宫中位，正常大小，质中，活动稍差。右附件增厚伴压痛，左附件未及异常。子宫直肠陷凹可及黄豆大小硬结，有触痛。以下处理哪项不正确

    A. 行 B 超检查

    B. 行腹腔镜检查

    C. 试用假孕疗法

    D. 试用妇康片治疗

    E. 行宫腔镜检查

23. 患者 41 岁，宫内节育器安置 8 年，普查作 B 超发现盆腔有多个结节。妇科检查：宫颈光、子宫后位、正常大小、活动受限，在后穹窿处触及多个痛性结节，附件区有增厚感。追问病史有继发性痛经，但不严重。最可能的诊断是

    A. 直肠癌

    B. 卵巢癌

    C. 盆腔炎

    D. 子宫内膜异位症

    E. 盆腔结核

24. 30 岁女性，婚后 3 年未育，有进行性痛经。妇科检查：触及痛性结节。曾服达那唑，痛经缓解，停药后复发，拟行腹腔镜检查。对此患者下列哪项为镜下最佳治疗方案

    A. 清除内膜异位灶，分解粘连，尽可能保留子宫及双侧卵巢的正常组织

    B. 作子宫切除，保留双侧附件

    C. 作全子宫、双附件切除术

    D. 清除病灶、分解粘连，尽可能保留子宫及双侧附件

    E. 作子宫及双侧输卵管切除术

25. 44 岁女性，G_4P_3，人流 1 次，月经量多 2 年，有大血块，伴贫血。妇科检查：子宫中位，如孕 9 周大小，质硬呈球形，活动。B 超示子宫 $10\ cm \times 8\ cm \times 6\ cm$ 大小，后壁明显增厚。下列叙述中错误的是

    A. 子宫腺肌病可能性大

B. 子宫肌瘤不能除外

C. 应做腹腔镜检查明确诊断

D. 可开腹行子宫切除术

E. 应做宫腔镜检查除外黏膜下肌瘤

26. 患者，34 岁，剖宫产后 3 年。痛经伴肛门坠胀感日益加重，不能忍受，曾服达那唑治疗好转，停药后又有发作。疼痛持续时间比以往加长。妇科检查：子宫中位、正常大小，子宫后方可及一鸡蛋大痛性结节，左侧可及 5 cm 之囊性块物。患者坚决要求手术切除子宫。你认为下列哪项治疗方案最好

    A. 全子宫切除 + 左侧附件切除术

    B. 粘连分解，切除异位病灶，卵巢腺囊肿剥除术

    C. 全子宫切除 + 清除异位病灶 + 患侧卵巢切除术

    D. 全子宫切除 + 双附件切除术

    E. 全子宫切除 + 卵巢腺囊肿穿刺抽液后注无水酒精

27. 34 岁女性，1 - 0 - 3 - 1，体健，近两年来腹痛并有日渐加重趋势。妇科检查：左侧附件可及 6 cm × 7 cm 之囊性肿块，张力高，推之不动，有粘连感。追问病史，1 年前肿块仅直径 4 cm。考虑可能为下列哪种疾病

    A. 卵巢恶性肿瘤

    B. 慢性盆腔炎

    C. 卵巢子宫内膜异位囊肿

    D. 结核性盆腔炎

    E. 卵巢良性肿瘤

28. 31 岁女性，婚后 5 年未孕，近 2 年进行性痛经。BBT 示双相型，月经 3 ~ 4 天/28 ~ 30 天，量中。妇科检查：子宫正常大小、后位，后壁有粘连性结节，触痛；两侧附件未扪及包块，无压痛。为解决生育问题，首先做下列哪项处理最恰当

    A. 诊刮

    B. 促排卵

    C. 子宫输卵管碘油造影

    D. 剖腹探查

    E. 试管婴儿

29. 38 岁女性，0 - 0 - 1 - 0，经来第 2 天急腹痛

来院。有子宫肌瘤和卵巢囊肿史，以往有痛经史，日益加重。此次剧痛，伴发热 39℃，肛门刺痛感。妇科检查：宫颈举痛，子宫略大，右侧附件区可及 4 cm 囊性肿块，触痛。全腹均有压痛和肌紧张，血压 110/76 mmHg。最可能的诊断是

A. 卵巢囊肿扭转

B. 盆腔炎

C. 宫外孕

D. 子宫肌瘤红色变性

E. 子宫内膜异位囊肿破裂

30. 32 岁女性，G_2P_1，5 年来痛经，近 2 年加重，需服止痛药物。妇科检查：子宫正常大小、后位、质中、活动差。右旁可触及直径 5 cm 囊肿，活动差。子宫直肠陷凹（−）。关于该病的发病原因，下列哪项是不正确的

A. 由月经血播散引起

B. 月经期做盆腔检查可引起

C. 机体免疫功能紊乱可引起

D. 卵巢生发上皮和腹膜化生可引起

E. 子宫肌瘤和子宫肥大症可引起

31. 29 岁女性，结婚不孕，月经无规则，出现痛经 2 年，每次须服止痛药。妇科检查：子宫后位，稍活动；双侧卵巢增大，约为 6 cm × 4 cm × 4 cm 大小。右侧骶韧带处有触痛硬结。最重要的应详细询问

A. 丈夫精液检查情况

B. 月经初潮

C. 服用何种止痛药

D. 避孕方法

E. 痛经情况

32. 患者，28 岁，不孕，进行性痛经 5 年，经前 1～2 天开始下腹痛，经后渐消失。妇科检查：子宫大小正常、后倾、粘连；双侧卵巢均有约直径 6 cm 之囊肿，欠活动；阴道后穹隆处有紫蓝色结节，双骶韧带有串珠状痛性结节。根据上述症状、体征，应考虑诊断为

A. 慢性盆腔炎

B. 结核性盆腔炎

C. 子宫内膜异位症

D. 双侧输卵管卵巢囊肿

E. 卵巢癌

【A3／A4 型题】

(33～36 题共用题干)

43 岁女性，G_5P_1，带环避孕 10 年。近 5 年来经量渐增多，痛经逐渐加重，并经期低热。妇科检查：子宫均匀增大、孕 8 周大小、质硬、活动尚好、压痛（+）；双侧附件未及包块。

33. 最可能的诊断是

A. 子宫肌瘤　　　　B. 子宫内膜异位症

C. 子宫腺肌病　　　D. 妊娠子宫

E. 子宫肉瘤

34. 最好的处理方式是

A. 期待疗法

B. 口服达那唑、内美通等药物治疗

C. 手术切除子宫

D. 手术切除子宫＋双附件

E. 手术切除双附件

35. 应做以下哪项检查协助诊断

A. 分段诊刮送病理

B. 血清雌激素测定

C. B 超检查

D. 血清孕激素测定

E. 宫颈活检

36. 此病与以下哪项因素有关

A. 体腔上皮化生

B. 多产，早产

C. 经血倒流

D. 多次刮宫损伤基底层内膜

E. 淋巴及静脉播散而来

(37～40 题共用题干)

42 岁女性，G_3P_1，进行性痛经 10 年。近 2 年发现右下腹有一逐渐增长的包块。经期有发热及性交痛。妇科检查：阴道后穹窿有 2 个直径分别为 1.0 cm 及 1.5 cm 触痛结节；子宫后位、固定、正常大小，双骶韧带增粗，触痛（+）；子宫右侧后方有 12 cm × 10 cm × 12 cm 大小触痛（+）的包块。

37. 可能的诊断是

A. 炎性包块

B. 卵巢新生物

C. 子宫内膜异位症

D. 子宫浆膜下肌瘤

E. 陈旧性宫外孕

38. 此病人适于以下哪种治疗方式

A. 药物保守治疗

B. 全子宫 + 右附件切除术

C. 全子宫 + 双附件切除术

D. 单纯右附件切除术

E. 双侧附件切除术

39. 若手术后预防复发, 加用药物治疗, 一般应用多长时间

A. 1 个月   B. 2 个月

C. 3~6 个月   D. 10 个月

E. 7 个月

40. 此患者下列哪项检查结果可能异常

A. AFP   B. HCG

C. CA199   D. CA125

E. CEA

【B 型题】

(41~43 题共用备选答案)

A. 观察治疗

B. 保留生育功能手术

C. 性激素治疗

D. 保留卵巢功能手术

E. 根治性手术

41. 病变轻微, 无症状或症状轻微病人, 给予

42. 近绝经期的重症病人, 给予

43. 年轻无生育要求的重症病人, 给予

(44~48 题共用备选答案)

A. 40 岁, 单侧囊性包块, 直径 4 cm

B. 28 岁, 双侧囊实性包块, 直径 8 cm, 活动

C. 50 岁, 子宫直肠陷凹有不平实性结节, 有腹水

D. 35 岁, 痛经, 子宫直肠陷凹有结节

E. 30 岁, 原发不孕, 低热、腹水、盗汗、消瘦

44. 可能为黄体囊肿的是

45. 可能为成熟性畸胎瘤的是

46. 可能为卵巢恶性肿瘤的是

47. 可能为盆腔结核的是

48. 可能为盆腔子宫内膜异位症的是

(49~51 题共用备选答案)

A. 保守性手术治疗

B. 服用内美通治疗

C. 期待治疗

D. 假孕治疗

E. 抗感染治疗

49. 患者, 女性, 32 岁, G_1P_0, 痛经 1 年。腹腔镜检查发现右侧卵巢有直径 8 cm 囊肿, 盆腔有多处紫蓝色结节。最好的治疗方案为

50. 患者, 女性, 30 岁, G_1P_0, 因痛经腹腔镜检查发现盆腔多处有紫蓝色结节, 有生育要求。最好的治疗方案为

51. 患者, 女性, 25 岁, 婚后 3 个月, G_1P_0, 轻度痛经, 经腹腔镜检查, 发现盆腔有 3 个紫蓝色结节, 双输卵管通畅。最好的治疗方案为

(52~54 题共用备选答案)

A. 腹腔镜下剥除异位囊肿后随访

B. 保留卵巢功能的手术辅以药物治疗

C. 保留生育功能的手术辅以药物治疗

D. 根治性手术

E. 药物保守治疗

52. 患者, 女性, 30 岁, 婚后 1 年未育, 有轻度痛经史。腹腔镜检查发现左侧卵巢子宫内膜异位囊肿, 直径 2 cm。恰当的处理是

53. 患者, 女性, 46 岁, 进行性痛经伴经量多。妇科检查: 贫血貌, 宫颈中度糜烂, 子宫后位略大固定, 子宫后方扪及多个散在结节, 触痛明显。腹腔镜检查诊断为子宫内膜异位症Ⅳ期, 药物治疗无效。恰当的处理是

54. 患者, 女性, 48 岁, 进行性痛经 5 年, 服用止痛药能缓解, 月经正常。妇科检查: 宫颈轻度糜烂, 宫体后位正常大小, 活动受限, 于子宫后方可及散在结节, 触痛 (+), 附件未及异常。腹腔镜检查诊断为子宫内膜异位症Ⅲ期。恰当的处理是

(55~58 题共用备选答案)

A. 达那唑   B. 孕三烯酮

C. 戈舍瑞林　　　　　D. 甲羟孕酮

E. 雄激素

55. 无氨基转移酶升高的不良反应的药物是

56. 对肝功能影响较小，很少因氨基转移酶过度升高而需中途停药的药物是

57. 常见不良反应为点滴状出血的药物是

58. 属于 17α–炔孕酮衍生物的药物是

参考答案

1. B　2. D　3. D　4. D　5. B　6. C

7. C　8. D　9. E　10. D　11. C　12. D
13. E　14. B　15. C　16. B　17. B　18. E
19. A　20. C　21. C　22. E　23. D　24. D
25. C　26. B　27. C　28. C　29. E　30. E
31. E　32. C　33. C　34. C　35. C　36. D
37. C　38. B　39. C　40. D　41. A　42. E
43. D　44. A　45. B　46. C　47. E　48. D
49. A　50. B　51. C　52. A　53. D　54. E
55. C　56. B　57. D　58. A

第二十章　女性生殖器畸形

1. 关于性别决定，下列哪项描述不恰当

    A. 原始性腺具有分化为卵巢或睾丸的双向潜能

    B. 合子染色体为 46，XX，原始性腺发育为卵巢；合子染色体为 46，XY，原始性腺发育为睾丸

    C. 性别是由合子所含的染色体决定的

    D. Y 染色体的长臂上存在睾丸决定基因，是性别决定的重要基因

    E. 无睾丸决定基因存在，原始性腺自然发育为卵巢

2. 下列女性生殖器官发育异常，合并存在泌尿系统畸形可能性最大的是

    A. 单角子宫

    B. 双子宫双阴道

    C. 残角子宫

    D. 幼稚子宫

    E. 无子宫无阴道

3. 关于性腺的发育，下列描述中哪项不恰当

    A. 生殖嵴与中肾嵴相邻，外侧为中肾嵴，内侧为生殖嵴

    B. 卵巢的始基是生殖嵴

    C. 中肾嵴的发生早于生殖嵴

    D. 中肾嵴的形成对生殖嵴的发生起诱导作用

    E. 生殖嵴的形成参与中肾嵴的分化

4. 若男性胚胎或胎儿时期在母体内接触雄激素过少，易致

    A. 女性假两性畸形

    B. 男性假两性畸形

    C. 真两性畸形

    D. 混合性生殖腺发育不全

    E. 单纯型生殖腺发育不全

5. 关于生殖腺的发生，下列哪项说法不恰当

    A. 睾丸决定因子位于 Y 染色体短臂性决定区

    B. 原始生殖腺具有向睾丸或卵巢分化的双向潜能

    C. 只有 Y 染色体存在亦不能决定原始生殖腺分化成睾丸还是分化成卵巢

    D. 睾丸决定因子对生殖腺分化起决定作用

    E. 如无睾丸决定因子存在，在胚胎第 4 周末时，即可分化出卵巢

6. 下列哪种畸形具有遗传性，且为 X 连锁隐性遗传

    A. 女性假两性畸形

    B. 男性假两性畸形

    C. 真两性畸形

    D. 混合型生殖腺发育不全

    E. 单纯型生殖腺发育不全

7. 先天性无子宫是因为

    A. 两侧副中肾管完全融合后短时期内停止发育

    B. 两侧副中肾管完全融合后即停止发育

    C. 两侧副中肾管的中段及尾端未发育和会合所致

    D. 两侧副中肾管未完全融合

    E. 两侧副中肾管完全融合，其中隔未消失或未完全消失

8. 一侧副中肾管发育正常，另一侧发育不全，形成哪种异常子宫

    A. 双角子宫   B. 幼稚子宫

    C. 纵隔子宫   D. 无子宫

    E. 残角子宫

9. 哪种两性畸形患者多有 Turner 综合征躯体表现

    A. 女性假两性畸形

    B. 男性假两性畸形

C. 真两性畸形

D. 混合型生殖腺发育不全

E. 单纯型生殖腺发育不全

10. 下列治疗中哪项是错误的

A. 真两性畸形均按女性抚养

B. 诊断明确后，按患者原社会性别、本人愿望及畸形程度予以矫治

C. 完全雄激素不敏感患者可待青春期发育成熟后切除双侧睾丸，以防癌变

D. 真两性畸形应将不需要生殖器切除

E. 无论完全性或不完全性雄激素不敏感综合征均按女性抚养为宜

11. 两性畸形中最罕见的是哪一种

A. 女性假两性畸形

B. 男性假两性畸形

C. 真两性畸形

D. 混合型生殖腺发育不全

E. 单纯型生殖腺发育不全

12. 男女两性在青春期以前生殖腺内

A. 分别只有精原细胞和卵原细胞

B. 男只有精原细胞，女只有卵母细胞

C. 男有各级生精细胞，女有各级卵泡

D. 男有各级精母细胞，女有各级卵泡

E. 男只有精原细胞，女只有各级卵泡

13. 男性外生殖器官的发育除了由染色体决定之外，还由什么决定

A. 生殖腺　　　　B. 生殖管道

C. 性激素　　　　D. 胚胎卵黄囊

E. 泌尿生殖窦

14. 18 岁女性，无月经来潮，伴有周期性下腹痛。检查未见阴道开口，黏膜表面无蓝染，未见黏膜膨出。肛查扪及向直肠突出的包块。直肠腹部诊可在下腹部扪及腹腔内一较小包块，压痛明显。可能的诊断是

A. 处女膜闭锁

B. 先天性阴道闭锁

C. 先天性宫颈闭锁

D. 先天性无阴道

E. 先天性无子宫

15. 输卵管是由下列哪项发育而来

A. 苗勒管中段　　　B. 午非管头段

C. 午非管中段　　　D. 苗勒管头段

E. 苗勒管尾段

16. 下列女性生殖器官发育异常，哪项合并存在子宫内膜异位症的可能性最大

A. 单角子宫　　　B. 幼稚子宫

C. 始基子宫　　　D. 残角子宫

E. 双子宫

17. 患者为两性畸形，且家族中有类似发病者，考虑哪种畸形可能性大

A. 女性假两性畸形

B. 男性假两性畸形

C. 真两性畸形

D. 混合性生殖腺发育不全

E. 单纯型生殖腺发育不全

18. 幼稚子宫的发生是因为

A. 两侧副中肾管完全融合后短时期内停止发育

B. 两侧副中肾管完全融合后即停止发育

C. 两侧副中肾管的中段及尾端未发育和会合所致

D. 两侧副中肾管未完全融合

E. 两侧副中肾管完全融合其中隔未消失或未完全消失

19. 孕妇孕早期服用药物达那唑，出生后患儿可能发生哪种畸形

A. 女性假两性畸形

B. 男性假两性畸形

C. 真两性畸形

D. 混合性生殖腺发育不全

E. 单纯型生殖腺发育不全

20. 下面哪项不是正常性别分化的内容

A. 性腺分化

B. 性别决定

C. Y 染色体存在

D. 内生殖器发育

E. 外生殖器发育

21. 阴道纵隔的发生是因为

A. 两侧副中肾管发育不全

B. 两侧副中肾管未完全融合

C. 两侧副中肾管完全融合，其中隔未消失
　　或未完全消失
D. 泌尿生殖窦上皮未能贯穿前庭部所致
E. 泌尿生殖窦未参与形成阴道下段

22. 先天性无阴道的发生是因为
　　A. 两侧副中肾管发育不全
　　B. 两侧副中肾管未完全融合
　　C. 两侧副中肾管完全融合，其中隔未消失
　　　　或未完全消失
　　D. 泌尿生殖窦上皮未能贯穿前庭部所致
　　E. 泌尿生殖窦未参与形成阴道下段

23. 纵隔子宫的发生是因为
　　A. 两侧副中肾管完全融合后短时期内停止
　　　　发育
　　B. 两侧副中肾管完全融合后即停止发育
　　C. 两侧副中肾管的中段及尾端未发育和会
　　　　合所致
　　D. 两侧副中肾管融合不全
　　E. 两侧副中肾管完全融合，其中隔未消失
　　　　或未完全消失

24. 关于幼稚子宫，下列描述中不恰当的是
　　A. 月经极少
　　B. 子宫小于正常
　　C. 原发不孕
　　D. 可给予人工周期治疗
　　E. 多合并无阴道

25. 外生殖器向雌性分化是因为
　　A. 雌激素作用
　　B. 雄激素作用
　　C. 染色体决定
　　D. 胚胎发育自然规律
　　E. 胚胎发育自然规律和染色体决定

26. 肾上腺生殖综合征发生于
　　A. 女性假两性畸形
　　B. 男性假两性畸形
　　C. 真两性畸形
　　D. 混合性生殖腺发育不全
　　E. 单纯型生殖腺发育不全

27. 男性胚胎或胎儿若缺失合成睾酮的酶或合成
　　酶异常，可导致

A. 女性假两性畸形
B. 男性假两性畸形
C. 真两性畸形
D. 混合性生殖腺发育不全
E. 单纯型生殖腺发育不全

28. 阴道闭锁的发生是因为
　　A. 两侧副中肾管发育不全
　　B. 两侧副中肾管未完全融合
　　C. 两侧副中肾管完全融合，其中隔未消失
　　　　或未完全消失
　　D. 尿生殖窦上皮未能贯穿前庭部所致
　　E. 尿生殖窦未参与形成阴道下段

29. 对于真两性畸形需如何确诊
　　A. 生殖腺活检
　　B. 染色体检查
　　C. 检查激素分泌
　　D. 查尿 17 - 酮等检查
　　E. 予以 B 超检查

30. 下列哪种畸形在临床上称为雄激素不敏感综
　　合征
　　A. 女性假两性畸形
　　B. 男性假两性畸形
　　C. 真两性畸形
　　D. 混合性生殖腺发育不全
　　E. 单纯型生殖腺发育不全

31. 下述哪项不属于子宫畸形
　　A. 鞍形子宫　　　　　　B. 双子宫
　　C. 幼稚子宫　　　　　　D. 单角子宫
　　E. 残角子宫

32. 关于先天性宫颈闭锁，下列说法中正确的是
　　A. 先天性宫颈闭锁在生殖道发育异常中较
　　　　常见
　　B. 治疗原则为切除子宫
　　C. 该病与子宫内膜异位症和子宫腺肌病
　　　　无关
　　D. 若患者子宫内膜有功能，青春期可出现
　　　　周期性腹痛
　　E. 先天性宫颈闭锁均可通过手术穿通宫颈
　　　　达到矫形目的

33. 关于女性假两性畸形的叙述，下列选项中错

误的是

A. 染色体核型为46，XX

B. 生殖腺是卵巢

C. 女性内生殖器均存在

D. 不可能正常生育

E. 生殖器出现部分男性化

34. 女性假两性畸形最常见的原因是

A. 性染色体异常

B. 常染色体显性遗传病

C. 卵巢颗粒细胞瘤

D. 卵巢卵泡膜细胞瘤

E. 先天性肾上腺皮质增生

35. 患者体内有睾丸和卵巢两种生殖腺同时存在，称为

A. 女性假两性畸形

B. 男性假两性畸形

C. 真两性畸形

D. 混合性生殖腺发育不全

E. 单纯型生殖腺发育不全

36. 双子宫的发生是由于

A. 两侧中肾管未完全融合

B. 两侧副中肾管完全未融合

C. 染色体异常

D. 生殖腺发育受损

E. 尿生殖窦上皮未能贯穿前庭部所致

37. 处女膜闭锁的发生是因为

A. 两侧中肾管未完全融合

B. 两侧副中肾管未完全融合

C. 染色体异常

D. 生殖腺发育受损

E. 尿生殖窦上皮未能贯穿前庭部所致

38. 先天性肾上腺皮质增生易出现

A. 女性假两性畸形

B. 男性假两性畸形

C. 真两性畸形

D. 混合型生殖腺发育不全

E. 单纯型生殖腺发育不全

39. 关于先天性无阴道，下列叙述中错误的是

A. 常合并无子宫

B. 常合并卵巢发育不良

C. 第二性征发育正常

D. 为双侧副中肾管发育不全的结果

E. 青春期后无月经来潮

40. 关于女性生殖器的发生，以下说法恰当的是

A. 由于睾酮的存在使外生殖器向雄性分化

B. 在生殖腺发育为卵巢后，副中肾管退化

C. 外生殖器向雌性分化是胚胎发育的自然规律

D. 如果只有睾酮存在，但外阴局部组织中缺乏 5α - 还原酶，则胚胎发育为女性

E. 以上说法都不对

41. 以往称为睾丸女性综合征的是哪种畸形

A. 女性假两性畸形

B. 男性假两性畸形

C. 真两性畸形

D. 混合型生殖腺发育不全

E. 单纯型生殖腺发育不全

42. 输卵管单侧缺失的发生是因为

A. 两侧副中肾管完全融合后短时期内停止发育

B. 该侧副中肾管未发育

C. 两侧副中肾管的中段及尾端未发育和会合所致

D. 两侧副中肾管融合不全

E. 两侧副中肾管完全融合，其中隔未消失或未完全消失

43. 残角子宫的发生是因为

A. 一侧副中肾管发育而成，另一侧未发育或未形成管道

B. 一侧副中肾管发育而成，另一侧发育不全

C. 两侧副中肾管的中段及尾端未发育和会合所致

D. 两侧副中肾管未完全融合

E. 两侧副中肾管完全融合，其中隔未消失或未完全消失

44. 23 岁女性，停经 40 余天，诊断为早孕，因人工流产失败，继续妊娠后，16 周时出现剧烈腹痛伴心悸、头晕、四肢湿冷。最可能的诊断是

A. 宫外孕破裂

B. 残角子宫妊娠破裂

C. 瘢痕子宫破裂

D. 难免流产

E. 胎盘早剥

45. 14 岁女性，周期性下腹痛 5 个月，无月经来潮。首选检查是

A. 内分泌激素检查

B. B 型超声检查

C. 肛诊、腹诊检查

D. 外阴视诊检查

E. 双合诊检查

46. 26 岁女性，结婚 3 个月，性生活不满意，无月经来潮。最可能的诊断是

A. 原发不孕症　　　　B. 原发闭经

C. 先天性无阴道　　　D. 处女膜闭锁

E. 阴道横隔

47. 20 岁患者，查染色体 46，XX，乳房发育丰满，具有能勃起的阴蒂。可能诊断为

A. 女性假两性畸形

B. 男性假两性畸形

C. 真两性畸形

D. 混合性生殖腺发育不全

E. 单纯型生殖腺发育不全

48. 18 岁患者，查染色体 46，XX，腹部检查在腹股沟扣及睾丸组织。可能诊断为

A. 女性假两性畸形

B. 男性假两性畸形

C. 真两性畸形

D. 混合性生殖腺发育不全

E. 单纯型生殖腺发育不全

49. 17 岁患者，查染色体 46，XY，乳房发育丰满，阴毛、腋毛稀少，阴道为盲端，较短浅，无子宫。双侧睾丸大小正常，位于腹腔内。可能的诊断是

A. 女性假两性畸形

B. 男性假两性畸形

C. 真两性畸形

D. 混合性生殖腺发育不全

E. 单纯型生殖腺发育不全

50. 19 岁，女性，身材较高大，有发育不良的子宫及输卵管，乳房发育差，阴毛、腋毛稀少，查染色体 46，XY。可能的诊断是

A. 女性假两性畸形

B. 男性假两性畸形

C. 真两性畸形

D. 混合型生殖腺发育不全

E. 单纯型生殖腺发育不全

51. 产妇，27 岁，G_1P_0。第一产程进展顺利，因第二产程延长行阴道检查发现阴道横隔。此时恰当的处理是

A. 切开横隔

B. 立即剖宫产

C. 切开会阴

D. 观察先露部，能否进一步下降

E. 切开会阴及阴道

52. 18 岁患者，查染色体 46，XX，血雌激素呈低值，雄激素呈高值，尿 17 - 酮为高值。考虑

A. 女性假两性畸形

B. 男性假两性畸形

C. 真两性畸形

D. 混合型生殖腺发育不全

E. 单纯型生殖腺发育不全

53. 27 岁女性，结婚 2 年，自然流产 3 次。宫腔镜检查可见双侧输卵管开口，宫底部向内突出。最可能的诊断是

A. 双角子宫　　　　　B. 纵隔子宫

C. 单角子宫　　　　　D. 残角子宫

E. 黏膜下子宫肌瘤

54. 16 岁女性，无月经来潮，有周期性下腹痛病史，疑诊处女膜闭锁。作何种检查可确诊

A. 处女膜检查

B. B 型超声检查

C. 穿刺检查

D. 肛诊检查

E. 双合诊检查

【A3/A4 型题】

(55 ~ 56 题共用题干)

13 岁女性，周期性下腹痛半年，无月经来

潮,考虑为处女膜闭锁。

55. 下列哪些临床表现与处女膜闭锁不符
  A. 处女膜外突呈紫蓝色
  B. 大、小便困难
  C. 腹部包块
  D. 直肠前包块
  E. 不孕

56. 应与下列哪些疾病相鉴别
  A. 先天性无阴道
  B. 阴道闭锁
  C. 尿潴留
  D. 腹水
  E. 巨大卵巢肿瘤

(57~58题共用题干)
  26岁女性,G_1P_0,孕39^{+4}周临产,宫缩持续40秒,间隔1~2分钟,宫口开全近2小时,阴道口不见胎头,却见一薄膜膨隆突出。

57. 可能是以下哪种情况
  A. 头盆不称
  B. 阴道闭锁
  C. 阴道横隔
  D. 阴道纵隔
  E. 子宫脱垂

58. 恰当的处理是
  A. 立即行剖宫产术
  B. 将处女膜"X"形切开
  C. 将阴道纵隔横行切开
  D. 将阴道横隔切开
  E. 以上全不对

(59~60题共用题干)
  某女,反复流产3次,染色体核型为46,XX,疑诊子宫发育异常。

59. 采取下列哪项检查最有意义
  A. 子宫造影   B. 宫腔镜检查
  C. B型超声检查   D. 探查宫腔
  E. 血型检查

60. 如为中隔子宫,其适宜的治疗方法是
  A. 子宫整形术
  B. 中隔切除术
  C. 期待疗法

  D. 人工周期治疗
  E. 机械扩张法

(61~63题共用题干)
  某孕妇,于妊娠早期因先兆流产服用人工合成的孕激素保胎治疗。

61. 可能会导致胎儿哪种畸形
  A. 女胎外生殖器官男性化
  B. 男胎外生殖器女性化
  C. 外阴两性畸形
  D. 真两性畸形
  E. 先天性肾上腺皮质增生

62. 该孕妇的子女会有哪些临床表现
  A. 随婴儿长大,男性化日益明显
  B. 胎儿出生后男性化不再加剧,至青春期月经来潮
  C. 无正常生育能力
  D. 血雄激素增高
  E. 尿17-酮升高

63. 如胎儿出生后发现异常,应采用哪种治疗方法
  A. 期待疗法
  B. 终身使用可的松
  C. 整形术
  D. 长期服用雄激素
  E. 切除睾丸

(64~66题共用题干)
  某女,16岁初潮,经量极少,婚后2年未孕,考虑为幼稚子宫。

64. 下列哪些临床表现与幼稚子宫不符
  A. 第二性征正常
  B. 不孕
  C. 宫体与宫颈之比为1:1
  D. 反复流产
  E. 子宫较正常子宫小

65. 其适宜的治疗方法是
  A. 促排卵治疗
  B. 人工周期治疗
  C. 子宫切除
  D. 子宫整形术
  E. 试管婴儿

66. 为了明确诊断，做以下哪项检查最有意义
    A. 染色体
    B. B 型超声检查
    C. FSH、LH
    D. E_2、P
    E. ACTH

【B 型题】

(67~69 题共用备选答案)
    A. 双子宫   B. 双角子宫
    C. 单角子宫   D. 幼稚子宫
    E. 始基子宫

67. 患者，女性，22 岁，无月经来潮。最可能的诊断是

68. 患者，女性，18 岁初潮，经量极少，规律，24 岁结婚至今未孕。最可能的诊断是

69. 患者，女性，32 岁，反复于妊娠 5 个月左右自然流产。宫腔镜检查可见双侧输卵管开口，宫底部向内突出。最可能的诊断是

(70~72 题共用备选答案)
    A. 始基子宫   B. 幼稚子宫
    C. 鞍状子宫   D. 纵隔子宫
    E. 双子宫

70. 18 岁，初潮月经量少来诊。最可能的诊断是

71. 18 岁，原发性闭经来诊。最可能的诊断是

72. 25 岁，月经规律，量正常，婚后 3 年不孕来诊。最可能的诊断是

(73~75 题共用备选答案)
    A. 先天性无子宫
    B. 处女膜闭锁
    C. 女性假两性畸形
    D. 混合性生殖腺发育不全
    E. 单纯型生殖腺发育不全
青春期无月经来潮并伴以下表现

73. 青春期后出现逐渐加重的下腹周期性疼痛。最可能的诊断是

74. 患者第二性征发育好，查卵巢功能正常。最可能的诊断是

75. 无月经来潮，腋毛发育多，乳房未发育，身高较矮小。实验室检查：血雄激素含量增

高，尿 17－酮呈高值，血雌激素及 FSH 偏低，血清 ACTH 升高。最可能的诊断是

(76~77 题共用备选答案)
    A. 女性假两性畸形
    B. 男性假两性畸形
    C. 真两性畸形
    D. 混合型生殖腺发育不全
    E. 单纯型生殖腺发育不全

76. 体内睾丸和卵巢两种生殖腺同时存在属于

77. 雄激素不敏感综合征属于

(78~80 题共用备选答案)
    A. 女性假两性畸形
    B. 男性假两性畸形
    C. 真两性畸形
    D. 混合性生殖腺发育不全
    E. 单纯型生殖腺发育不全

78. 孕妇若孕早期服用具有雄激素作用的药物，易发生

79. 若患者染色体为 46，XY，在胚胎或胎儿时期外周组织缺乏雄激素受体或受体功能异常，会出现

80. 在两性畸形中最罕见的是哪一种

参考答案

1. D	2. E	3. E	4. B	5. E	6. B
7. C	8. E	9. D	10. A	11. C	12. B
13. C	14. B	15. D	16. D	17. B	18. A
19. A	20. C	21. C	22. A	23. D	24. E
25. E	26. A	27. E	28. E	29. E	30. H
31. C	32. D	33. D	34. E	35. C	36. B
37. E	38. A	39. B	40. C	41. B	42. B
43. B	44. B	45. E	46. C	47. E	48. C
49. B	50. E	51. A	52. A	53. A	54. A
55. E	56. B	57. C	58. A	59. B	60. C
61. A	62. B	63. A	64. D	65. B	66. B
67. E	68. B	69. D	70. B	71. A	72. C
73. B	74. A	75. C	76. C	77. B	78. A
79. B	80. C				

第二十一章　女性生殖器官损伤性疾病

【A1/A2 型题】

1. 关于子宫脱垂，下列叙述中恰当的是

A. 发生原因为盆底组织松弛

B. 初产妇比经产妇多见

C. 宫颈外口达处女膜缘为 I 度轻型

D. 宫颈已脱出至阴道口外为 II 度重型

E. 宫颈及部分宫体脱出至阴道口外为 III 度

2. 不能预防尿瘘发生的是

A. 认真进行定期产前检查

B. 临产后应用抗生素

C. 恰当处理异常分娩

D. 防止滞产和第二产程延长

E. 对产程延长、膀胱及阴道受压过久者留置导尿管 10 天保持膀胱空虚

3. 关于亚甲蓝试验，下列描述中不恰当的是

A. 可协助辨认位置不明的小的瘘孔

B. 目的为鉴别膀胱阴道瘘、输尿管阴道瘘

C. 蓝色液体由阴道流出为膀胱阴道瘘

D. 蓝色液体由宫颈流出为膀胱宫颈瘘

E. 流出液体为无色或淡黄色为尿道阴道瘘

4. 尿瘘术后处理错误的是

A. 给予抗生素抗感染

B. 保证导尿管引流持续通畅

C. 多饮水，增加尿量

D. 导尿管一般放置 24 ~ 48 小时

E. 保持大便通畅

5. 关于阴道前壁膨出，下列说法中不恰当的是

A. 咳嗽或用力屏气时有块状物排出甚至有尿液溢出

B. 与产褥期过早参加体力活动有关

C. 与产伤有关

D. 不需手术治疗

E. 可置子宫托缓解症状

6. 预防子宫脱垂最主要的措施是

A. 积极开展计划生育

B. 恰当接生，避免产伤，做好产褥期保健

C. 从青少年开始防止习惯性便秘

D. 老年人应加强保健

E. 加强营养，增强体质

7. 下列说法中正确的是

A. 人体站立时，子宫纵轴与阴道纵轴平行

B. 张力性尿失禁是指增加腹压时有尿液溢出

C. I 度子宫脱垂是指宫颈外口低于坐骨棘水平

D. 子宫脱垂常引起月经失调

E. Manchester 手术是指阴道前后壁修补、骶韧带缩短，部分切除

8. 子宫脱垂最主要的原因是

A. 阔韧带变厚

B. 圆韧带松弛

C. 骨盆漏斗韧带松弛

D. 主韧带松弛

E. 盆底松弛

9. 关于正常子宫的位置描述，恰当的是

A. 正常位置的宫颈外口位于骶结节韧带以上

B. 正常位置的宫颈外口位于骶棘韧带以上

C. 正常位置的宫颈外口距处女膜缘 4 cm

D. 所有的正常位置的子宫均为前倾前屈

E. 正常情况下，腹压增加，子宫可沿阴道方向下降

10. 患者诉阴道外有肿物脱出半年，查宫颈已脱出至阴道口外，宫体在阴道内，双附件无异常。诊断为

A. 子宫脱垂 I 度轻型

B. 子宫脱垂 I 度重型

C. 子宫脱垂 II 度轻型

D. 子宫脱垂 II 度重型

E. 子宫脱垂Ⅲ度

11. 关于阴道前壁的支持组织，下述不恰当的是
    A. 耻骨膀胱宫颈韧带起自耻骨联合后方及耻骨弓，沿膀胱底部向后外方伸展，附着于子宫颈前方
    B. 阴道前壁的支持组织主要为耻骨膀胱宫颈韧带
    C. 阴道周围的筋膜向上与围绕宫颈的筋膜连接且与圆韧带相汇合
    D. 宫颈两侧的主韧带对维持膀胱正常位置起重要作用
    E. 圆韧带与阴道前壁支持组织关系不大

12. 关于阴道后壁脱垂的病因及病理，下列说法中不恰当的是
    A. 产伤
    B. 年迈体弱
    C. 习惯性便秘
    D. 阴道后壁脱垂较阴道前壁脱垂多见
    E. 阴道后壁脱垂伴直肠膨出

13. 关于宫颈裂伤造成的阴道出血的重要特征，下列叙述中恰当的是
    A. 阴道出血为间歇性，色暗红
    B. 产妇较快出现休克症状
    C. 胎儿娩出后阴道大出血，色鲜红
    D. 子宫轮廓不清，按压宫底出血较多
    E. 不会引起休克症状

14. 下列哪项与生殖道瘘的发生无关
    A. 生殖道晚期癌肿破溃
    B. 妇科手术组织粘连分离造成损伤
    C. 分娩时胎头长时间停滞在阴道内，以致局部长时间受压缺血、坏死
    D. 胎盘滞留
    E. 会阴Ⅲ度裂伤修补术

15. 对于阴道后壁膨出，下列描述中不恰当的是
    A. 阴道后壁脱垂多伴有会阴撕裂
    B. 可疑阴道后壁脱垂后行肛诊检查
    C. 不会伴有阴道前壁膨出
    D. 患者自觉下坠、腰痛及排尿困难
    E. 严重者应行阴道前、后壁及会阴修补术

16. 关于子宫脱垂的叙述，下列选项中恰当的是

A. 重度子宫脱垂必须与子宫内翻鉴别
B. 子宫颈在阴道口以内为Ⅰ度脱垂
C. 阴道外口可见子宫颈，即可诊断为子宫脱垂
D. 子宫脱垂常发生于产后过早参加重体力劳动的妇女
E. 子宫脱垂常伴发阴道后壁膨出

17. 关于尿瘘的手术时机，下列叙述中不恰当的是
    A. 上次尿瘘修补失败，再次手术应3个月后手术
    B. 妇科手术中输尿管缺血损伤引起的输尿管阴道瘘，应立即修补
    C. 妇科手术中切断输尿管，应立即修补
    D. 未绝经女性，应月经干净后3~7天手术
    E. 合并泌尿系感染者，应先控制感染再手术

18. 关于阴道前壁脱垂的临床表现，下述哪项不恰当
    A. 有的患者表现为排尿困难，有的患者表现为尿失禁
    B. 自觉外阴肿物脱出
    C. 下坠感，腰酸
    D. 表现为排尿困难是因为尿道膨出明显，而膀胱膨出不明显
    E. 可同时合并泌尿系感染

19. 下列哪项与子宫脱垂的发生无关
    A. 产伤
    B. 多产
    C. 产后过早参加体力活动
    D. 习惯性便秘
    E. 手取胎盘

20. 用力屏气时子宫颈脱出阴道口外，临床诊断为
    A. 子宫脱垂Ⅰ度
    B. 膀胱膨出
    C. 子宫脱垂Ⅱ度轻型
    D. 子宫脱垂Ⅱ度重型
    E. 子宫脱垂Ⅲ度

21. 用力屏气时，阴道口可见到子宫颈已达到处

女膜缘，临床诊断为

A. 子宫脱垂Ⅱ度轻型

B. 子宫脱垂Ⅰ度重型

C. 子宫脱垂Ⅰ度轻型

D. 子宫脱垂Ⅱ度重型

E. 子宫脱垂Ⅲ度

22. 妇科手术中剥离过度引起的缺血坏死型尿瘘，出现漏尿的时间是

A. 术后 1 个月　　　　B. 术后 3~7 天

C. 手术当中　　　　　D. 术后 2 个月

E. 术后 3 个月

23. 下列哪项不是阴道前壁脱垂的高危因素

A. 长期便秘　　　　　B. 慢性咳嗽

C. 肥胖　　　　　　　D. 子宫切除术后

E. 长期站立位

24. 诊断子宫脱垂Ⅱ度重型的依据是

A. 子宫颈外口位于阴道口内

B. 子宫颈外口下降到距阴道口不足 4 cm

C. 子宫颈外口在坐骨棘水平以下

D. 子宫颈及部分子宫体露出阴道外口

E. 子宫颈及子宫体完全脱出于阴道口外

25. 对于阴道前后壁膨出、子宫脱垂的预防，下列描述中不恰当的是

A. 产后避免过早参加体力劳动

B. 第二产程不应侧切，避免损伤

C. 恰当处理产程，头盆不称者尽早剖宫产

D. 积极治疗咳嗽、便秘

E. 产褥期可进行 Kegel 训练

26. 压力性尿失禁常用的手术不包括

A. 阴道前壁修补术

B. 经阴道尿道膀胱颈筋膜缝合术

C. 耻骨后尿道固定悬吊术

D. 经直肠尿道悬吊术

E. 经阴道尿道悬吊术

27. 张力性尿失禁易并发于下列哪种疾病

A. 子宫黏膜下肌瘤

B. 子宫后壁膨出

C. 阴道壁囊肿

D. 膀胱膨出

E. 子宫内翻

28. 关于尿瘘的临床表现，下列叙述中错误的是

A. 出现的时间多在产后或术后立即开始

B. 尿道阴道瘘仅在膀胱充盈时才漏尿

C. 外阴皮炎

D. 尿路感染

E. 可出现闭经

29. 对于年龄较大不需再生育的子宫Ⅲ度脱垂并发阴道前后壁脱垂的患者，最有效的治疗方法是

A. 宫旁注射药物

B. 子宫托

C. 阴道前后壁修补术

D. 经阴道全子宫切除术

E. 经阴道全子宫切除术 + 阴道前后壁修补术

30. 妇科检查可见患者部分阴道前壁膨出阴道外，临床分度为

A. Ⅱ度轻型　　　　　B. Ⅱ度重型

C. Ⅰ度轻型　　　　　D. Ⅱ度

E. Ⅲ度

31. 55 岁妇女，绝经 7 年，阴道口脱出一肿物 4 年，常在咳嗽、大笑时有尿液溢出。最可能的诊断为

A. 子宫Ⅰ度脱垂

B. 阴道后壁Ⅱ度脱垂

C. 阴道前壁Ⅲ度脱垂

D. 阴道前壁Ⅰ度脱垂

E. 阴道后壁Ⅲ度脱垂

32. 53 岁妇女，绝经 3 年，阴道口脱出一肿物 2 年，常在咳嗽、提重物、大笑时有尿液溢出。需要进行哪项检查明确尿失禁的类型

A. 仅凭临床表现就可诊断

B. 排泄性尿路造影

C. 输尿管镜检查

D. 尿道动力学检查

E. 膀胱镜检查

33. 62 岁女性，3 年来阴道口脱出一肿物，逐渐增大，咳嗽、大哭时伴尿液流出。妇科检查：会阴Ⅱ度陈旧裂伤，阴道前后壁膨出，宫颈光滑，用力时宫颈脱出阴道口外，子宫

萎缩,双附件正常。诊断为

A. 子宫Ⅲ度脱垂伴张力性尿失禁

B. 子宫Ⅱ度脱垂伴会阴陈旧裂伤

C. 子宫Ⅰ度脱垂伴阴道前、后壁膨出

D. 子宫Ⅱ度脱垂伴阴道前、后壁膨出

E. 子宫Ⅱ度脱垂伴张力性尿失禁

34. 31 岁女性,G_2P_1,3 年前足月产钳助娩一女婴。主诉阴道掉出一肿物半年,伴下坠,腰酸痛。妇科检查:外阴已婚经产型,宫颈轻糜,脱出阴道口约 3 cm,伴阴道壁明显脱垂,子宫正常大小,双附件(−)。手术方式应为

A. 经腹行子宫切除 + 阴道前壁修补术

B. Manchester 手术

C. 经阴道行子宫切除术 + 前壁修补术

D. 宫颈锥切 + 阴道前壁修补术

E. 阴道中隔成形术

35. 63 岁妇女,孕 5 产 3,主诉阴道掉出物 6 个月,伴小便困难。妇科检查:外阴经产型,子宫萎缩,宫颈外口及部分子宫脱出阴道口外,阴道前壁膨出和阴道后壁轻度膨出。诊断为

A. 子宫脱垂Ⅰ度重型

B. 子宫脱垂Ⅱ度轻型伴阴道前、后壁脱垂

C. 子宫脱垂Ⅲ度伴阴道前、后壁脱垂

D. 子宫脱垂Ⅱ度重型伴阴道前、后壁脱垂

E. 宫颈延长伴阴道前、后壁脱垂

36. 52 岁妇女,阴道口膨出一肿物已 1 年,休息时能回纳,近半月来经休息亦不能回纳,大笑、咳嗽时有尿液流出,有腰酸及下坠感。绝经 3 年,以往有 3 次足月生产史。妇科检查:会阴Ⅱ度陈旧裂伤,阴道前壁有球形膨出,宫颈脱出于阴道外,肥大,12 点处有直径 3 cm 的溃疡,有渗血。子宫略小,水平位,活动。两侧附件阴性。诊断为子宫脱垂。应采取的治疗措施

A. 宫颈溃疡愈合后行阴道中隔成形术

B. 子宫托

C. 宫颈溃疡愈合后行阴道前后壁修补术

D. 阴道前后壁修补术,缩短圆韧带 + 切除部分宫颈

E. 溃疡愈合后,经阴道子宫切除 + 阴道前后壁修补术

37. 52 岁妇女,绝经 3 年,阴道口脱出肿物 1 年。妇科检查:会阴Ⅱ度陈旧性裂伤,阴道前壁有球形膨出,子宫稍大,双侧附件阴性。诊断子宫脱垂Ⅱ度轻。处理为

A. 开腹行子宫全切术

B. 曼氏手术

C. 阴道纵隔成形术

D. 阴道前、后壁修补

E. 阴式子宫切除 + 阴道前、后壁修补

38. 40 岁农村妇女,8 年前曾足月妊娠难产分娩一男婴,以后发现阴道有肿物突出,平卧时能消失。经妇科检查子宫脱垂Ⅱ度。这种情况是由哪种组织损伤所引起

A. 圆韧带松弛

B. 骨盆底及子宫韧带损伤

C. 会阴深浅横肌及部分肛提肌损伤

D. 骨盆漏斗韧带损伤

E. 宫骶韧带损伤

39. 50 岁妇女,绝经 4 年,阴道口脱出一肿物 2 年,伴排尿困难,常有尿频、尿急、尿痛发作。最可能的诊断为

A. 子宫脱垂Ⅰ度

B. 阴道后壁Ⅱ度脱垂

C. 阴道前壁脱垂合并膀胱膨出

D. 阴道前壁脱垂合并尿道膨出

E. 阴道后壁Ⅲ度脱垂

40. 24 岁初孕妇,现妊娠 32 周,因腹部直接受撞击出现轻微腹痛,伴少量阴道流血,胎心率 142 次/分。本例恰当的处理应是

A. 给予镇静药,卧床休息,观察病情变化

B. 立即肛查,了解宫口扩张程度

C. 立即阴道检查,根据宫口扩张程度决定分娩方式

D. 立即行剖宫产术结束妊娠

E. 以上都不是

41. 56 岁妇女,G_4P_2,绝经 5 年,阴道口脱出一块状物 1 年,用力屏气时有尿液溢出。妇科检查:会阴口裂伤,阴道口外见一半球形

隆起，触之柔软，用力屏气可见尿液溢出，导尿时可在隆起的块物内扪及导尿管。恰当诊断或处理应为

A. 阴道后壁膨出
B. 阴道前壁Ⅲ度膨出
C. 子宫脱垂
D. 子宫托
E. 阴式子宫切除+阴道前后壁修补术

42. 62岁女性，外阴脱出肿物1年。妇科检查：部分宫体脱出阴道。恰当的诊断及相应的治疗是

A. 子宫Ⅲ度脱垂——手术
B. 子宫Ⅱ度脱垂重型——手术
C. 子宫Ⅱ度脱垂轻型——手术
D. 子宫Ⅰ度脱垂轻型——子宫托
E. 子宫Ⅰ度脱垂重型——子宫托

43. 67岁，主诉外阴肿物脱出半年，可还纳，内裤带血1个月。出血最可能的原因是

A. 外阴癌
B. 宫颈癌
C. 绝经后出血，应除外子宫内膜病变
D. 子宫脱垂Ⅱ度以上，伴宫颈炎症、溃疡
E. 老年性阴道炎

【A3/A4型题】
(44~45题共用题干)

患者，女性，27岁。在家自然分娩一4.5 kg足月男婴，产后10天腹泻时有粪便自阴道流出。

44. 最可能的诊断是

A. 粪瘘　　　　　B. 子宫脱垂
C. 重度会阴裂伤　D. 直肠膨出
E. 阴道后壁脱垂

45. 适宜的治疗方法是

A. 立即手术修补
B. 2周后修补
C. 1个月后修补
D. 3个月后修补
E. 1年后修补

(46~47题共用题干)

60岁妇女，G₃P₂，绝经8年，慢性支气管炎20年，阴道口脱出一块状物2年，近来常有

排便困难，且常有咳嗽时有尿液溢出。妇科检查：会阴陈旧裂伤，阴道口外见两个半球形隆起，触之柔软，用力屏气时可见尿液溢出，导尿时可在隆起的块物内扪及导尿管。直肠指诊时，指端向前可进入凸向阴道的盲袋内。

46. 恰当的诊断是

A. 阴道前壁脱垂
B. 阴道后壁脱垂
C. 阴道后壁脱垂伴阴道前壁脱垂
D. 子宫脱垂
E. 宫颈癌

47. 恰当的处理是

A. 子宫托
B. 曼氏手术
C. 阴道前、后壁及会阴修补术
D. 肿物切除术
E. 阴式子宫切除术

(48~49题共用题干)

58岁妇女，G₃P₃，主诉阴道掉出肿物1年，伴排尿困难近3个月，每于咳嗽或大笑时有尿溢出。妇科检查：会阴陈旧裂伤，阴道口可见膨出的阴道前壁，宫颈及部分子宫亦膨出阴道口外，嘱患者向下屏气用力可见尿液溢出。

48. 恰当的诊断应为

A. 阴道前、后壁膨出
B. 子宫脱垂Ⅱ度伴阴道前壁膨胀
C. 子宫脱垂Ⅲ度
D. 宫颈延长伴阴道前、后壁膨出
E. 宫颈肌瘤

49. 恰当的处理应为

A. 支持疗法
B. 阴道前、后壁修补术
C. 曼氏手术
D. 阴式子宫切除+阴道前、后壁修补术
E. 阴道纵隔成形术

【B型题】
(50~54题共用备选答案)

A. 阴道前壁Ⅰ度脱垂
B. 阴道前壁Ⅱ度脱垂
C. 阴道前壁Ⅲ度脱垂

D. 阴道后壁脱垂

E. 直肠膨出

50. 膨出的膀胱随同阴道前壁位于阴道内，为

51. 阴道前壁完全膨出于阴道口外，为

52. 直肠前壁似盲袋凸向阴道后壁，为

53. 膨出的部分膀胱暴露于阴道口外，为

54. 直肠子宫陷凹疝，疝囊内有肠管，为

(55~58题共用备选答案)

    A. 正常子宫位置

    B. Ⅰ度子宫脱垂

    C. Ⅱ度子宫脱垂

    D. Ⅱ度重型子宫脱垂

    E. Ⅲ度子宫脱垂

55. 整个子宫脱出阴道口外，为

56. 子宫颈内口平阴道口，为

57. 子宫颈与部分子宫体脱出阴道口外，为

58. 子宫颈外口低于坐骨棘水平，为

(59~63题共用备选答案)

    A. 真性尿失禁

    B. 溢出性尿失禁

    C. 压力性尿失禁

    D. 先天性尿失禁

    E. 紧迫性尿失禁

59. 患有膀胱或尿道感染、结石、肿瘤和结核等疾病的患者，有尿液就排，有类似尿频症状，称为

60. 慢性尿潴留患者，膀胱过度膨胀，有尿液溢出，称为

61. 增加腹压时如咳嗽、打喷嚏、下楼梯、抬重物等有尿液溢出，称为

62. 尿急时来不及上厕所就漏尿出来，称为

63. 伴有尿路畸形的尿液溢出，称为

(64~66题共用备选答案)

    A. 子宫Ⅱ度脱垂

    B. 阴道前壁膨出

    C. 子宫Ⅲ度脱垂

    D. 会阴Ⅲ度裂伤

    E. 张力性尿失禁

64. 一老年女性，绝经2年，生2胎，近2年来行走时有物脱出阴道，平卧时消失。妇科检查：嘱患者使用腹压时，见宫颈口外露于阴

道外口。诊断为

65. 女性，33岁，农民，生1胎，主诉下腹坠胀、腰痛半年，久站或负重时以上症状加重。妇科检查：患者使用腹压时，见阴道前壁向外突出，触及宫颈外口在坐骨棘水平。诊断为

66. 女性，26岁，农民，生1胎（在家中分娩），产婆接生，自产后有尿急感，近一年在参加劳动或大笑时有尿液流出，经常湿了内裤。诊断为

(67~71题共用备选答案)

    A. 阴道前壁修补术

    B. Manchester手术

    C. 经阴道全子宫及阴道前、后壁修补术

    D. 阴道后壁修补术

    E. 阴道纵隔形成术

67. 适用于Ⅰ、Ⅱ度阴道前壁脱垂患者的是

68. 适用于Ⅰ、Ⅱ度阴道后壁脱垂患者的是

69. 适用于年龄较轻、宫颈延长、希望保留子宫的Ⅱ、Ⅲ度子宫脱垂伴阴道前后壁脱垂患者的是

70. 适用于年老体弱不能耐受较大手术，不需保留性交功能者的是

71. 适用于Ⅱ、Ⅲ度子宫脱垂伴阴道前、后壁脱垂，年龄较大，不需保留子宫的患者的是

参考答案

1. A	2. B	3. E	4. D	5. D	6. B
7. B	8. E	9. B	10. C	11. C	12. D
13. C	14. D	15. C	16. B	17. B	18. D
19. E	20. D	21. B	22. B	23. C	24. D
25. B	26. D	27. D	28. A	29. E	30. D
31. C	32. D	33. D	34. B	35. D	36. E
37. E	38. C	39. C	40. A	41. B	42. B
43. D	44. A	45. D	46. C	47. C	48. B
49. D	50. A	51. B	52. D	53. C	54. D
55. E	56. C	57. D	58. B	59. A	60. B
61. C	62. E	63. D	64. A	65. B	66. E
67. A	68. D	69. B	70. E	71. C	

第二十二章 不 孕 症

1. 有关不孕症的叙述，不正确的是

    A. 育龄夫妇婚后同居未避孕，性生活正常，1 年未曾受孕称不孕症

    B. 能怀孕而无正常足月分娩，如流产、早产、死胎、死产、宫外孕等，虽妊娠而无活婴获得，也属于不孕症范围

    C. 世界卫生组织的不孕定义中的时间是 1 年

    D. 婚后未避孕，从未妊娠者称为原发不孕

    E. 曾有妊娠，而后不孕，称为继发不孕

2. 关于输精管的叙述，下列哪项不正确

    A. 为一个肌性管道

    B. 是构成精索的主要结构

    C. 起自附睾尾

    D. 管腔较细，管壁较薄

    E. 末段膨大形成输精管壶腹

3. 关于宫颈黏液－精液相合试验，下列叙述中不恰当的是

    A. 需要轻晃玻片使两滴接近

    B. 性交后 6 小时内进行

    C. 取 1 滴宫颈黏液和 1 滴液化的精液，相距 2～3 mm

    D. 镜下观察，精子能否穿过黏液并继续向前运行

    E. 选择在月经前 1 周进行

4. 关于性交后试验，下列叙述中错误的是

    A. 可在月经周期的任何时期进行

    B. 受试者在性交后 2～8 小时内接受检查

    C. 每高倍视野有 20 个活动精子为正常

    D. 每高倍视野少于 5 个活动精子考虑免疫问题

    E. 有宫颈炎症者不应做此检查

5. 支持细胞具有多种功能，其中隔离血液与生精细胞的功能与下列哪项有关

    A. 营养和保护生精细胞

    B. 运输生精细胞和释放精子

    C. 参与构成血－睾屏障

    D. 分泌雄激素结合蛋白

    E. 吞噬精子形成过程中产生的残余胞质

6. CC 的促排卵作用是

    A. 促垂体分泌 LH 及 FSH

    B. 促卵巢分泌 E_2

    C. 有弱雌激素作用

    D. 在下丘脑与雌激素争夺受体

    E. 以上都不是

7. 常规对女性不孕症有关卵巢功能的检查中，下列哪项是不必要的

    A. 宫颈黏液涂片检查

    B. 阴道细胞学检查

    C. 基础体温测定

    D. 经前诊刮或子宫内膜活检

    E. 腹腔镜检查

8. 腹腔镜检查时不能

    A. 判断生殖道有无畸形

    B. 了解子宫腔情况

    C. 观察排卵情况

    D. 判断输卵管通畅程度

    E. 了解输卵管阻塞与否

9. 闭经的不孕患者进行内分泌检查时，下列哪项是不必要的

    A. FSH   B. LH

    C. TSH   D. E_2

    E. P

10. 输卵管阻塞造成的不孕与下列哪项无关

    A. 阑尾炎

    B. 盆腔炎

C. 结核性腹膜炎

D. 先天性输卵管发育不全

E. 结肠炎

11. 在人类，从精原细胞发育成精子，大致需要多少天

A. 20 天左右

B. 64 天左右

C. 30 天左右

D. 54 天左右

E. 无恒定时间，因人而异

12. 进行性交后精子穿透力试验的最佳时间是

A. 两次月经中间

B. 月经来潮一周或月经来潮 6 小时内

C. 月经干净后 3 ~ 7 天内

D. 排卵日

E. 非经期的任何日期

13. 生精干细胞是指下列哪项

A. 精原细胞

B. 初级精母细胞

C. 次级精母细胞

D. 精子

E. 精子细胞

14. 29 岁女性，发育良好，夫妇同居，婚后 3 年未孕，基础体温双相。内膜活检见分泌期图像，输卵管通畅，男子精液检查常规示正常。进一步应选择适当日期做下列哪项试验

A. 阴道镜检查

B. 腹腔镜检查

C. 宫腹腔镜联合检查

D. 宫腔镜检查

E. 超声检查

15. 42 岁妇女，月经周期延长，约 2 个月来潮 1 次，经期 8 ~ 10 日，经量多。为确诊生殖内分泌失调类型，在月经来潮前 4 日检查，最有价值的辅助检查方法应是

A. 测尿孕二醇值

B. 阴道脱落细胞学检查

C. 宫颈黏液涂片干燥后镜下检查

D. 子宫内膜活组织检查

E. 测基础体温

16. 28 岁妇女，不孕症，月经规律，痛经 2 年，每次需服止痛药。妇科检查：子宫后位、稍活动，双侧卵巢增大 6 cm × 5 cm × 4 cm 大小，右骶骨韧带处有触痛硬结。可能的阳性检查是

A. AFP 增高

B. 丈夫精液异常

C. 输卵管呈串珠样改变

D. 月经第 21 天血孕酮 < 31.8 mmol/L

E. CA125 增高

【A3/A4 型题】

(17 ~ 19 题共用题干)

28 岁女性，发育良好，婚后 2 年未孕。经检查基础体温双相。子宫内膜病理为分泌期改变。男方精液检查常规为正常。

17. 该病人需要的进一步检查是下列哪项

A. 阴道镜检查

B. 女性激素测定

C. 输卵管通畅试验

D. 腹腔镜检查

E. B 超监测卵泡发育

18. 上述检查发现有异常，应选哪项进行治疗

A. 抗感染治疗

B. 应用氯米芬促排卵

C. 异常部位活检送病理

D. 输卵管通液治疗

E. 服用己烯雌酚

19. 上述检查未发现异常，应继续

A. 阴道脱落细胞涂片检查

B. 性交后精子穿透力试验

C. 宫腔镜检查

D. 宫颈刮片

E. 子宫输卵管碘油造影

(20 ~ 21 题共用题干)

26 岁女性，婚后 3 年未孕，月经量中等，无痛经。经夫妇双方检查，男方精液常规正常，女方阴道通畅。妇科检查：宫颈红，呈颗粒状，宫口见透明分泌物，宫体后位、正常大小、活动，附件未及异常。基础体温测定单相。

20. 该患者不孕的原因可能是

A. 子宫颈炎

B. 子宫后位

C. 无排卵

D. 黄体萎缩不全

E. 黄体发育不全

21. 应采取的治疗手段是

A. 应用维生素 E 提高生育能力

B. 应用氯米芬促排卵治疗

C. 月经后半期应用孕激素使内膜呈分泌期变化

D. 应用雌激素

E. 应用 E－P 序贯疗法

【B 型题】

（22～24 题共用备选答案）

A. 宫腔镜检查

B. B 超检查

C. 腹腔镜检查

D. 妇科内分泌检查

E. 子宫输卵管通液或造影

22. 某患者反复自然流产病史，B 超可疑宫腔粘连，应选

23. 继发不孕患者，31 岁，有盆腔炎病史，首选

24. 某不孕患者 B 超提示卵巢多囊状，需进一步行

（25～27 题共用备选答案）

A. 体外受精与胚胎移植

B. 卵母细胞单精子显微注射

C. 配子输卵管内移植

D. 供胚移植

E. 人工授精

25. 主要适用于女性不可逆性输卵管损害的是

26. 适用于卵巢功能不良或患严重遗传病的女性的是

27. 主要用于治疗男性不育的技术是

（28～33 题共用备选答案）

A. 人工授精

B. 体外受精与胚胎移植

C. 卵母细胞质内单精子注射

D. 配子移植技术

E. 胚胎植入前遗传学诊断

28. 将受精卵于配子期移植进女性体内的技术是

29. 从妇女体内取出卵子，在体外培养一阶段与精子受精，再将发育到一定时期的胚泡移植到妇女宫腔内，使其着床发育成胎儿的全过程，称为

30. 将精子通过非性交的方式放入女性生殖道内，使其受孕的一种技术，称为

31. 主要用于治疗男性不育症的是

32. 从体外受精的胚胎取部分细胞进行基因检测，排除带致病基因的胚胎后才移植的是

33. 主要解决带有严重遗传性疾病基因夫妇的优生问题的是

参考答案

1. B 2. D 3. E 4. A 5. C 6. D
7. E 8. B 9. C 10. E 11. B 12. D
13. A 14. C 15. D 16. E 17. C 18. D
19. B 20. C 21. B 22. A 23. E 24. D
25. A 26. D 27. E 28. D 29. B 30. A
31. C 32. E 33. E

第二十三章　计划生育

【A1/A2 型题】

1. 节育器取出术的注意事项不包括下列哪项
- A. 术时 T < 37.5℃
- B. 术前 3 天无性交、盆浴史
- C. 应于月经后 3~7 天进行
- D. 有阴道出血者不能进行
- E. 绝经者应于绝经后半年至 1 年内取出

2. 关于孕早期药物流产，下列叙述中不恰当的是
- A. 方法简单，无创伤
- B. 出血时间长和出血量多
- C. 适用于手术流产高危者
- D. 孕周在 7 周内者
- E. 由于诸多的优点，可代替人工流产

3. 关于输卵管结扎术的适应证，下列哪项是不恰当的
- A. 心脏病患者心功能Ⅱ~Ⅲ级
- B. 已婚妇女计划生育要求绝育者
- C. 有慢性盆腔炎者
- D. 第 2 次剖宫产时
- E. 滞产后

4. 服用甾体避孕药后可引起对下丘脑、垂体的持续性抑制，子宫内膜不应当是
- A. 萎缩型子宫内膜
- B. 静止型子宫内膜
- C. 分泌型子宫内膜
- D. 子宫内膜腺体增生
- E. 有时甚至腺瘤性增生

5. 关于口服短效避孕药的副反应，下列叙述中恰当的是
- A. 类早孕反应系孕激素刺激胃黏膜所致
- B. 服药期间出现阴道流血，多发生在漏服药物之后
- C. 能使经血量多，不适用于经量多的妇女
- D. 白带增多系孕激素作用的结果
- E. 体重减轻系因进食少、恶心所致

6. 关于依沙吖啶引产术后的注意事项，下列叙述中不恰当的是
- A. 产后要注意软产道有无裂伤
- B. 产后出血不多，可不进行胎盘排出后的例行刮宫术
- C. 产程发动后，要注意观察宫缩频率、强度及产程进展情况
- D. 用药后体温高，大多数不需任何处理，短时间内可恢复正常
- E. 遇到宫缩过强，产程过长时，应行进一步检查以明确胎位，避免造成损伤

7. 人流中出现人工流产综合反应时，首选的药物治疗是
- A. 输血补液
- B. 肌内注射地西泮（安定）
- C. 静脉注射阿托品
- D. 肌内注射子宫收缩药
- E. 静脉推注地塞米松

8. 药物流产的禁忌证不包括
- A. 青光眼
- B. 长期服用抗抑郁药
- C. 肝、肾功能异常
- D. 子宫颈发育不全
- E. 癫痫

9. 关于宫内节育器的叙述，下列哪项是错误的
- A. 放置 IUD 发生子宫出血者，用氨基己酸可减少出血
- B. IUD 过小，易致腰酸、下腹坠胀
- C. 子宫位置检查错误，易从子宫角部穿孔
- D. IUD 放置后发生感染，多为上行性感染
- E. 放置 IUD 当时发生的穿孔，多为宫底部

穿孔

10. 关于各类避孕药的主要作用机制，下列叙述中错误的是
    A. 短效口服避孕药　抑制排卵
    B. 长效避孕针—改变宫腔环境，不利于精子上游
    C. 避孕栓—杀精子或使其失去活力
    D. 探亲避孕药—抗着床
    E. 男用口服棉酚—阻止精子生成

11. 对急性病毒性肝炎妇女，避孕方法最好选择
    A. 安全期避孕
    B. 阴茎套
    C. 放置宫内节育器
    D. 口服短效避孕药
    E. 使用长效避孕针

12. 关于依沙吖啶引产的适应证，下列哪项是不恰当的
    A. 有心脏病，但能耐受手术者
    B. 适用于妊娠 15 ~ 24 周者
    C. 近期曾有过同类引产手术者
    D. 子宫没有瘢痕者
    E. 无急性传染病及生殖器炎症者

13. 带铜节育器可放置的时间是
    A. 1 ~ 2 年
    B. 2 ~ 3 年
    C. 4 ~ 5 年
    D. 6 ~ 8 年
    E. 15 年

14. 放置宫内节育器的适应证是
    A. 月经周期正常，经血量不多
    B. 严重的急慢性系统疾病
    C. 宫颈口过松或有重度陈旧性撕裂伤
    D. 生殖器官炎症
    E. 子宫畸形

15. 口服避孕药失败的主要原因是
    A. 频繁性交
    B. 月经周期中突然排卵
    C. 未按要求服药
    D. 由于胃肠吸收障碍
    E. 产生耐药性

16. 关于 IUD 放置和随访，下列叙述错误的是
    A. 按宫口大小放置相应号数的 IUD
    B. 无生殖器急性炎症
    C. 月经干净后 3 ~ 7 天放置
    D. 人工流产术后，宫腔深度不足 10 cm 可立即放置
    E. 放置后 1 个月、半年、一年定期随访，以后每年复查一次

17. 关于药物流产，下列叙述中不恰当的是
    A. 流血时间长，出血量较多
    B. 完全流产率为 90% 以上
    C. 若流产失败，应及时手术终止
    D. 若流产失败，应加大药量
    E. 适用于宫内妊娠 7 周内

18. 下列哪项不是宫内节育器的避孕机制
    A. 异物反应引起一种无菌性炎症
    B. 异物反应损伤子宫内膜产生前列腺素，改变输卵管蠕动
    C. 可阻止精子通过输卵管
    D. 带铜 IUD 可使异物反应加重
    E. 含孕激素 IUD 可使宫颈黏液变稠

19. 下列哪项不是口服避孕药的绝对禁忌证
    A. 阴道流血原因不明者
    B. 慢性肝炎
    C. 结缔组织疾病
    D. 乳腺癌
    E. 深部静脉血栓形成者

20. 结扎输卵管常在哪个部位进行
    A. 输卵管子宫部
    B. 输卵管峡部
    C. 输卵管壶腹部
    D. 输卵管漏斗部
    E. 输卵管伞

21. 关于人工流产，下列叙述中恰当的是
    A. 器械进入宫腔突然出现无底的感觉，不一定是子宫穿孔
    B. 疑为子宫穿孔，立即行剖腹探查
    C. 术时未见绒毛，肯定是漏吸
    D. 术中出血过多应马上更换小号吸管
    E. 子宫穿孔与哺乳期子宫软、瘢痕子宫、

子宫畸形、术者操作失误等因素有关

22. 服用口服避孕药，少数妇女出现类似早孕反应等症状的原因是
    A. 自主神经功能紊乱
    B. 雌激素刺激胃黏膜引起
    C. 避孕失败后怀孕的早孕反应
    D. 机体对药物的排斥反应
    E. 感冒所致

23. 关于放置宫内节育器的出血，不正确的是
    A. 多发生于放置 IUD 后 1 年内
    B. IUD 机械性压迫
    C. 多表现为经量增多，经期延长
    D. 可用吲哚美辛（消炎痛）
    E. 应立即取出节育器

24. 宫内节育器的避孕机制主要是
    A. 阻止精子和卵子相遇
    B. 影响卵巢排卵
    C. 阻止受精卵着床
    D. 阻止精子进入输卵管
    E. 影响卵子功能

25. 口服避孕药是含有下列哪种激素的制剂
    A. 绒毛膜促性腺激素和催乳素
    B. 孕激素和雌激素
    C. 黄体生成素和促卵泡成熟素
    D. 人类胎盘泌乳素和促甲状腺素
    E. 雌三醇和缩宫素

26. 24 岁女性，主诉人工流产术后 4 个月，阴道不规则流血 1 个月。妇科检查：外阴正常，阴道侧前壁 1 cm×2 cm×2 cm 紫色结节，子宫稍大，左角处稍软，HCG 阳性。最可能诊断为
    A. 人流后子宫复旧不全
    B. 阴道壁囊肿伴出血
    C. 子宫内膜异位症
    D. 绒癌阴道转移
    E. 前庭大腺囊肿感染

27. 26 岁女性，孕 1 产 1，皮下埋植缓释孕酮类避孕药已 3 个月，不规则阴道少量出血 2 个月，用一般止血药及抗生素后无好转。应使用下列哪种激素治疗为宜

A. 雄激素
B. 雌激素
C. 孕激素
D. 肾上腺皮质激素
E. 雌激素 + 雄激素

28. 人工流产术后 38 天无月经，近 4 天下腹及肛门坠痛难忍，子宫近鸭卵大，附件正常。首先应如何处置
    A. 尿妊娠试验
    B. 再次吸宫
    C. 剖腹探查
    D. 探宫腔
    E. 子宫造影

29. 32 岁女性，足月妊娠剖宫产术后半年，不哺乳，月经已复潮，但周期不规则。平素经量多，有贫血史。首选的避孕方法为
    A. 安全套
    B. 口服短效避孕药
    C. 输卵管绝育术
    D. 宫内节育器
    E. 安全期避孕

30. 患者，28 岁，人流术后 42 天，下腹坠痛 2 天，不伴发热。妇科检查：子宫增大，触痛明显。可能的诊断是
    A. 子宫内膜炎
    B. 宫颈粘连
    C. 子宫复旧不良
    D. 月经不调
    E. 吸宫不全

31. 患者，女性，经产妇，带宫内节育环半年，近半月余感腰酸、腰坠，并伴有少量阴道出血。下列哪项检查是不必要的
    A. 宫颈刮片
    B. B 型超声波检查
    C. 妇科检查
    D. 腹部 X 线检查
    E. 尿 HCG 检查

32. 21 岁女性，现妊娠 9 周，要求人工流产终止妊娠。最常用的措施是
    A. 依沙吖啶羊膜腔注射

B. 负压吸引

C. 钳刮

D. 天花粉肌内注射

E. 缩宫素静脉滴注

33. 一产妇产后半年月经未复潮，仍在哺乳，要求避孕。妇科检查：宫颈光滑，外口松，宫颈位于阴道口以上 2 cm，子宫大小正常、后倾、无压痛、活动，附件无异常。最佳的避孕方法是

A. 口服避孕药

B. 输卵管结扎

C. 宫内节育器

D. 阴茎套

E. 阴道隔膜

34. 28 岁妇女，第一胎产后 7 个月，尚在哺乳中。本例应选择的避孕措施是

A. 安全期避孕

B. 阴茎套避孕

C. 口服短效避孕药

D. 长效避孕针

E. 长效缓释避孕药皮下埋植

35. 47 岁女性，放置宫内节育器 8 年，因不规则阴道出血半年就诊。妇科检查：宫颈光滑。宫颈防癌涂片检查无异常。首选的治疗为

A. 人工周期治疗

B. 取出宫内节育器

C. 一般止血药治疗

D. 取出宫内节育器 + 诊刮

E. 抗生素治疗

36. 46 岁妇女，患慢性肾炎多年，半年前曾因早孕行人工流产术。现要求避孕指导。本病例最恰当的避孕措施应是

A. 安全期避孕

B. 口服短效避孕药

C. 皮下埋植避孕

D. 阴茎套避孕

E. 行输卵管结扎术绝育

37. 患者，24 岁，人流术后 1 周，突然阴道流血增多，伴腹痛，无发热。妇科检查：子宫稍大软、压痛（±），附件正常。上述病例，

为确诊应行的检查是

A. 血 HCG

B. 宫腔镜

C. B 超

D. 腹平片

E. 子宫造影

38. 24 岁妇女，因停经 7 周行人工流产术，术中出现心动过缓、血压下降、面色苍白、出汗、胸闷等。恰当的处置应是

A. 立即输液并输血

B. 静脉注射阿托品

C. 肌注肾上腺素

D. 静脉滴注间羟胺

E. 终止手术，待病情好转再进行

【A3/A4 型题】

(39～40 题共用题干)

27 岁已婚妇女，停经 78 日，阴道中等量流血 5 日伴发热，2 日前阴道排出一块肉样组织，今晨突然大量阴道流血。查体：血压 80/60 mmHg，体温 38.2℃，脉搏 116 次/分。妇科检查：子宫如妊娠 2 个月大、有压痛，宫口通过一指松，阴道分泌物明显臭味。实验室检查：白细胞总数 20.5×10^9 g/L，血红蛋白 68 g/L。

39. 应诊断本例为感染合并

A. 先兆流产

B. 难免流产

C. 不全流产

D. 稽留流产

E. 完全流产

40. 除抗休克外，还需进行的紧急处理是

A. 大量输血、输液

B. 注射子宫收缩药

C. 抗生素大剂量静脉滴注

D. 钳夹出宫腔内妊娠产物

E. 立即进行彻底清宫

(41～43 题共用题干)

患者于人工流产术过程中，突感胸闷，头晕。查体：血压 70/50 mmHg，脉搏 50 次/分。

41. 最可能的诊断是

A. 子宫穿孔

B. 羊水栓塞

C. 术中出血多

D. 人工流产综合征

E. 漏吸

42. 应采取下列哪项措施
    A. 输血、输液
    B. 立即注射缩宫素
    C. 尽快钳取宫腔内容物
    D. 给予氧气吸入
    E. 静脉注射阿托品

43. 上述患者反应发生的主要原因是
    A. 人工流产中出血过多
    B. 人工流产中子宫穿孔
    C. 人工流产中吸宫不全
    D. 人工流产的患者有心脏病
    E. 人流过程中对子宫或宫颈局部刺激引起迷走神经反应

【B 型题】
(44~46 题共用备选答案)
    A. 宫内节育器
    B. 雌孕激素方法
    C. 大剂量雌激素
    D. 53 号避孕药
    E. 米非司酮 RU486

44. 32 岁女性，孕 1 产 1，有胃病史，与丈夫分居。在月经第 10 天，丈夫从外地回来，未避孕，要求事后避孕。以选上述哪项最为适宜

45. 30 岁女性，孕 1 产 1，准备下周期月经净后去医院放置节育器。平时月经周期正常，28 天 1 次。此次于月经第 17 天时性交，阴茎套破裂，要求事后避孕。以选上述哪项最为适宜

46. 34 岁女性，孕 1 产 1，前月因月经过多，取出节育环，本周期未采用避孕措施。现月经过期 4 天，尿 HCG（＋），要求催经止孕。应用上述哪项最为适宜

(47~50 题共用备选答案)
    A. 易引起 DIC
    B. 易引起失血性休克
    C. 易引起宫腔粘连
    D. 易引起人流综合征
    E. 易引起子宫穿孔

47. 人工流产中反复吸刮宫腔

48. 哺乳期妊娠子宫人流时

49. 人流术中过度刺激宫颈

50. 不全流产

(51~52 题共用备选答案)
    A. 负压吸引人工流产
    B. 钳刮人工流产
    C. 肌注天花粉蛋白引产
    D. 水囊引产
    E. 剖宫产

51. 妊娠 11~14 周，终止妊娠宜用

52. 妊娠 10 周以内，终止妊娠宜用

(53~55 题共用备选答案)
    A. 改变宫腔内环境，妨碍受精卵着床
    B. 杀精子或改变精子功能
    C. 抑制排卵
    D. 改变宫颈黏液性状，不利于精子穿透
    E. 阻止精子进入宫腔

53. 带铜宫内节育器避孕原理为

54. 外用避孕药膜的避孕原理为

55. 阴茎套的避孕原理为

(56~59 题共用备选答案)
    A. 加用维生素 E 继续服药
    B. 继续服药加服 1 片避孕药
    C. 停止服药 5 天后，服药周期重新开始
    D. 改用其他避孕措施
    E. 诊断性刮宫

56. 30 岁女性，丈夫刚从外地调回本市，于月经第 5 天，开始服避孕 1 号药，每日 1 片，出现恶心。应

57. 28 岁女性，孕 1 产 1，服避孕 1 号药避孕，于月经周期第 20 天时阴道出血，量多。应

58. 26 岁女性，孕 1 产 1，服避孕 1 号药避孕，于月经第 10 天漏服 1 粒，后有少量出血。应

59. 34 岁女性，孕 2 产 1，连续 3 个周期，在停服避孕 1 号药第 5 天时不转经。应

(60~62 题共用备选答案)
    A. 人工流产负压吸引术
    B. 人工流产钳刮术
    C. 水囊引产
    D. 剖腹手术
    E. 肌注天花粉蛋白引产

60. 妊娠＞14周，需终止妊娠者宜用
61. 妊娠＜10周，需终止妊娠者宜用
62. 妊娠11～14周，需终止妊娠者宜用

（63～65题共用备选答案）

A. 人流术后出现下腹剧痛
B. 人流术后阴道流血不止
C. 人流术后并发羊水栓塞
D. 人流术后闭经，周期性下腹痛
E. 人流术后月经紊乱

上述表现可为以下哪种疾病的临床表现

63. 人工流产子宫复旧不全表现为
64. 宫颈宫腔粘连综合征表现为
65. 人流后感染表现为

（66～68题共用备选答案）

A. 复方甲地孕酮针
B. 复方炔诺酮片
C. 复方炔雌醚片
D. 甲醚抗孕丸
E. 避孕针1号

66. 育龄妇女，月经正常，选择哪种短效避孕药
67. 28岁妇女，月经正常，夫妻两地生活，应选择
68. 属长效口服避孕药的是

参考答案

1. D　2. E　3. C　4. C　5. B　6. B
7. C　8. D　9. B　10. B　11. B　12. C
13. E　14. A　15. C　16. A　17. D　18. C
19. C　20. B　21. E　22. B　23. C　24. C
25. B　26. D　27. B　28. D　29. B　30. B
31. E　32. B　33. D　34. B　35. D　36. D
37. C　38. B　39. C　40. D　41. B　42. E
43. E　44. E　45. A　46. E　47. C　48. E
49. D　50. B　51. B　52. A　53. A　54. B
55. E　56. A　57. B　58. B　59. D　60. C
61. A　62. B　63. B　64. D　65. A　66. B
67. D　68. C

第二十四章　妇女保健

【A1/A2 型题】

1. 下列哪项不是"围婚保健"的目的
   A. 减少人群中遗传病的传递
   B. 保证健康的婚配
   C. 避免有血缘的近亲婚配
   D. 保证夫妻感情的持续
   E. 避免遗传病患者之间不适当婚配或生育

2. 下列哪项为妇女保健的行政机构
   A. 人事处　　　　　　B. 医政处
   C. 妇幼卫生处　　　　D. 预防保健处
   E. 司法处

3. 关于青春期保健，下列叙述中哪项恰当
   A. 针对女性的生理、心理进行保健
   B. 针对女性的生理、心理及社会特点进行保健
   C. 针对青春期女性的生理、心理及社会特点进行保健
   D. 针对青春期女性的生理、心理及社会特点，及其健康和行为方面的问题进行保健
   E. 以上均不恰当

4. 妇女保健的目的是
   A. 降低孕妇死亡率
   B. 促进社会进步
   C. 维护和促进妇女的健康
   D. 保证妇女婚姻自由
   E. 提高妇女自身素质

5. 关于月经异常的心理问题阐述，不恰当的是
   A. 与工作强度大有关
   B. 与 GnRH 释放有关
   C. 神经体液因素对子宫血管无影响
   D. 情绪障碍可导致月经周期紊乱
   E. 与环境变化有关

6. 对于妇女产期劳动保护，下述不恰当的是

   A. 女员工流产者，应给予一定时间的产假
   B. 女员工难产增加产假 30 天
   C. 女员工产假为 90 天
   D. 女员工多胎生育每多生 1 个婴儿增加产假 15 天
   E. 女员工产前休息 15 天

7. 国家制定的各单位对妇女应定期进行的妇女病普查、普治主要是针对
   A. 性传播疾病
   B. 妊娠相关疾病
   C. 恶性肿瘤
   D. 职业病
   E. 心理疾病

8. 关于妇女保健的法规不包括
   A. 《中华人民共和国母婴保健法》
   B. 《女职工劳动保护规定》
   C. 《女职工生育待遇若干问题的通知》
   D. 《婚姻法》
   E. 《女职工保健工作暂时规定》

9. 妊娠高血压疾病发病率属于
   A. 孕产妇保健工作统计指标
   B. 产科工作质量统计指标
   C. 妇女保健效果统计指标
   D. 计划生育统计指标
   E. 妇女病防治工作指标

10. 产时保健的"五防"不包括
   A. 防窒息　　　　　　B. 防急产
   C. 防感染　　　　　　D. 防出血
   E. 防产伤

11. 关于与妇科手术有关的心理问题，下列叙述中恰当的是
   A. 手术切除子宫，会失去女性特征
   B. 子宫次全切除术会增加残端癌的发生率

C. 手术切除卵巢或子宫，对接受手术妇女的健康无影响

D. 手术切除卵巢或子宫，对有较长时间性生活的妇女性欲无明显影响

E. 手术切除卵巢，不影响正常月经

12. 关于围绝经期保健，下列选项中不恰当的是

A. 重视蛋白质、维生素、微量元素等营养物质的摄入

B. 定期进行体检

C. 防治围绝经期综合征

D. 绝经后出血应及时就诊

E. 如无自觉症状，不必保健

【B 型题】

(13~17 题共用备选答案)

A. 新生儿死亡率

B. 住院分娩率

C. 绝育率

D. 人口出生率

E. 孕产妇系统保健率

13. 期内接受孕产妇系统保健的产妇数/同期产妇总数×100%，即为

14. 期内住院分娩的产妇数/期内分娩产妇总数×100%，即为

15. 期内生后 28 日内新生儿死亡数/同期活产总数×1000‰，即为

16. 某年出生数/该年平均人口数 × 1000‰，即为

17. 男和女绝育数/已婚有生育能力的育龄妇女数×100%，即为

(18~20 题共用备选答案)

A. 1.7%   B. 1/2

C. 0.6%   D. 1%

E. 3%

18. 35 岁高龄孕妇，胎儿染色体畸变发生 21 - 三体的概率为

19. 生育过染色体异常胎儿的孕妇，再发染色体异常胎儿的概率为

20. 性连锁隐性遗传病基因携带者，其女胎携带者为

参考答案

1. D 2. C 3. D 4. C 5. C 6. B
7. C 8. D 9. B 10. B 11. D 12. E
13. E 14. B 15. A 16. D 17. C 18. D
19. A 20. B

第二十五章　医学伦理学

【A1/A2 型题】

1. 对医师是"仁者"最准确的理解是
- A. 医师应该关心和爱护患者
- B. 医师应该是伦理学家
- C. 医师应该正确处理好与患者的关系
- D. 医师应该具有高尚的道德
- E. 医师应该精通儒家学说

2. 扁鹊的医学知识十分丰富，名闻天下。为了给百姓治病，他长期游历在民间行医。他每到一个地方，总是注意了解当地的风俗习惯和多发病、常见病。据记载，他路过赵国时作"带下病"医（妇产科医生），路过周国时作耳目痹医（五官科医生），后来到秦国又为小儿医（小儿科医生）。为了方便群众，他什么病都看，随当地风俗而变，走到哪里，就满足哪里人们的需要，深受百姓的欢迎。这种"随俗为变"反映的医德思想是
- A. 仁爱救人
- B. 妙手回春
- C. 清正廉洁
- D. 不为名利
- E. 谨慎认真

3. 明末清初有一位文人叫杨思坚，病危，临终前要求名医傅青主诊治。当时适值酷暑时节，又有数百里之遥，傅青主得知这一消息，立即前往救治，经受日晒雨淋，整整五天五夜才赶到。这个案例说明了我国古代医学家哪方面的传统医德
- A. 一心赴救
- B. 精勤不倦
- C. 不分贵贱
- D. 科学严谨
- E. 清廉正直

4. 1791 年，英国医生帕茨瓦尔为曼彻斯特医院起草了《医院及医务人员行动守则》，1803 年他又出版了《医学伦理学》一书。这标志着作为学科形态的医学伦理学的诞生。这一情况说明了

- A. 伦理道德源自于创造者的灵感
- B. 伦理道德源自于人们的客观实践
- C. 伦理道德源自于神对创造者的启示
- D. 伦理道德源自于创造者的感觉欲望
- E. 伦理道德源自于动物本能的直接延续

5. 下列关于医师良心具有的特点不包括
- A. 是存在于医师意识之中对患者和社会负责的道德责任感
- B. 是医师在内心深处进行自我评价的能力
- C. 是医师对自己行为进行自我判断和评价的心理过程
- D. 是建立在医师主观意识的基础上的，与医疗实践无必然联系
- E. 是多种道德心理因素在个人意识中的有机结合

6. 对传染病的隔离，在一定程度上使个体活动受到限制，因此，有的患者家属不理解。下面家属提出的哪点是有悖于医德要求的
- A. 有利于社会公益
- B. 有利于医院隔离的执行
- C. 有利于患者的利益
- D. 有利于传染病管理条例的执行
- E. 有利于患者的行动自由的权益

7. 2000 年 6 月，美、英、日、法、德、中六国公布：人类基因组序列图的"工作框架图"绘出。2001 年 2 月 12 日，六国又联合公布了经过整理、分类和排序后更加准确、清晰、完整的人类基因组图谱。这一成就将为解释人类疾病的本原、新药的设计、新治疗方法的产生提供重要依据，它奠定了 21 世纪医学生物学和其他相关科学飞速发展的基础。同时人们也担心，这项成果如果用于危害人类研究，其后果也是不可设想的。上述情况表达的最主要思想是

A. 科学技术进步的力量是无穷的

B. 道德在科学技术进步面前是无能为力的

C. 现代医学科学发展需要医学道德把关

D. 医学道德制约了医学科学的发展

E. 基因科学的发展是解决人类全部健康问题的根本

8. 医学与医学伦理学的关系是

A. 医学实践活动是医学伦理学产生的结果

B. 医学实践活动是医学伦理学的尺度和方式

C. 医学道德是医学工作者实现为人类健康服务的保障

D. 只要技术过硬就能够实现全心全意为人民健康服务的目的

E. 在现代医学科学研究中医学道德服从医学成果

9. 为了切实做到尊重患者自主性决定，医生向患者提供信息时要避免

A. 理解 　　　　　　B. 诱导

C. 开导 　　　　　　D. 适度

E. 适量

10. 我国提出建立医院伦理委员会的主张是哪个年代

A. 20 世纪 20 年代

B. 20 世纪 60 年代

C. 20 世纪 80 年代

D. 20 世纪 90 年代

E. 21 世纪初

11. 一位 3 岁患儿因急性菌痢住进医院，经治疗本已好转，即将出院。其父母觉得小儿虚弱，要求输血。碍于情面，医生同意了。可护士为了快点交班，提议给予静脉推注输血。当时病儿哭闹，医护齐动手给他输血，在输血过程中病儿突发心跳骤停死亡。此案例中医护人员的伦理过错是

A. 无知，无原则，违背了有利患者的原则

B. 无知，无原则，违背了人道主义原则

C. 曲解家属自主权，违反操作规程，违背了有利患者的原则

D. 曲解家属自主权，违反操作规程，违背了不伤害患者的原则

E. 曲解家属自主权，违反操作规程，违背了人道主义原则

12. 医学伦理的"有利"原则不包括

A. 努力使患者受益

B. 关心患者的客观利益和主观利益

C. 选择受益最大，伤害最小的行动方案

D. 努力预防或减少难以避免的伤害

E. 把患者的利益看得高于一切

13. 生命伦理学研究的主要内容是

A. 义务论

B. 公益论

C. 公平理论

D. 生命道德理论

E. 生命科学

14. 在使用药物进行治疗的过程中，医生恰当的做法是

A. 使用能为医院和医生带来较高回报的药物

B. 药物使用与选择是医生的权利，不用征求患者的意见

C. 为了尽快取得效果，加大药物剂量

D. 按需用药，考虑效价比

E. 联合使用多种药物，力求最佳效果

15. 下列关于审慎的理解，最正确的是

A. 周密谨慎 　　　　B. 谨小慎微

C. 认真负责 　　　　D. 全神贯注

E. 瞻前顾后

16. 某女性患者，未婚，发现左侧乳房有肿块。经医生检查判断后拟进行手术治疗，但患者十分担心手术后会影响以后生活质量。经过医生积极解释，患者消除了心理负担并要求保密。在征得患者的家属同意的情况下进行了手术，手术顺利完成，患者满意。这体现了患者的

A. 基本医疗权 　　　　B. 知情同意权

C. 疾病认知权 　　　　D. 保护隐私权

E. 自主权

17. 1968 年世界医学会规定了医生确定死亡的道德责任和器官移植的道德原则是

A. 《赫尔辛基宣言》

B. 《日内瓦宣言》

C. 《东京宣言》

D. 《夏威夷宣言》

E. 《悉尼宣言》

18. **康复医学的主要含义包括**

A. 是临床医学学科门类的一个分支，与保健、预防、治疗医学并重，旨在提高康复治疗效果，改善功能障碍，提高生活自理能力

B. 强调功能训练、再训练

C. 以残疾者和患者的功能障碍为核心

D. 以改善生活质量为最终目标

E. 恢复残疾者的功能和权利

19. **市场经济对医学实践有负效应，主要是因为**

A. 市场经济的自主性

B. 市场经济的竞争性

C. 市场经济的开放性

D. 市场经济的平等性

E. 市场经济的求利性

20. **当代医学科学研究和创新的"双刃剑"效应是指**

A. 当代医学科学研究和创新带来了医学的进步

B. 当代医学科学研究和创新带来了道德的退步

C. 当代医学科学研究和创新促进了人类健康

D. 当代医学科学研究和创新可能用于危害人类健康

E. 当代医学科学研究和创新既有促进人类健康的价值，又有用于危害人类健康的可能

21. **康复医学的特点是**

A. 发展功能代偿

B. 达到全面康复的目的

C. 进行功能替代

D. 促进患者回归社会

E. 集康复评定、康复治疗、康复预防及康复治疗组的工作方法等为一体的全面医学

22. **东汉名医华佗医技高明，朝廷曾多次召他进**

宫做官，但均被他拒绝，最后惹怒曹操，竟被投入监狱惨遭杀害。这个案例体现出华佗的医德思想是

A. 不怕艰苦　　　　B. 不分贵贱

C. 不畏权势　　　　D. 不断进取

E. 不图钱财

23. **下列关于医学模式的说法，错误的是**

A. 生物医学模式是建立在近代生物学、化学、物理学和社会实践基础之上的医学模式

B. 生物医学模式认为任何一种疾病都可在器官、细胞或生物大分子上找到可测量的、形态的或化学的改变

C. 医学模式向生物－心理－社会医学模式的转变在本质上反映了医学道德的进步

D. 生物医学模式对人类健康、疾病的认识是片面的，没有对医学起推动作用

E. 20世纪下半叶开始，医学模式由生物医学模式逐渐转变为生物－心理－社会医学模式

24. **患者冯某先是食欲不振，后来出现右上腹疼痛、巩膜黄染等。经医院诊断是肝癌晚期，护士小张应**

A. 对患者有什么说什么，实情相知

B. 只通知家属，并配合家属一起鼓励和关怀患者

C. 向患者、家属同时宣布病情并安慰病人想吃什么就吃什么

D. 将诊断书交给患者，隐瞒部分实情

E. 对患者和家属均采取保密，待病情危重时再告诉家属

25. **以下关于"不伤害"原则的表达，不正确的是**

A. 无损伤

B. 尽可能避免身体方面的伤害

C. 尽可能避免生理方面的伤害

D. 尽可能避免心理方面的伤害

E. 避免道德伤害

26. **被称为"西医之父"的医学家是**

A. 迈蒙尼提斯

B. 帕茨瓦尔

C. 阿维森纳

D. 希波克拉底

E. 胡佛兰德

27. 医学伦理的"尊重"原则不包括

A. 尊重患者及其家属的自主性或决定权

B. 尊重患者的一切主观意愿

C. 治疗要获得患者的知情同意

D. 保守患者的秘密

E. 保守患者的隐私

28. 患者,男性,2006 年大学毕业,同年 5 月右腿麻木,8 月左腿也麻木,9 月出现行走困难,11 月在当地医院行手术探查为 T_2、T_4 脊髓血管畸形后关闭。在手术探查伤口愈合期间病情加重,出现胸以下感觉异常,双下肢瘫痪,大小便失禁。2007 年 2 月转某大医院诊疗,诊断为 T_2、T_3 脊髓血管畸形,神经外科医生叫患者放弃,说做不做手术都会瘫痪。但患者家属执意要求医生为其孩子做手术。上述病例从伦理学上分析,下述哪一个说法是正确的

A. 医生的说法是正确的

B. 医生应耐心给家属解释此病的危害,叫患者家属接受事实

C. 医生的做法是错误的,他应尽医生最大的责任给予治疗,将损害减少到最低限度

D. 患者家属应听从医生的安排

E. 以上都不对

29. 孙思邈不仅认真学习,而且在碰到疑难病无法治疗时,也从不畏缩,而是勤于思考,深入研究,尽力找出治疗的办法。有一次,一个病人得了尿闭症,尿潴留,不能小便,急忙找来孙思邈治疗。孙思邈看他的小肚子胀得那么厉害,心想,吃药怕来不及了,便想找一根管子插进尿道试验。想到葱管又空而且又软又细,不妨用它来试试,便要了一根细葱,在葱叶的一头切去少许,细心地慢慢地插进了病人的尿道,再用劲一吹,不一会儿,尿果然沿着葱管流了出来,病人胀大的小肚子慢慢瘪了下去,病人尿闭症的痛苦顿时消失。孙思邈是最早使用导尿术治疗尿

潴留的人。这体现了孙恩邈哪方面的医德品格

A. 赤诚济世   B. 勇于创新

C. 淡泊名利   D. 舍己救人

E. 不怕艰苦

30. 关于以病人为中心的管理理念,下列叙述中不妥的是

A. 从以技术管理为核心,转向为以病人的满意度管理为核心

B. 根据百姓的需求、期望来制定技术标准和服务标准,设计服务流程

C. 泛指病人管理的每一个环节

D. 强调对病人的服务态度和医患沟通技巧

E. 重视一线服务人员的素质

31. 医德规范的本质是指

A. 医疗卫生行政官员对医务人员提出的基本道德要求

B. 医务人员对自己提出的基本道德要求

C. 患者对医务人员提出的基本道德要求

D. 医务人员在医学活动中的道德行为和道德关系普遍规律的反应

E. 患者在医学活动中的道德行为和道德关系普遍规律的反应

32.《本草纲目》为后人留下了较完备的医药知识,人们在秉承这些医药知识的同时,其作者在行医时常为病人送药、煎药、喂药的高尚医德更为后人所称道,此人为

A. 孙思邈   B. 张仲景

C. 李时珍   D. 龚延贤

E. 喻昌

33. 医学科研的根本目的是

A. 揭示生命活动的本质和规律

B. 认识疾病发生、发展过程

C. 寻找诊治疾病的有效途径

D. 探求增进健康的方法

E. 维护和增进人类健康,造福人类

34. 某老年患者身患肺癌晚期,生命垂危,家属明确要求不惜一切代价地进行抢救,医护人员应该

A. 尊重家属意见,不惜一切代价地进行

抢救

  B. 积极实施安乐死

  C. 消极实施安乐死

  D. 说服家属彻底放弃治疗与抢救

  E. 有限度地治疗和抢救

35. 下列著作中，属于张仲景的著作是

  A. 《伤寒杂病论》

  B. 《外科正宗》

  C. 《备急千金要方》

  D. 《张氏医通·医家十戒》

  E. 以上都不是

36. 一位年轻的未婚妇女因子宫出血过多住院。患者主诉子宫出血与她的月经有关，去年就发生过几次。医师按照其主诉施行相应的治疗。一位正在妇科实习的护士和患者很谈得来，成为无话不谈的好朋友。在一次聊天中谈及病情时，患者说自己是因为服用了流产药物而造成的出血不止，并要求这位护士为她保密。根据上述描述，实习护士应该

  A. 遵守保密原则，不将患者真情告诉医生

  B. 因为不会威胁到患者的生命，所以应该保密

  C. 拒绝为她保密的要求

  D. 为了患者的治疗，应该说服患者将真实情况告诉医生，但一定要为患者保密

  E. 了解病因、病史是医生的事，与护士无关，所以，应尊重患者的决定

37. 医学科研道德的根本原则是

  A. 献身医学   B. 造福人类

  C. 团结同道   D. 合理保密

  E. 严谨治学

38. 我国古代医德，无论是医疗，还是护理，主要受到哪家思想的影响

  A. 道家   B. 儒家

  C. 法家   D. 墨家

  E. 儒家和道家

39. 医院伦理委员会的功能不包括

  A. 政策研究功能

  B. 咨询服务功能

  C. 教育培训功能

  D. 审查监督功能

  E. 代理功能

40. 中华人民共和国卫生部颁布的《医务人员医德规范及实施办法》这一文献的基本精神是

  A. 对患者一视同仁

  B. 文明礼貌服务

  C. 廉洁行医

  D. 为患者保守医疗秘密

  E. 实行社会主义人道主义

41. 医学伦理学最突出的特征是

  A. 实践性、继承性

  B. 时代性、人道性

  C. 人道性、全人类性

  D. 全人类性、继承性

  E. 人道性、实践性

42. 某医师在为患者施行右侧乳房肿瘤摘除术时，发现左侧乳房也有肿瘤，当即进行活检，确诊为乳腺腺病。医师判断将来可能癌变，未征求患者意见，同时切除了左侧乳房。医师的这种做法，违背了病人权利的哪一点

  A. 平等的医疗权

  B. 保密权

  C. 隐私权

  D. 知情同意权

  E. 获得信息权

43. 患者林某，男，46岁，因双侧扁桃体反复感染伴化脓、发热到某医院就诊。医生考虑病情给他开了价格昂贵的新型抗生素，患者根据自己的经济状况要求改用平时常用的较便宜而有效的清热解毒的中药或青霉素。对此案进行伦理学分析，下列叙述中正确的是

  A. 医生有决定如何用药权

  B. 医生有用药决定权，患者的要求是无道理的

  C. 医生应向患者解释为何使用新型抗生素，若患者不同意应考虑患者的要求

  D. 当医生的权利与患者的权利发生冲突时，必须绝对服从患者的要求

  E. 在治疗过程中，患者有拒绝治疗权，医生应当给患者换药

44. 2 年前某医师为 27 岁教师林某检查身体，认为其吃进太多酵母菌，导致体内阴阳严重失调而肥胖。医师为林某开出一份完全不含酵母菌的菜单。林某在奉行该菜单一年后，患上严重的营养不良症，并对许多食物都产生了过敏反应。她的体重由原先的 52 kg 减至 40 kg，不时产生晕厥症状，体力也在持续衰退中。从健康道德方面分析，下列叙述中哪一项是错误的

A. 如此不平衡的饮食规划，戕害健康是理所当然的

B. 健康是第一位的，没有了健康，任何事情都等于零

C. 医师为了让林某达到减肥的目的，不顾病人的健康

D. 目前没有任何医学证据证明酵母菌会影响健康

E. 为了身材好看，可以拒绝摄食酵母菌

45. 《大医精诚》的作者是

A. 刘完素　　　　　B. 孙思邈
C. 张仲景　　　　　D. 林逋
E. 李时珍

46. 关于医学道德规范，1988 年中华人民共和国卫生部首次颁布了

A. 《医院工作人员守则》

B. 《医务人员医德规范及实施办法》

C. 《中华人民共和国执业医师法》

D. 《全国医院工作条例》

E. 以上都包括

47. 在临床医学研究中要求对资料保密，以下哪一点是不属于该范畴的

A. 对研究资料严加保密

B. 对研究成果严加保密

C. 医师与病人之间的保密

D. 研究者与受试者之间的保密

E. 对病人姓名做保密处理

48. 医学伦理学基本理论不包括

A. 生命神圣论

B. 医学人道论

C. 结果论与功利论

D. 非结果论与义务论

E. 人权论

49. 保守医疗秘密之两方面的内容是指

A. 为病人保密与对病人保密

B. 为病人保密与对病人家属保密

C. 为病人家属保密与对病人保密

D. 为病人家属保密与对病人家属保密

E. 为医院保密与对同事保密

50. 一位 50 多岁男患者，患慢支、肺气肿多年，某日上午因用力咳嗽，突感胸痛气促，立即被送到医院急诊科。查体：血压 100/70 mmHg，呼吸 120 次/分，烦躁，唇、指发绀，气管明显偏左。右侧胸廓饱满，叩诊鼓音，呼吸音明显减弱。拟诊右侧气胸，未作相应处理，即送放射科作胸透。透视完后病人出现潮式呼吸，未及抢救就死亡了。为防止类似现象，应该

A. 充分检查，明确诊断，不伤害病人

B. 依据症状，请相关医生会诊作决策，不伤害病人

C. 当机立断，审慎地做出诊断并给以处置性穿刺，有利病人

D. 迅速判断并确定恰当目标，做出恰当的医疗决策，有利病人

E. 先行观察，再作处理，有利病人

51. 某医疗辅助生殖技术机构在没有通知某当事人的情况下，将其冷冻保存的精子为一患者提供了人工授精技术。该机构违背了哪项伦理原则

A. 有利于供受者的原则

B. 知情同意的原则

C. 社会公益原则

D. 保密原则

E. 保护后代的原则

52. 对病人不一定有助益，但可能违背医学伦理学有利原则的做法是

A. 根据病情作相应检查

B. 根据病情作相应治疗

C. 根据病情给予止痛手段

D. 病人受益而不给他人太大伤害

E. 病人患癌症而到了晚期时告知他本人

53. 关于医务人员的决策权，下述认识和做法中正确的是

A. 需要根据病人的意见，开具诊断书

B. 需要用强制的方法干涉某些患者嗜酒的不良行为

C. 如何运用药物治疗可以不必考虑患者的意见

D. 是住院治疗还是门诊治疗，由医者最后决策

E. 拒绝为因酒精中毒而不听劝告者就医

54. 在第二次世界大战期间，德国纳粹和日本军国主义者强行用战俘、妇女、儿童和犹太人做医学试验。这一行为正确的伦理判断是

A. 该研究是为了增进医学对人体的了解

B. 该研究是当时战争时期的特殊需要

C. 参加试验的医学工作者也是迫于无奈，不得已而为之

D. 该行为违背了医学科研的根本目的

E. 该行为虽然偏离了医学科研的正确方向，但也为医学研究积累了一定的经验

55. 在我国实施辅助生殖技术，下列选项中违背卫生部制定的伦理原则的是

A. 使用捐赠的精子

B. 使用亲属代孕

C. 使用卵泡浆内单精注射

D. 使用捐赠的卵子

E. 使用捐赠的胚胎

56. 在临床医学研究中，可以获得意外损伤赔偿的是

A. 可预见的不良反应可以获得赔偿

B. 死亡者家属有权获得赔偿

C. 因参加试验而意外受损伤者有权力要求获得高额赔偿

D. 死亡者家属是无权力要求获得赔偿的

E. 对可预见的不良反应可以酌情给予赔偿

57. 评价医德行为善恶的根本标准是

A. 患者的个人意见

B. 患者家属的意见

C. 新闻媒体的认定

D. 有利于患者康复、有利于医学发展、有利于人类生存环境的改善

E. 社会主义医德规范体系

58. 临终关怀的目的是

A. 治疗疾病

B. 延长生命

C. 实现无苦而终

D. 力求起死回生

E. 促使生命早日结束

59. 主动安乐死是指

A. 放弃抢救濒死者生命的措施任其死亡

B. 患者自己结束痛苦的生命

C. 家属结束患者痛苦的生命

D. 对濒死病人给予适当的维持治疗使其安然死亡

E. 对治愈无望的患者，利用人工干预的医学方法加速其死亡

60. 一足部患有严重溃疡的糖尿病患者，经治疗病情未减轻，且有发生败血症的危险，此时为保证病人的生命而需要对病人截肢。这里包含的冲突是

A. 有利原则与公正原则的冲突

B. 有利原则与尊重原则的冲突

C. 不伤害原则与有利原则的冲突

D. 不伤害原则与公正原则的冲突

E. 不伤害原则与尊重原则的冲突

61. 慎独要求中根本性的认识是

A. 无人监督时注意不违背医德

B. 别人无法监督时注意不违背医德

C. 有错误思想干扰时注意加以抵制

D. 坚持从小事上点点滴滴做起

E. 坚持医德修养的高度自觉性、坚定性、一贯性

62. 医疗卫生工作者整体素质的核心内容是

A. 专业技能素质和人文素质

B. 医学道德素质和人文素质

C. 专业技能素质和医学道德素质

D. 医学理论素质和医学技能素质

E. 医学道德素质和医学法学素质

63. 医学模式转变对医师提出的根本性医德要求是

A. 学习伦理学

B. 学习生命价值论

C. 学习公益理论

D. 更加关注处于社会关系中的，作为一个整体的病人的人文方面

E. 注重改变传统的医学道德观念

64. 在临床医学研究中，对待受试者的正确做法是

A. 对受试者的负担不可以过分强调

B. 对受试者的受益要放在首要位置考虑

C. 对受试者的负担和受益要公平分配

D. 需要特别关照参加试验的重点人群的利益

E. 对参加试验的弱势人群的权益可以不必太考虑

65. 关于"全脑死亡"的定义，下列叙述中错误的是

A. 大脑、中脑、小脑和脑干的不可逆的死亡

B. 呼吸停止、瞳孔对光反射消失

C. 通常不能维持很长时间

D. 大脑皮质和脑干死亡

E. 以上都不存在

66. 德国一位女牙医助理马里翁在一次车祸中受重伤，送到医院后被判定为脑死亡。后来的全面检查表明：当时该"患者"腹中 4 个月的胎儿完全正常，如果"患者"凭借现代医术使植物人状态长期维持下去，就可以保证胎儿发育成熟，直至出生；如果让"患者"体面地死去，就必须撤掉生命维持系统。这个难题，要求医学服务认真解决

A. 医学中能不能做与伦理上应不应做的矛盾

B. 临床诊断技术的问题

C. 临床治疗技术的问题

D. 服务态度的问题

E. 医药卫生资源宏观分配的矛盾

67. 现代医学模式是指

A. 生物 – 心理 – 社会医学模式

B. 生物医学模式

C. 高新技术医学模式

D. 整体医学模式

E. 分子医学模式

68. 对病人自主与医生做主之间关系的正确理解是

A. 病人自主与医生做主是对立的

B. 病人自主与医生做主不是对立的

C. 强调病人自主，也充分看到医生做主的存在价值

D. 强调医生决定，兼顾病人自主

E. 强调病人自主，目的在于减轻医生的责任

69. 关于人体实验，下列叙述中正确的是

A. 只要医学研究需要就可进行

B. 只要经过大量、可靠的动物实验后就可进行

C. 只要课题组论证充分就可进行

D. 研究者应将有关信息向伦理委员会提供以供审查，如果来不及报告，可以补审

E. 课题组必须上报完整、严谨的报告，经专家组向上级主管部门按规定程序审批后方可进行

70. 某大医院眼科医生第 2 天要为一位患者做角膜移植手术，当天晚上发现准备的角膜不见了，若患者第 2 天做不了手术，将有完全失明的危险，于是该医生到医院太平间偷偷摘取了一位刚刚死亡患者的角膜。第 2 天，手术很成功。但不久，死亡患者的家属发现角膜不见了，状告了该医生。关于这起案件，下列哪种说法是正确的

A. 该医生没有征得死亡病人家属同意，自行摘走角膜，违反了知情同意权

B. 该医生为了抢救患者才摘走角膜，他的做法没有错误

C. 该病人已死亡，不用征求家属的同意

D. 医生有自主权摘走角膜，但最好跟家属商量一下

E. 该医生不用请示上级同意，也不用和家属商量

71. 从总的方面来说，患者享有的保密权有以下两大内容

A. 为自己保密和向自己保密

B. 疾病情况和治疗决策

C. 躯体缺陷和心理活动

D. 个人隐私和家庭隐私

E. 不良诊断和不良预后

72. 医德修养的根本途径和方法是

A. 学习医德理论知识

B. 在医疗卫生保健实践中修养

C. 有的放矢

D. 持之以恒

E. 追求慎独

73. 医患关系出现物化趋势的最主要原因是

A. 医生对物理、化学等检测诊断手段的依赖性

B. 医院分科越来越细，医生日益专科化

C. 医患双方相互交流的机会减少

D. 医生降低了对患者的重视

E. 医患交流中出现了屏障

74. 医学模式转变在医学伦理学方面的重要性是指

A. 促进医学思维方式的变革

B. 提高社会防治疾病的地位

C. 实现了在更高层次上对人的健康的全面关怀

D. 加速了祖国医学的整理和提高

E. 促进医师知识结构的现代化

75. 下列做法中不违背医学伦理学无伤害（不伤害）原则的是

A. 因急于手术抢救患者，未由家属或患者签手术同意书

B. 发生故意伤害

C. 造成本可避免的残疾

D. 造成本可避免的病人自杀

E. 造成本可避免的人格伤害

76. 下列关于正确处理医务人员之间关系道德原则的表述有误的是

A. 共同维护病人利益和社会公益

B. 彼此平等，互相尊重

C. 彼此独立，互不干涉

D. 彼此信任、互相协作和监督

E. 互相学习、共同提高和发挥优势

77. 当某种诊治决策对病人利害共存时，要求临

床医师保证最大善果和最小恶果的医学伦理学原则是

A. 患者自主

B. 有利患者

C. 为社会主义现代化建设服务

D. 严谨审慎

E. 双方协商解决

78. 下列表述中最能全面反映伦理学概念内涵的是

A. 研究职业道德现象的科学

B. 研究政治道德现象的科学

C. 研究道德现象的科学

D. 研究婚姻家庭道德现象的科学

E. 研究社会公德的科学

79. 某中年男患者因心脏病发作被送到急诊室，症状及检查结果均明确提示心肌梗死。患者很清醒，但拒绝住院，坚持要回家。此时医生应该

A. 尊重患者自主权，自己无任何责任，同意他回家

B. 尊重患者自主权，但应尽力劝导患者住院，无效时办好相关手续

C. 尊重患者自主权，但应尽力劝导患者住院，无效时行使干涉权

D. 行使医生自主权，为治救病人，强行把患者留在医院

E. 行使家长权，为治病救人，强行把患者留在医院

80. 目前，我国应用的死亡标准是

A. 心肺死亡

B. 脑死亡

C. 心肺与脑死亡

D. 深度昏迷

E. 呼吸停止标准

81. 某女性患者，59岁，因患肝硬化、腹腔积液、肝硬化失代偿期住某市中医院。经治疗病情未见改善，反而加重，出现肝性脑病，多次昏迷，处于濒死状态。其子在得知母亲已治愈无望时，向主管医师提出书面请求：为其母实施"安乐死"，以尽快解除病人濒死前的剧痛。在家属再三请求之下，主

管医师于 1986 年 6 月 28 日下了医嘱，先后两次注射复方冬眠灵 175 mg，病人安静地死去。之后，主管医师及病人的儿子二人均以故意杀人罪被起诉立案，主管医师先后两次被收审，并被逮捕羁押一年，后经市人民法院多次公开审理及诉讼后，才宣告主管医师无罪释放。从医学伦理方面，对该医师所作所为的正确评价是

A. 完全正确，其选择在医学上有充分依据

B. 完全错误，医师实行安乐死与杀人无异

C. 法律允许，但在伦理上是成问题的

D. 法律允许，在伦理上也是说得通的

E. 没有处理好医学决策与伦理判断之间的矛盾，是有着严重的伦理问题的

82. 当医疗资源的微观分配发生矛盾时，应优先把有限的卫生资源分配给

A. 病情严重的人

B. 年龄大的患者

C. 经济条件差的患者

D. 生命质量高、价值大的人

E. 经济条件好的人

83. 一位住在妇产科病房的患者，手术后腹胀，哭闹着要找科主任来给她看一看。该主任来后，经仔细查看，发现患者只是心理上有些问题，于是说了一些安慰她的话，病人便安静下来了，还有说有笑。有同事见了不以为然地说，这也值得主任来管？主任笑道："难道当主任的就非得看什么大病吗？""有些劳动是平凡的，好像毋须一顾，但是，它的精神是神圣的，一个人没有这种神圣的感觉，他就不会每件事都那么仔细、耐心地去做。"这充分体现了

A. 传统医学观、不伤害原则、同情美德

B. 现代医学观、不伤害原则、同情美德

C. 现代医学观、公正原则、正直美德

D. 传统医学观、公正原则、正直美德

E. 以上都不是

84. 现代临终关怀事业的创始人是

A. 英国的南丁格尔

B. 美国的库布勒·罗斯

C. 英国的桑德斯

D. 美国的史密斯

E. 德国的康德

85. 符合临终关怀伦理的做法是

A. 想方设法延长病人的生命，以使其获得更长的寿命

B. 研制更加安全可靠的药物，帮助病人安详辞世

C. 由于临终病人生命质量通常都比较低，没有幸福可言，应及早放弃治疗

D. 努力减轻临终病人的身体疼痛和心理不适，提高其生命质量

E. 让病人了解死亡是每个人都不可避免的

86. 高科技在医学中应用所产生的伦理正效应集中体现在

A. 使临床诊断质量不断提高

B. 使医学目的及其道德本质得到越来越充分的实现

C. 使临床治疗质量不断提高

D. 使医务人员必须面对许多医德问题

E. 对医务人员的医德素质提出了许多新的要求

87. 关于医术与医德之间关系的理解，下列选项中有误的是

A. "医乃仁术"

B. 有能力做的就应该去做

C. "大医精诚"

D. 临床医学决策同时也是伦理决策

E. 前沿医学技术应用于临床必须有医德参与

88. 关于生殖权利的叙述，下列选项中错误的是

A. 人权的一个基本组成部分

B. 是人的自然权利

C. 是人类的生存和延续所不可缺少的

D. 在保护生殖权利与调节人口之间存在着矛盾

E. 有悖于我国计划生育原则

89. 除下列哪项外，均是在保护病人隐私时应考虑的

A. 患者不愿让他人知道的变态心理，要求绝对保密

B. 患者不愿让他人知道的个人行为，要求绝对保密

C. 患者不愿让他人知道的家庭生活，要求绝对保密

D. 患者不愿让他人知道的不良诊断，要求绝对保密

E. 患者不愿让他人知道的艾滋病病情，要求绝对保密

90. 在临床医学研究中应切实保护受试者的利益，下列叙述中不恰当的是

A. 实验研究前必须经过动物实验

B. 实验研究前必须制定严密科学的计划

C. 实验研究前必须有严格的审批监督程序

D. 实验研究前必须详细了解病人身心情况

E. 实验研究结束后必须做出科学报告

91. 当妊娠危及胎儿母亲的生命时，可允许行人工流产或引产。这符合

A. 行善原则　　　　　B. 不伤害原则

C. 公正原则　　　　　D. 尊重原则

E. 自主原则

92. 社会舆论是医德评价的重要方式之一，下列除哪一项之外，都是可取的

A. 医德方面的社会舆论就是世人对医疗卫生工作评论，它必须有一定人群数量，对某一问题有明确看法

B. 医德社会舆论中必须是多数人有共同看法，少数人看法形不成社会舆论

C. 医德社会舆论有二部分，一部分是有领导、有组织地就医疗卫生某思想观点的讨论，另一部分是自发形成的某一看法

D. 医德社会舆论的抑扬、褒贬是一种无形的精神力量，在道德评价中起着十分特殊的作用

E. 有些医务人员采取用药、休假迁就患者不合理的要求，以取悦患者来获取好的医德社会舆论

93. 下列不属于公认的生命伦理学前沿问题的是

A. 生命伦理学发展的新阶段问题

B. 放弃治疗的伦理问题

C. 卫生经济伦理学

D. 女权主义伦理学

E. 关于安乐死和人体器官移植的伦理问题

94. 患者，男性，55 岁。因左小腿丹毒复发到某医院就诊，医师给他开了价格较昂贵的新型抗生素，患者因自费而要求改用上次发病时有效且便宜的青霉素。但是，医师却不耐烦地说："是你说了算，还是我说了算？难道我会害你！"患者无奈，只好到另一家医院就诊。从医学伦理的角度分析，该医师的行为违背了下列原则中的哪项

A. 有利原则　　　　　B. 公正原则

C. 尊重原则　　　　　D. 公益原则

E. 生命价值原则

95. 下列不属于生命神圣论的局限性的是

A. 有阶级性

B. 有历史性

C. 影响卫生资源的分配

D. 只偏重于人口的数量

E. 不能把人的自然素质同生命存在的价值相统一

96. 不包含在医学伦理学有利原则之内的是

A. 努力使病人受益（有助益）

B. 努力预防和减少难以避免的伤害

C. 对利害得失全面权衡

D. 造成有意伤害时主动积极赔偿

E. 关心病人的客观利益和主观利益

97. 医德实践的具体内容不包括

A. 医德评价

B. 医德规范体系

C. 医德教育

D. 医德修养

E. 以上都不是

98. 对医学伦理学不伤害原则的准确理解是对病人

A. 避免责任伤害

B. 避免技术伤害

C. 避免躯体伤害

D. 避免心理伤害

E. 以上都是

99. 临终关怀的伦理意义表现在

A. 它有利于建立和谐社会

B. 它体现生命神圣、质量和价值的统一

C. 它理解临终病人的需求

D. 它维护临终病人的生命尊严

E. 它同情和关心临终病人的家属

100. 对待患者知情同意权的做法，下列叙述中错误的是

A. 婴幼儿可以由监护人决定

B. 对某些特殊急诊抢救视为例外

C. 无家属承诺，即使患者本人知情同意也不能给予手术治疗

D. 做到充分知情

E. 做到有效同意

101. 体现医师克己美德的做法是

A. 风险大的治疗尽量推给别人

B. 点名手术无论大小能做多少就做多少

C. 只要是对患者有利的要求有求必应

D. 只要是患者的要求有求必应

E. 对患者有利而又无损自我利益的才去做

102. 在人体实验中，以犯人为受试者，认识正确的是

A. 在任何情况下，都不允许以犯人作为受试者

B. 只要有犯人的签字同意，以犯人为受试者可以得到伦理的辩护

C. 一般情况下，是不允许用犯人做实验的，即使使用犯人作为受试者，必须首先考察是否具备受试者的条件

D. 犯人是犯了罪的人，用他们作受试者，是给他们一个为社会做贡献从而改过自新的机会

E. 应该按照公安部门的安排进行

103. 选择器官移植受者的首位标准是

A. 受者在家庭中的地位

B. 受者过去的成就

C. 受者未来可能的贡献

D. 移植的禁忌证与适应证

E. 受者的经济承受能力

104. 关于医务人员泄露医疗秘密将会产生不良后果的表述，不恰当的是

A. 会引起社会某些人对患者的歧视

B. 会使患者对医务人员产生不信任和恐惧感

C. 会引起医患矛盾、家庭纠纷

D. 会造成患者沉重的心理负担，甚至引发自杀的严重后果

E. 会酿成医疗差错事故

105. 某女性患者，40 岁，企图自杀，服用大量巴比妥严重中毒。送来医院时，呼吸已经停止。马上对病人进行洗胃，无效。在没有其他对抗措施的条件下，采用了在当时还没有推广的人工肾透析治疗法进行抢救，收到了很好的疗效。为了抢救病人，采用了治疗性试验。对此做法，下列说法中错误的是

A. 动机是好的，但得失结果一时难以下结论

B. 是符合医学道德的医学行为

C. 即使是抢救成功，也不合乎道德规范

D. 即使不幸造成死亡或伤残，也不能逆推动机不好

E. 本案例医生的选择是正确的

106. 生物医学模式向生物－心理－社会医学模式的转变，引起了医德的一系列变化，但应除外

A. 医德根本宗旨的变化

B. 医德意识的变化

C. 医德理论的变化

D. 促进了生命伦理学的诞生

E. 医德规范的变化

107. 医德评价应坚持依据的辩证统一是指

A. 动机与目的、效果与手段的统一

B. 动机与效果、目的与手段的统一

C. 动机与手段、目的与效果的统一

D. 目的与效果、目的与手段的统一

E. 目的与动机、动机与效果的统一

108. 我国对克隆技术是否应该应用于人类的立场是

A. 允许治疗性克隆，不允许生殖性克隆

B. 不允许治疗性克隆，允许生殖性克隆

C. 允许一切克隆

D. 不允许一切克隆

E. 以上都不是

109. 如果预见到人体试验有可能对受试者造成较严重的伤害，采取的正当措施应该是
    A. 分辨是精神伤害还是身体伤害，如果是精神伤害，可以在加强监护的基础上继续进行
    B. 请专家论证，如果确信造成较严重伤害的概率小于50%，可以谨慎地进行
    C. 在确证放弃试验经济损失不大的情况下，可以放弃试验
    D. 不再考虑其他任何情况，立即停止试验
    E. 按照试验主管部门的意见进行

110. 医学伦理学原则不包括
    A. 公正原则
    B. 有利原则
    C. 不伤害原则
    D. 生命价值原则
    E. 尊重原则

111. 某女性患者，头痛数月，遇上感和月经来潮时疼痛加重，于是出于彻底检查的目的来院，坚决要求作 CT 检查，被医师拒绝。医师开出脑电图检查单和请耳鼻喉科会诊的会诊单，患者大为不满。为形成正常医患关系，该医师应该
    A. 维持契约关系，完全按病人要求办，开单作 CT 检查
    B. 维持契约关系，坚决按医生意见办，脑电图检查后再定
    C. 维持契约信托关系，说服患者先行体格检查再定
    D. 维持信托关系，对不信赖者拒绝接诊
    E. 维持信托关系，先查 CT 和脑电图、进行会诊，然后体检

112. 在人体实验中合乎伦理的是
    A. 受试者有权知道自己是试验组还是对照组
    B. 受试者只要参加实验，就不得退出
    C. 患者作为受试者退出人体实验后，其疾病的治疗不应受到影响
    D. 可预见的不良反应也在赔偿之列
    E. 以无行为能力的人作为受试者，不需要

贯彻知情同意原则

113. 某患者要做腰穿检查，有恐惧感。从医德要求考虑，临床医生应向病人做的主要工作是
    A. 要得到病人知情同意
    B. 告知做腰穿的必要性，嘱病人配合
    C. 告知做腰穿时应注意的事项
    D. 因诊断需要，先动员，后检查
    E. 动员家属做病人思想工作

114. 治疗要获得病人的知情同意，其实质是
    A. 尊重患者自主性
    B. 尊重患者社会地位
    C. 尊重患者人格尊严
    D. 患者不会做出错误决定
    E. 患者提出的要求总是合理的

115. 人体实验的道德原则中维护受试者权益是指
    A. 人体实验的危险应该是很小的
    B. 人体实验的危险不能超过实验带来的利益
    C. 人体实验应该是没有风险的
    D. 人体实验应该以不损害人们的健康为前提
    E. 人体实验应该预测到所有的风险和预期的价值

116. 对医师有合理的个人利益的正确理解是
    A. 医师的个人利益都是天然合理的
    B. 医师的正当利益都应得到实现
    C. 医师的正当利益能够得到医德的支持
    D. 医师的正当利益必须无条件服从患者利益
    E. 医师的个人利益在伦理上是成问题的

117. 关于临终关怀，下列叙述中正确的是
    A. 治疗和护理并重
    B. 重治疗，轻护理
    C. 重护理，轻治疗
    D. 重病人，轻家属
    E. 促使病人早日结束生命

118. 一年轻人在打羽毛球时自己的球拍把额头碰破了一块皮，到某医院就医。接诊医生

查看后，问明患者属公费医疗，于是开出了 **CT** 检查单。查后结果为阴性。此类现象产生的根源是

    A. 医生诊断水平不高

    B. 医生对高新技术手段过度迷信

    C. 市场经济对医学服务的负面影响

    D. 生物医学模式对医生的负面影响

    E. 医院管理不到位

119. 手术治疗中一般病人知情权不包括

    A. 有权自主选择

    B. 有同意的合法权利

    C. 有明确决定的理解力

    D. 有家属代为决定的权利

    E. 有做出决定的认知力

120. 关于在人体实验中使用对照组、安慰剂和双盲法，下列叙述中正确的是

    A. 是人体实验的重要方法

    B. 是对病人的一种欺骗

    C. 是违背人道主义原则的

    D. 是违背知情同意原则的

    E. 会损害受试者利益

121. 一因车祸受重伤的男子被送去医院急救，因没带押金，医生拒绝为病人办理住院手续，当病人家属拿来钱时，已错过了抢救最佳时机，病人死亡。本案例违背了病人权利的哪一点

    A. 享有自主权

    B. 享有知情同意权

    C. 享有保密和隐私权

    D. 享有基本的医疗权

    E. 享有参与治疗权

122. 医学伦理学作为一门独立的学科首先产生于

    A. 英国   B. 法国

    C. 意大利   D. 美国

    E. 中国

123. 患者王某，7 岁，患急性淋巴性白血病，接受治疗 3 个月，病情没有改善。医生征求其父母的意见，问是否愿意使用一种价格较贵的新药，其父母经过考虑，表示同意。

因为从未使用过这种药物，也不知道这种药物的效果如何，所以医生决定谨慎使用，严格监控，结果表明，使用这种药物后的效果不明显。从医学伦理的角度分析，正确的是

    A. 医生使用新药，应该征得王某本人的同意

    B. 该项治疗属试验性治疗

    C. 效果不明显，与医师使用药物过于谨慎有关

    D. 因为使用药物后的效果不明显，所以医师的行为不道德

    E. 医生使用新药物应该征得主管领导批准

124. 1932 年到 1972 年间，美国研究者随访了 400 名贫穷的身患梅毒的非裔美国黑人，以了解梅毒的发展过程。虽然当时青霉素已经普遍使用，而且价格并不昂贵，但是研究人并不对其采用青霉素治疗，而是给予安慰剂，以观察在不用药物的情况下梅毒会如何发展。从医学伦理的角度，下列分析中合理的是

    A. 研究人员为了医学科学的发展而进行研究，是道德的

    B. 研究人员选择"贫穷的患了梅毒的非裔美国黑人"作为受试者，表明了对弱势人群的关注，是道德的

    C. 研究人员没有让受试者使用青霉素治疗梅毒，违背了有利原则

    D. 研究人员让受试者服用"安慰剂"，所以实验是道德的

    E. 研究人员的目的是为了了解梅毒的发展过程，因此，未给受试者使用青霉素治疗是道德的

125. 生殖权利的两个独立要素是指

    A. 法律权利和社会权利

    B. 自然权利和法律权利

    C. 行为权利和法律权利

    D. 自然权利和社会权利

    E. 自然权利和行为权利

126. 医务人员在确定辅助检查项目后，必须做到

A. 只要检查目的明确，无需说服解释

B. 使病人知情同意，要告知病人（或家属），尊重被检者

C. 只要有益于治疗，医生可以做出决定

D. 向病人解释清楚检查的危险性

E. 因治病需要，无需向病人说明检查项目的经济负担

127. 在生物医学模式以及现代社会背景下的医患关系呈现的倾向正确的是

A. 利益化　　　　　B. 法律化

C. 行为化　　　　　D. 模式化

E. 表面化

128. 对肺、心、脑病患者，可采用的护患关系模式是

A. 共同参与型

B. 指导合作型

C. 主动被动型

D. A 型与 B 型交替

E. A 型和 B 型

129. 下列关于伦理义务的理解不正确的是

A. 伦理义务是自觉履行的

B. 护理人员应对社会尽义务

C. 伦理义务可以增强护理人员的责任感

D. 伦理义务是个人对社会或他人所负的道德责任

E. 履行伦理义务是与行使一定的权利联系在一起的

130. 在高科技时代强调医学伦理教育的必要性，最主要的原因在于医学高新技术

A. 给患者带来了福音

B. 促进了医学发展

C. 应用中的双重效应提出了新的医德要求

D. 在西方被严重滥用的教训

E. 应用中出现了许多医德两难选择问题

131. 哪一年通过的"夏威夷宣言"明确规定了对待精神病人的伦理原则

A. 1987 年　　　　B. 1997 年

C. 1977 年　　　　D. 1967 年

E. 1969 年

132. 尊重病人自主性或决定，在病人坚持己见

时，可能要求医生

A. 放弃自己的责任

B. 听命于患者

C. 无需具体分析

D. 必要时限制病人自主性

E. 不伤害患者

133. 保持镇定、作风严谨属于

A. 药物治疗中的道德要求

B. 手术治疗中的道德要求

C. 手术后的道德要求

D. 心理治疗的道德要求

E. 辅助治疗的道德要求

134. 医学道德评价的方式有

A. 社会舆论、传统习俗和内心信念

B. 患者评价、同行评价和自我评价

C. 社会舆论、同行评价和自我评价

D. 传统习俗、患者评价和自我反省

E. 患者评价、同行评价和内心信念

135. 我国多数学者关于生命开始的观点，有利于计划生育政策的开展。这种观点认为

A. 生命始于受精卵在子宫着床

B. 生命始于妊娠第 8 周

C. 生命始于 28 周

D. 生命始于胎儿脱离母体并能成活

E. 生命始于妊娠第 10 周

136. 世界上最早对人体实验制定基本国际准则的医德文献是

A. 1964 年的"赫尔辛基"宣言

B. 1948 年的"日内瓦协议"

C. 1946 年的"纽伦堡法典"

D. 1803 年的"医学伦理学"

E. 1946 年的"医学伦理学"

137. 以下属于"医患关系的技术性方面"的是

A. 医患交往中的社会方面的关系

B. 医患交往中的治疗方面的关系

C. 医患交往中的伦理方面的关系

D. 医患交往中的心理方面的关系

E. 医患交往中的人文关怀

138. 不属于病人的权利是

A. 平等医疗权

B. 知情同意权

C. 自由选择权

D. 保管病志权

E. 疾病认知权

139. 严密观察、精心治疗属于

A. 药物治疗中的道德要求

B. 手术治疗中的道德要求

C. 手术后的道德要求

D. 心理治疗的道德要求

E. 辅助治疗的道德要求

140. 目前，关于人类胚胎干细胞研究和应用中道德争议的焦点问题是

A. 人类胚胎干细胞的功能到底如何

B. 人类胚胎是否是生命、是否应该得到尊重

C. 人类胚胎发育阶段如何划分

D. 人类胚胎干细胞是否可以商品化

E. 人类胚胎是否可以克隆

141. 医务人员医德考评应当认定为较差的情形是

A. 在医疗服务活动中接受患者或家属的口头感谢

B. 复印医学文书及有关资料的

C. 出具医学证明文件供他人使用的

D. 医疗服务态度较差，但未造成恶劣影响或者严重后果的

E. 违反医疗服务和药品价格政策，多计费、多收费或者私自收取费用情节严重的

142. 具有对自己行为应该负道德责任的自觉认识和自我评价能力的是

A. 护理伦理情感

B. 护理伦理良心

C. 护理伦理义务

D. 护理伦理责任

E. 护理伦理荣誉

143. 不属于我国社会主义医德基本原则的内容是

A. 救死扶伤

B. 全心全意为人民身心健康服务

C. 中西医并重

D. 实行社会主义人道主义

E. 防病治病

144. 关于脑死亡的哈佛标准有四个具体基本标准。下列选项中不属于这四个具体基本标准的是

A. 大脑皮层功能不可逆丧失

B. 对外部刺激和内部需要无接受性和反应性

C. 自主的肌肉运动和自主的呼吸消失

D. 诱导反射消失

E. 脑电图示脑电波平直

145. 我国社会主义医德原则确立的时间是

A. 1949 年   B. 1956 年

C. 1981 年   D. 1991 年

E. 1992 年

146. 属于《卫生部关于加强卫生行业作风建设的意见》提出的八项行业纪律之一的是

A. 医疗机构和科室不准实行药品等加价销售办法

B. 医疗机构不准使用无生产批准文号的自制药品与制剂

C. 医务人员不准在医疗服务活动之外接受患者及其亲友的宴请

D. 医务人员不准介绍病人到其他单位检查或治疗

E. 医疗机构的内部科室可根据承包运转情况设立小金库

147. 关于医患双方权利与义务的下述口号和做法中。不可取的是

A. 医者不是上帝

B. 患者是上帝

C. 把维护患者正当权利放在第一位

D. 医者的正当权益也必须得到保证

E. 患者的权利往往意味着医者的义务

148. 下列有关医德考评说法中正确的是

A. 医德考评要完全做到量化考核

B. 医德考评要坚持实事求是、客观公正的原则

C. 各医疗机构要仅仅针对骨干医务人员建

立医德档案

D. 医德考评要纳入医院管理体系，每年进行三次

E. 医德考评不得与医务人员的年度考核、定期考核等工作相结合

149. "夏威夷宣言"做出的国际伦理原则，其明确规定主要是针对

A. 老年病人

B. 传染病病人

C. 精神病病人

D. 肿瘤病人

E. 慢性病病人

150. 医患关系遵循的最重要的道德原则是

A. 医患平等关系

B. 医患团结关系

C. 医患互助关系

D. 医患友爱关系

E. 医患监督关系

151. 在物质和精神生活中，由于感受和意识到自己的理想和目标而得到精神上的满足，称之为

A. 荣誉　　　　　B. 幸福

C. 享受　　　　　D. 欣慰

E. 安心

152. 专属于体格检查中的道德要求的是

A. 全面系统、听诉耐心

B. 关心体贴、询问仔细

C. 语气轻柔、听诉认真

D. 尊重病人、耐心细致

E. 认真细致、仪表端庄

153. 在临床诊疗活动中，医务人员收受药品、医用设备、医用耗材等生产、经营企业或经销人员以各种名义给予的财物或提成的，医德考评结果应记为

A. 优秀　　　　　B. 良好

C. 中等　　　　　D. 一般

E. 较差

154. 医务人员医德考评的首要标准是

A. 遵纪守法．廉洁行医

B. 因病施治，规范医疗服务行为

C. 救死扶伤，全心全意为人民服务

D. 严谨求实，努力提高专业技术水平

E. 尊重患者的权利，为患者保守医疗秘密

155. 广义的医患关系是指

A. 医生与病人的关系

B. 医生与患者家属的关系

C. 各类医务人员与患者的关系

D. 各类医务人员与患者及其家属的关系

E. 以上都不对

156. 对尊重病人自主权的正确理解是

A. 适用于所有病人

B. 医护人员的任何干预都是不道德的

C. 承认病人有权根据自身状况做出理性决定

D. 适用于病人所做的自我决定

E. 病人自己做出的决定

157. 联合国第37届会议批准的"老龄问题国际行动计划"是在

A. 1952年　　　　B. 1972年

C. 1982年　　　　D. 1992年

E. 1995年

158. 将人体实验分为临床性与非临床性研究并提出不同道德原则的医德文献是

A. "东京宣言"

B. "悉尼宣言"

C. "纽伦堡法典"

D. "赫尔辛基宣言"

E. "夏威夷宣言"

159. 指导合作型的医患关系模式的特点是

A. "能为病人做什么"

B. "告诉病人做什么"

C. "告诉病人自己做什么"

D. "帮助病人做什么"

E. "指导病人自己做什么"

160. 临床诊疗工作中最基本的原则是

A. 安全无害的原则

B. 痛苦最小的原则

C. 耗费最少的原则

D. 患者第一的原则

E. 疗效最佳的原则

161. 下列有关医学道德监督的叙述正确的是
   A. 通过舆论监督来充分发挥医务人员的主观能动性
   B. 通过自我监督来促使医院医务、政务公开
   C. 通过制度监督来发挥惩恶扬善的宣传、导向作用
   D. 通过法律监督来约束医务人员职业行为
   E. 通过社会监督来根本性提高医学道德水平

162. 国家提倡健康公民自愿献血的年龄是
   A. 18 ~ 45 周岁
   B. 18 ~ 50 周岁
   C. 18 ~ 55 周岁
   D. 18 ~ 60 周岁
   E. 18 ~ 65 周岁

163. 安全有效属于
   A. 药物治疗中的道德要求
   B. 手术治疗中的道德要求
   C. 手术后的道德要求
   D. 心理治疗的道德要求
   E. 辅助治疗的道德要求

164. 不属于人体实验的道德原则是
   A. 知情同意的原则
   B. 符合科学的原则
   C. 符合受试者利益的原则
   D. 实事求是的原则
   E. 利于医学和社会发展

165. 某患者因车祸造成多发性骨折，多脏器破裂，如果不及时手术，就会危及病人生命。然而，同行的伙伴谁也不敢代替家属签名。这时，主刀医生站出来。说："我签，有责任我负！"经过医务人员的全力抢救，患者终于脱离危险。医生最符合医学道德的做法是
   A. 医生不应施手术，因为没有人在手术同意书上签字
   B. 主刀医生已把不施行手术抢救可有发生的后果告知他的伙伴，如抢救不成功，医生不应该承担法律责任
   C. 主刀医生代表患者亲人签字，表现了医

生以病人利益为重、无私无畏的高尚医德精神
   D. 以上三点都符合抢救危重病人的道德
   E. 以上除 B 点，其他几点都是符合医学道德的

166. 医学行为是否有利于病人病情的缓解、治疗和康复是
   A. 医德评价的经济标准
   B. 医德评价的科学标准
   C. 医德评价的社会标准
   D. 医德评价的人文标准
   E. 医德评价的医疗标准

167. 对医学伦理学中不伤害原则的正确理解是
   A. 避免精神伤害
   B. 避免技术伤害
   C. 避免责任伤害
   D. 避免任何伤害
   E. 避免手术伤害

168. 医务人员根据确定的医学行为目标，拟订多个诊疗方案，然后从中选出达到最佳诊疗效果的方案是
   A. 医学伦理决策
   B. 医学道德修养
   C. 医学伦理难题
   D. 医学道德教育
   E. 医学伦理教育

169. 伦理学中的义务与政治法律中的义务之不同点在于前者是
   A. 个人对他人，对社会应负的道德责任
   B. 以一定程度上牺牲个人利益为前提的
   C. 由人们在社会关系中所处地位决定的
   D. 和一定权利与利益相对应的
   E. 以上都是

170. 第六届世界精神病学大会通过的对待精神病人伦理原则的医德文献是
   A. 东京宣言
   B. 夏威夷宣言
   C. 赫尔辛基宣言
   D. 日内瓦协议
   E. 悉尼宣言

171. 某患者将参加一种高血压药物的临床实验，在实验中医务人员应遵循以下原则，除了
    A. 向病人讲解实验的有关内容
    B. 一切以病人的利益第一
    C. 实验必须得到病人的同意
    D. 病人应承担实验的一切后果
    E. 实验要有利于学科的发展

【A3/A4 型题】

(172 ~ 173 题共用题干)

某地一位司机在车祸中受重伤，被同行的人送到附近一家医院抢救。经查：伤员多发性骨折，多脏器破裂，如不及时手术，会有生命危险。但手术需要亲属签协议书。可伤员的同行者谁也不敢代签。这时，主刀医师的上级医生签了协议书，表示承担责任。经过医务人员的全力抢救，伤员脱险。

172. 对该上级医生的做法的正确伦理评价应该是
    A. 正确，医生在医患关系中居主导地位，最有权力决策
    B. 正确，权威医生在任何时候都可以代替患者做主
    C. 正确，医生既已受到患者信托，必要时必须承担责任
    D. 错误，未经家属委托
    E. 错误，医生本人和医院承担的风险太大

173. 该上级医生作出自己的选择之伦理依据是
    A. 医患之间契约关系中医师有独立人格
    B. 医患之间契约关系中患者自愿进入
    C. 医患之间信托关系中患者处于弱势地位
    D. 医患之间信托关系中双方不是陌生人关系
    E. 医患之间信托关系中患者对医师信任无疑

(174 ~ 176 题共用题干)

某男性患者，65 岁。患胃癌四年，晚期，已失去手术治疗价值，生命垂危。家属再三恳求医生，希望能满足病人心理上的渴求，收他入院。医生出于"人道"，将他破例收入院。究竟该不该收治这个病人。

174. 按医院的职能和任务要求，下列哪项是不对的
    A. 医院担负治病救人的任务，应该收治这个病人
    B. 医院治病救人对所有病人都应一视同仁
    C. 治愈率、床位周转率是考核医院效益的指标，因而不能收治晚期癌症病人
    D. 病人家属已同意支持医药费，对医院经济管理无影响
    E. 在医院内，病人有安全感，心理状态好

175. 从病人的权利分析，应该收治的理由是
    A. 解除疾病痛苦是病人的基本需要
    B. 病人有权享有必要的、合理的、基本的诊治护理权利
    C. 人类的生存权利是平等的，因而医疗保健的享有权也是平等的
    D. 对待各种疾病的患者，应一视同仁
    E. 以上都是

176. 从医务人员的义务出发，下列除哪项外都是正确
    A. 医务人员有诊治病人的责任
    B. 医务人员有解除病人痛苦的责任
    C. 医务人员有无条件忠实于患者利益的责任
    D. 晚期癌症，治好无望，不收也是符合医德要求的
    E. 对治疗无望的临危病人，应收入医院进行治疗，目的是尊重人的生命价值

(177 ~ 178 题共用题干)

一年轻男性患者，在得知自己患了黄疸性肝炎以后，很恐惧，怕女朋友离开他，怕同车间的伙伴疏远他，所以十分恳切地请求医师替他保密。医师看他很值得同情，就决定替他保守这个秘密，但要求他抓紧治疗，不要耽误了病情。

177. 医师的这种做法
    A. 基本是对的
    B. 全部是对的
    C. 是错误的
    D. 应该得到表扬，因为他很好地处理了矛盾
    E. 以上答案均不对

178. 医师的正确做法是

A. 完全替病人保密，把他留在医院治疗

B. 完全替病人保密，给他开一些对症的药，让他在家治疗，以免别人知道

C. 应该拒绝保密，拒绝给他治疗，以免被传染

D. 介绍他去别的医院

E. 适当保密，让他住院隔离治疗

(179～181 题共用题干)

患者李某，男性，7 岁，因上呼吸道感染收住某医院儿科病房。当时高热 39℃，咳嗽，经抗生素滴注后体温下降，第 4 天体温已正常，咳嗽减轻，情况好转。该医院因在搞一项关于儿童电生理无伤性检查方面的研究课题，故经患儿同意后，把患儿作为受试者。次日父母探视时发现孩子的头顶部皮肤有了个直径 2 mm 的圆形丘疹红斑，当了解情况后，即与医生发生了争执。

179. 关于争执，下列说法中最正确的是

A. 医生未违背病人利益第一的原则，不应负道德责任

B. 受试者是未成年人，不可以进行人体实验，所以医生应负道德责任

C. 对未成年人进行人体实验应得到其监护人的同意，医生此做法有道德缺陷

D. 医生遵循了人体实验中知情同意原则，所以医生无道德责任

E. 该实验是无创伤性的，不必征得监护人的同意

180. 关于医生对此人体实验的责任，下列说法中错误的是

A. 医生做任何人体实验都必须遵循一定道德原则

B. 家属发现与否和有无纠纷发生，这些与医生的技术水平没有关系

C. 此人体实验只要受试者同意，不必取得家属同意

D. 对临床任何人体实验应取得受试者（包括监护人）的同意

E. 家属发现情况与医生发生争执是有道理的

181. 对未成年人能否做人体实验，下列说法中正确的是

A. 在道德上对未成年人不能做人体实验

B. 对未成年人没有伤害的人体实验可以做

C. 只要未成年人同意就可做人体实验

D. 只要监护人同意就能做人体实验

E. 以上都不完整

(182～183 题共用题干)

某中学生，15 岁。经骨髓穿刺检查诊断为"急性淋巴细胞白血病"，给予常规治疗，症状无缓解。医生告诉家长，此病目前尚无理想的治疗方法，医院正在尝试使用一种疗效不肯定、有一定风险的药物。其家长表示愿意做这种试验性治疗。但没有履行书面承诺手续。治疗两天后，病人病重，抢救无效，死亡。此后，家属否认曾同意这种治疗方案，称是"拿病人做试验"，要追究医生责任，于是造成医疗纠纷。

182. 就本案分析，医生做出选择的伦理依据是

A. 研究目的是正确的

B. 符合知情同意的原则

C. 符合受试者利益的原则

D. 治疗期间，医生是积极负责的

E. 以上各点都符合临床医学研究原则，没有错误

183. 病人家属称本案是"拿病人做试验"并告上法庭，理由如下，但其真实的思想是

A. 家长没有书面承诺，说明对该方案有保留意见

B. 抢救不够及时，拖延了时间

C. 家长没签字，医生必须承担患儿死亡的责任

D. 要求减免住院费用

E. 医生所做的试验缺乏临床数据积累

(184～185 题共用题干)

陕西某高校一位副教授因高热住进职工医院，经 B 超、CT、胃检、抽血、抽骨髓化验等检查后，难以确诊。医生恐延误病情，于是给予高档抗生素治疗，但病情不好转。第 16 天，该院请某市医院会诊，仍依据上述理化数据而诊断为病毒性感冒，给予相应治疗后仍无济于事。病人在这两家医院里诊治达 20 多天，花费近万元，仍无明确诊断。后来，医院只好请西安医大第一附属医院某教授会诊。该教授并未盲目用理化检

验手段，而是仔细问诊查体，当在病人身上发现了 3 个极易被忽视的小红点时，病情很快得到确诊：原来是病人在不久前游览西双版纳时被蚊虫叮咬，导致斑疹伤寒。确诊后，病人家属遵医嘱到药店花 1.2 元钱买了 20 片四环素，病人口服后痊愈。

184. 前两家医院的医生出现误诊、误治的原因是

A. 服务态度不好

B. 过分依赖技术手段

C. 病人病情太复杂

D. 诊断仪器不够档次

E. 医生学术水平太低

185. 某教授能为病人很快确诊的根本原因是

A. 他对病人负责

B. 他医术高明

C. 病人病情十分简单

D. 前两家医院为他提供了充分的理化数据

E. 正确看待诊疗仪器的作用，不做它们的奴隶

(186～187 题共用题干)

从 2002 年 11 月起，国外某研究小组从 199 名女性体内提取 2221 颗卵子，并对其中 66 名女性支付了每人 30 万～150 万韩元的酬金。在卵子捐献过程中虽然预知过度排卵会引起卵巢肿胀等后遗症，但研究小组并没有向捐卵女性解释取卵后的副作用。此后的调查还发现，该小组有两名女研究生的名字出现在卵子捐献者名录上，甚至有 1 名女研究生是在注射了激素并接受了全身麻醉后非自愿捐献卵子的。

186. 关于研究者应否受到谴责，下列说法中正确的是

A. 应受到谴责，因为研究者违背了人体实验的知情同意原则

B. 不应受到谴责，因为每个人都有推动医学发展的义务

C. 不应受到谴责，研究者有责任进行科学研究以推动医学的发展

D. 应受到谴责，因为研究者没有向受试者进行耐心细致的说服工作

E. 不应受到谴责，因为受试者在实验中得

到了足够多的物质补偿

187. 该案例中，研究者应怎样做在道德上是最佳的选择

A. 研究者应向受试者说明捐献卵子的副作用

B. 研究者应增加对受试者损伤的赔偿

C. 研究者应向受试者说明捐卵的副作用，并得到受试者的书面知情同意承诺

D. 研究者应向所有受试者支付酬金

E. 研究者说服女研究生，而非强迫

(188～191 题共用题干)

某大医院一位眼科博士，因急于为两位病人进行角膜移植，而又一时找不到现成的供体角膜，所以在太平间"盗取"了一病死者的尸体角膜用于移植，获得成功。此事后被死者家属发现，以未经本人生前及死者家属知情同意，严重损害了死者及其家属的权益为由，将该医生告上了法庭。经调查得知：接受眼角膜移植手术的两位病人与该医师无特殊关系；死者生前与该医师无利害冲突；该医师也未由此谋取分文私利，只是不了解有关要求。

188. 对该医师的正确医德评价应为

A. 符合医德要求

B. 不符合医德要求

C. 说不清

D. 不能进行医德评判

E. 以上都不对

189. 确认该医师医德善恶应使用的具体标准是

A. 是否有利于接受角膜移植术的两位病人

B. 是否有利于维护死者及其家属的正当权益

C. 是否有利于促进眼科医学的发展

D. 是否有利于推动社会文明的进步

E. 是否得到绝大多数人的支持

190. 若评价该医师行为不道德，依据是

A. 动机、目的恶，手段、效果善

B. 动机、目的恶，手段、效果恶

C. 动机、目的善，手段、效果恶

D. 动机、目的善，手段恶、效果差

E. 动机、目的善，手段恶、效果善

191. 该医师的行为出现了动机与目的、手段与效果严重背离的问题，其主观上的根本原因在于

A. 对患者知情同意权的无知

B. 对医学创新的期望值很高

C. 想以此改变人们的陈旧观念

D. 想为科室创收做贡献

E. 以上都不对

(192~193 题共用题干)

某医院一产妇急需剖腹产，主治医师几次联系要求手术，手术室护士均以手术台没有空而一再推迟，由于等候时间太长，导致胎死宫内。

192. 主治医生和护士没有遵守医护关系伦理中的

A. 彼此平等　　　　B. 团结协作

C. 彼此监督　　　　D. 相互尊重

E. 相互制约

193. 护理对象的什么权益被侵犯

A. 生命健康权

B. 求偿权

C. 自主权

D. 知情权

E. 人身自由权

(194~195 题共用题干)

患者，女性，32 岁。下腹部有包块 2 年多，伴月经量增多，前来某医院就诊。门诊接诊医师检查，初诊为"子宫肌瘤"。入院后，进修医师按"子宫肌瘤"书写了病历。经治医师在没有做宫腔长度及 B 超等检查的情况下，完全相信了门诊的诊断，自行决定做子宫切除术。术前，未执行上级医师"再详细探宫腔"的指示；术中，发现子宫体较软时，助手提示"需排除妊娠可能"，术者仍未听取，在未行宫腔探查的情况下，错误地将子宫切除。切开子宫，见一胎儿。该患者已生有一男一女，系绝育对象。术后，医务人员对是否向患者家属讲明实情，持赞成和反对两种意见。

194. 若将事故实情告知患者家属，针对手术者应负的道德责任，最正确的说法是

A. 违背"审慎"的医德要求，未作必要的

认真的检查，造成医疗事故

B. 经验不足，对技术常规不熟悉，系医疗事故

C. 虽错误切除子宫，但同时为患者做了需做的人流和绝育手术，功过参半

D. 手术未造成其他伤害，患者应予谅解

E. 门诊接诊医师、手术助手、上级医师均应负道德责任

195. 若不将事故实情告知患者及家属，对这种做法最正确的评价是

A. 手术实际上为患者做了需做的人流手术，不算事故，不告知患者，符合医德

B. 此系医院的医疗秘密，内部总结教训即可，不必告知患者

C. 剥夺了患者获得医疗信息的权利和监督医疗过程的权利

D. 告知患者实情，会造成不必要的医疗纠纷

E. 告知患者实情，会降低医院信誉

(196~197 题共用题干)

晚上 7 时，刘医生值班。一农妇怀抱 6 岁小孩急匆匆来到急诊室，请求医生救她儿子的命。她边哭边说，小男孩 4 点左右从 6 米多高的地方摔下来，她赶了 3 个多小时的路程来到这里。经刘医生检查，颅骨骨折，瞳孔散大，对光反射消失，口鼻出血，小便失禁，孩子已处于深度昏迷状态，情况十分危急。刘医生立即开出 CT 检查单，一旦结果出来，就可行开颅术。但孩子的母亲没钱，CT 无法做，手术不能进行。刘医生只好一边催其母亲去筹钱，一边给小孩采取一些抢救措施，他只能做到这些。可直到天亮，孩子的母亲也未把钱筹来。早 7 点 36 分，这个顽强的小生命再也无法抗拒死神的召唤，永远离开了这个世界。

196. 根据此病例医护人员违反哪条医德原则

A. 防病治病

B. 救死扶伤

C. 实行人道主义

D. 全心全意为人民身心健康服务

E. 公正原则

197. 没有遵循哪条医院管理道德的基本原则

A. 预防为主的原则

B. 以人为本原则

C. 两种效益兼顾、社会效益优先的原则

D. 质量第一原则

E. 公平公正原则

(198～199题共用题干)

患儿，女性，11岁。患甲状腺癌，并有颈淋巴结转移。医生告诉患儿母亲，女孩需做甲状腺癌根治术，按常规手术后要造成颈部塌陷变形，肩下垂，身体的外观和功能都要受到一定损害。当患儿母亲听到要造成这些后遗症后，断然拒绝治疗，带孩子出院。过了不久，患儿家属考虑到癌症将危及到病人的生命，故再次来到医院，要求给予治疗，并请求医生尽可能不给孩子留下终身伤残的痛苦。医生经过再三考虑，决定打破常规，采用一种新的术式，既收到治疗效果，又使女孩子保留外形美观，功能不受破坏。患者及家属同意做此手术，尽管这种术式的治疗效果当时尚不能肯定。手术进行得很顺利，随访远期疗效也很好。

198. 在该事例中，涉及了病人权利的哪一项

A. 享有基本的医疗权

B. 享有自我决定权

C. 享有自我选择权

D. 享有知情同意权

E. 以上都是

199. 下列说法中哪项是错误的

A. 病人应该在医师指导下对治疗做出负责的决定并与医师合作执行

B. 既要为病人考虑眼前疗效，又考虑远期疗效

C. 医生不可以强求病人做不同意做的手术

D. 医生打破常规，采用治疗效果不肯定的术式的做法是不可取的

E. 医生为病人着想、勇担风险是值得赞扬的

(200～201题共用题干)

患者，男性，35岁，主诉"舌感异常"到医院就诊，确诊为舌癌，入院治疗。其病情为病灶尚未转移。按当时的医疗水平及治疗手段，只有早期切除病灶才能挽救患者。医生把治疗意见向患者的家属作了说明，希望他们向患者做工作，着重说明"病灶是溃疡，因为是恶性的，所以必须切除舌头的1/3。"患者本人坚决反对手术。医生为了挽救患者生命，又向患者解释说，不是切掉舌头，而是烧灼舌头的溃疡部分。患者在这种情况下答应了手术，切掉了舌头的1/3，术后出现语言障碍，咀嚼、味觉功能减退。患者认为医生欺骗并坑害了自己，因而忧郁愤懑，在精神和肉体上蒙受了极大的痛苦。后患者上告法院要求赔偿，该案例最终经调解并说明医生手术的目的与动机后，患者撤回了上诉。

200. 关于本案评价医生的医学动机与手段，下列哪项叙述是不一致的

A. 医生的动机是好的，目的是为了救人

B. 医生以"恶性溃疡"告之患者，目的是消除患者的恐惧心理，动机是正确的

C. 切除1/3舌部的目的是为了防止舌癌手术后复发，其手术动机也是好的

D. 当患者反对手术，医生用烧灼舌部溃疡来隐瞒手术真相，动机是好的

E. 以上都是

201. 本案例患者上告法庭，最主要理由是

A. 医生手术的动机与目的都是为了救治病人的生命，但效果不好

B. 医生切除1/3舌部虽是本手术的指征，但过多地损害病人的利益

C. 医生手术的动机与手段与病人当时所能承受心理状态不相一致

D. 医生当时用"只是烧灼舌的溃疡部分"的隐瞒病情手段来行施手术

E. 医生没有向病人说明手术后可能出现的后遗症，病人思想准备不够

(202～204题共用题干)

美国一女患者，患有严重的脑综合征、慢性压疮、心脏病、糖尿病等，对环境没有感觉，只有原始的脑功能，有自主呼吸，没有认知、行为能力，且无改善的希望，住院不久即插入鼻饲管以维持生命。她的监护人要求取走鼻饲管，被主管医师拒绝，监护人向法院起诉要求强迫取走，法院同意并下令取走；但受理上诉的法院否定了这个决定，认为中止喂饲就是杀人。3年后，女

患者死亡，她的鼻饲管仍保留着。

202. 从医学伦理学角度说，此案例反映出的突出问题应除外

A. 临床医学决策同时也是伦理判断

B. 医学上可能做的，不一定在伦理上是应该做的

C. 市场经济对医学实践的正、负效应并存

D. 生命神圣论与生命质量论的冲突

E. 传统医德规范与现代医德观念的矛盾

203. 主管医师拒绝患者监护人的请求，其理由是：医疗行为必须体现

A. 医乃仁术

B. 生命神圣

C. 不伤害原则

D. 尊重患者自主原则

E. 以上都是

204. 对主管医师的行为的正确伦理评价是

A. 完全正确

B. 完全错误

C. 基本上错误，侵犯了患者家属自主权

D. 基本上正确，但应弄清患者本人意愿，彻底维护患者权益

E. 以上都不是

（205～206 题共用题干）

某男性患者，23 岁，被确诊为再生障碍性贫血而住入某院。患者认为"再障"是不治之症而拒绝一切治疗措施，甚至摔碎注射器。医务人员始终保持积极、耐心、和蔼的态度，一方面反复开导，讲解有关知识，陈述利害关系，一方面精心治疗，获得患者信任。在患者主动配合下，通过中西医结合治疗，使患者好转出院。这个患者出院至今已生存 20 余年，并建立了幸福的家庭。

205. 在这个患者的治疗中，哪一点最能体现医师的美德

A. 重人贵于重病

B. 推动自己促进和维护病人利益

C. 医师的工作是崇高、繁重、有风险的工作

D. "仁者爱人"包括利人、关怀人

E. 以上各点都符合医师的美德

206. 在这个患者的治愈过程中，下列哪个说法不够准确

A. 患者不仅有被动的一面，更有能动的一面

B. 医务人员通过教育和疏导，变患者的顽固拒医行为为积极求医行为，变患者消极悲观态度为积极乐观态度，是诊治成功的关键

C. 打动病人心灵，改变病人态度，是医务人员的道德责任

D. 医务人员的权威性是至高无上的

E. 把病人的思想工作放在首位是正确的

【B 型题】

（207～210 题共用备选答案）

A.《黄帝内经》

B. 宋国宾《医业伦理学》

C. 孙思邈《备急千金要方》

D. 希波克拉底《希波克拉底誓言》

E. 帕茨瓦尔《医学伦理学》

207. 医学伦理学作为学科出现的标志是

208. 奠定西方医学人道传统的文献是

209. 奠定中国医学人道传统的文献是

210. 最早明确提出保守医密和反对堕胎这两条医德规范的是

（211～213 题共用备选答案）

A. 双方冲突型

B. 患者主导型

C. 主动 – 被动型

D. 指导 – 合作型

E. 共同参与型

211. 一般说来，医患之间信托 – 契约关系所倡导的医患交往模式是

212. 一般说来，使医患之间信托 – 契约关系能够得到理想体现的是

213. 对婴幼儿、处于休克状态需要急救等患者适用的模式是

（214～215 题共用备选答案）

A. 代理同意　　　　B. 知情同意

C. 不同意　　　　　D. 诱导同意

E. 有效同意

214. 在临床医学研究前，对有行为能力的病人

要获得他的同意，这属于

215. 在临床医学研究前，对无行为能力的病人要获得他家属的同意，这属于

（216～218题共用备选答案）

A. 医学伦理学的内容深刻反映时代的经济、社会要求和医学科学的发展和进步

B. 古代医者把尊重和保护病人的健康和生命作为自己的行为准则

C. "普同一等"和"一视同仁"是古今中外医学共有的伦理观念

D. 古代的医德规范今天仍然有规范医者的价值

E. 医学伦理学的思想内容是医学实践和科学进步提出的客观要求

216. 医学伦理学的实践性表现在

217. 医学伦理学的继承性表现在

218. 医学伦理学的时代性表现在

（219～220题共用备选答案）

A. 道德的本质

B. 道德评价标准

C. 道德评价方式

D. 道德的特点

E. 道德的主要功能

219. 社会舆论、传统习俗和内心信念是

220. 用以调整人们之间及个人与社会之间的行为规范是

（221～222题共用备选答案）

A. 公平公正原则

B. 优先原则

C. 效率、效益原则

D. 价值原则

E. 不伤害原则

221. 把有限的卫生资源配置到最能产生社会效益和经济效益的做法是体现

222. 人人享有卫生保健是体现

（223～224题共用备选答案）

A. 有利于科学地确定死亡，真正维护人的生命

B. 有利于医生对病人积极抢救还是放弃治疗进行正确抉择

C. 有利于节约医疗卫生资源

D. 有利于公正分配医疗卫生资源

E. 有利于器官移植的开展

223. 上述关于执行脑死亡标准的伦理意义的提法中，最具有说服力的是

224. 上述关于执行脑死亡标准的伦理意义的提法中，最易引发争议的是

（225～229题共用备选答案）

A. "人命至重，有贵千金，一方济之，德逾于此"

B. "无恒德者，不可以做医，人命生死之所系"

C. "一存仁心，……二通儒道，……三精脉理，……四识病原，……十勿重利。"

D. "不为良相，愿为良医"

E. "夫医者，非仁爱之士，不可托也；非聪明理达，不可任也；非廉洁淳厚，不可信也。"

225. 出自龚延贤的话是

226. 出自范仲淹的话是

227. 出自孙思邈的话是

228. 出自林逋的话是

229. 出自杨泉的话是

（230～232题共用备选答案）

A. 尊重患者的生命价值，确立双向作用的医患关系

B. 医患关系的个体性、稳定性、直接性

C. 医患关系的间接性、多元性、易变性

D. 医患关系的分解趋势和物化趋势

E. 扩大医学服务的范围

230. 古代医患关系特点是

231. 近代医患关系特点是

232. 现代医患关系特点是

（233～235题共用备选答案）

A. 医生为患者选用疗效相当但价格低廉的药物

B. 医生为患者提供完全、真实的信息，供其选择表态

C. 医生使用艾滋病患者病情资料时，应作隐去姓名等处理

D. 医生诊断时应考虑病人的各方面因素

E. 医生治疗时应努力使病人受益

233. 最能体现不伤害原则的是

234. 最能体现保护病人隐私准则的是

235. 最能体现知情同意准则的是

(236～238 题共用备选答案)

    A. 具有独立作出诊断和治疗的权利以及特殊干涉权

    B. 对病人义务和对社会义务的统一

    C. 绝对干涉权

    D. 保持和恢复健康，积极配合医疗，支持医学科学研究

    E. 支持医学科学研究

236. 医生的权利是

237. 医务人员的道德义务是

238. 病人道德义务是

(239～241 题共用备选答案)

    A. 第一株中国人胚胎干细胞系建系成功，使中国人成为少数几个拥有人胚胎干细胞的国家。该研究使一些不治之症如白血病等完全可以根治

    B. 患者有权选择接受或拒绝医生制定的治疗方案

    C. 确定的医学科学研究的课题要与国家经济发展的实际和医学技术的实力相符合

    D. 受试者对人体实验过程及其后果应有一定的了解，其意愿和选择应当受到重视

    E. 耐心细致的宣传解释仍无法满足死者亲属的要求，这时尸检人员应放弃尸检

239. 体现知情同意原则的是

240. 体现医学目的原则的是

241. 体现满足现代需要与防止危害未来相统一原则的是

(242～246 题共用备选答案)

    A. 《金匮要略》

    B. 《外科正宗》

    C. 《医门法律》

    D. 《黄帝针灸甲乙经》

    E. 《万病回春》

242. 喻昌著有

243. 陈实功著有

244. 皇甫谧著有

245. 龚延贤著有

246. 张仲景著有

(247～248 题共用备选答案)

    A. 病人的权利

    B. 病人的义务

    C. 医生的权利

    D. 医生的义务

    E. 病人和医生共同的义务

247. 详细向病人讲清配合治疗的必要性，以获得病人与医师的合作是

248. 病人对经治医生不满意时，可以重新选择医生属于

(249～251 题共用备选答案)

    A. 20 世纪 50 年代西欧研制的药物"反应停"，既可以抑制孕妇的妊娠反应，又可以对胎儿有致畸作用

    B. 医学科研是有意识、有目的的，是对研究对象能动的反映

    C. 医学模式已从传统的生物医学模式转向"生物－心理－社会"现代医学模式

    D. 医学科研道德是医学科研的动力源泉

    E. 医学科学与医学道德相互影响，相互促进，共同发展

249. 揭示了医学科研道德的思想性内涵

250. 说明医学科研成果的两重性

251. 反映出医学科研的社会性

(252～253 题共用备选答案)

    A. 患者的权利

    B. 患者的义务

    C. 医生的权利

    D. 医生的义务

    E. 患者和医生共同的义务

252. 详细向患者讲清配合治疗的必要性，以获得患者与医师的合作，属于

253. 患者对经治医生不满意时，可以重新选择医生，属于

(254～256 题共用备选答案)

    A. 《希波克拉底誓言》

    B. 《赫尔辛基宣言》

    C. 《夏威夷宣言》

    D. 《纽伦堡法典》

    E. 《人体构造》

254. 1946 年通过的第一个关于人体实验的国际文件是

255. 奠定位萨里的医学地位的文献是

256. 1964 年第十八届医学大会通过后，1975 年及以后多次修改的医德文献是

（257～259 题共用备选答案）

A. 不仅关心患者的躯体，而且关心患者的心理

B. 注意克服人－物－人的物化趋势

C. 维护和尊重患者的知情同意权

D. 正确处理同行关系

E. 不能以医谋私

257. 由生物医学模式转为生物－心理－社会医学模式，要求临床医师

258. 为克服市场经济对医学服务产生的负面影响，要求临床医师

259. 为克服高科技应用于医学服务所产生的负面影响，要求临床医师

（260～262 题共用备选答案）

A. 学习医学伦理学必须做到理论与实践相结合

B. 系统地学习医学伦理学的基本理论、范畴、规范和原则

C. 把医德观点和医德规范准则放在所处的历史时代去理解

D. 把历史上的一切医德理论和规范都继承下来

E. 把医学伦理学的一切理论、道德原则和规范都背诵下来

260. 全面系统的学习方法是指

261. 知行统一的方法是指

262. 坚持唯物史观的学习方法是指

（263～267 题共用备选答案）

A. "启我爱医术，复爱世间人，愿绝名利心，尽力为病人。"

B. "医本活人，学之不精，反为夭折。"

C. "先知儒理，然后方知医理……。"

D. "我愿尽余之能力及判断力所及，遵守为病家谋利益之信条。"

E. "留神医药，精通方术……以善其生。"

263. 出自《希波克拉底誓言》的内容是

264. 出自汉代张仲景《伤寒杂病论》的内容是

265. 出自《迈蒙尼提斯祷文》的内容是

266. 出自明代陈实功《外科正宗》的内容是

267. 出自我国古医书《古今医统》的内容是

（268～270 题共用备选答案）

A. 杜绝对病人的有意伤害

B. 选择受益最大、损伤最小的治疗方案

C. 患者及家属无法实行知情同意时，医生可以行使家长权

D. 对病人一视同仁

E. 合理筛选肾脏移植受术者

268. 体现有利原则的是

269. 体现尊重原则的是

270. 体现不伤害原则的是

（271～273 题共用备选答案）

A. 对疑似精神病患者应进行详细的检查，防止误诊、误治

B. 详细向精神病患者家属解释有关的治疗方案

C. 尊重精神病患者的人格，对其恢复期应进行心理辅导

D. 为防止精神病患者出现过激行为，严格限制其自由是必要的

E. 精神病患者的病情不宜公开

271. 下列叙述中体现对精神病患者人文关怀原则的是

272. 体现对精神病患者病情保密原则的是

273. 体现医生业务水平高低的是

参考答案

1. D	2. A	3. A	4. B	5. D	6. E
7. C	8. C	9. B	10. C	11. D	12. E
13. D	14. D	15. A	16. E	17. E	18. A
19. E	20. E	21. E	22. C	23. D	24. B
25. A	26. E	27. E	28. C	29. D	30. D
31. D	32. C	33. E	34. E	35. A	36. D
37. B	38. E	39. E	40. E	41. C	42. D
43. C	44. E	45. A	46. E	47. E	48. E
49. A	50. C	51. B	52. E	53. D	54. D
55. B	56. E	57. E	58. E	59. E	60. C
61. E	62. C	63. D	64. C	65. C	66. A

67. A　68. C　69. E　70. A　71. A　72. B
73. A　74. C　75. A　76. C　77. B　78. C
79. C　80. E　81. E　82. A　83. C　84. A
85. D　86. B　87. B　88. E　89. E　90. E
91. B　92. E　93. D　94. C　95. A　96. D
97. B　98. E　99. B　100. C　101. E　102. C
103. D　104. E　105. C　106. A　107. B　108. A
109. D　110. D　111. C　112. C　113. A　114. A
115. B　116. C　117. C　118. C　119. D　120. A
121. D　122. A　123. B　124. C　125. D　126. B
127. B　128. C　129. E　130. C　131. C　132. D
133. B　134. A　135. D　136. C　137. B　138. D
139. C　140. B　141. E　142. B　143. C　144. A
145. C　146. B　147. B　148. B　149. C　150. A
151. B　152. D　153. E　154. C　155. D　156. C
157. C　158. D　159. B　160. D　161. D　162. C
163. A　164. D　165. C　166. E　167. D　168. A
169. B　170. B　171. D　172. C　173. D　174. C

175. E　176. D　177. C　178. E　179. C　180. C
181. E　182. A　183. D　184. B　185. E　186. A
187. C　188. B　189. B　190. D　191. A　192. B
193. A　194. A　195. C　196. B　197. C　198. E
199. D　200. D　201. D　202. C　203. E　204. D
205. E　206. D　207. E　208. C　209. A　210. D
211. D　212. E　213. C　214. B　215. A　216. E
217. C　218. A　219. C　220. E　221. C　222. A
223. A　224. E　225. C　226. D　227. A　228. B
229. E　230. B　231. D　232. C　233. A　234. C
235. B　236. A　237. B　238. D　239. B　240. C
241. C　242. C　243. B　244. D　245. E　246. A
247. D　248. A　249. D　250. A　251. C　252. D
253. A　254. D　255. E　256. B　257. A　258. E
259. B　260. B　261. A　262. C　263. D　264. E
265. A　266. C　267. B　268. B　269. C　270. A
271. B　272. E　273. A

第二十六章　医疗机构从业人员行为规范

【A1/A2 型题】

1. 《医疗机构从业人员行为规范》是什么时间公布执行的
   A. 2010 年 1 月 7 日
   B. 2012 年 1 月 7 日
   C. 2012 年 6 月 26 日
   D. 2012 年 8 月 27 日
   E. 2012 年 10 月 20 日

2. 《医疗机构从业人员行为规范》适用于下列哪些人员
   A. 医疗机构的医生、护士、药剂、医技人员
   B. 医疗机构的医护及后勤人员
   C. 医疗机构的管理、财务、后勤等人员
   D. 药学技术人员
   E. 医疗机构内所有从业人员

3. 医疗机构的从业人员基本行为规范：①以人为本，践行宗旨；②遵纪守法，依法执业；③尊重患者，关爱生命；④优质服务，医患和谐；⑤廉洁自律，恪守医德；⑥严谨求实，精益求精；⑦爱岗敬业，团结协作；⑧乐于奉献，热心公益。正确的是
   A. ①、②、④、⑥、⑧
   B. ①、③、⑤、⑦、⑧
   C. ②、④、⑤、⑥、⑦
   D. ②、③、⑥、⑦、⑧
   E. ①～⑧

4. 《医疗机构从业人员行为规范》的执行和实施

情况，应列入
   A. 医疗机构校验管理和医务人员年度考核
   B. 定期考核和医德考评
   C. 医疗机构等级评审
   D. 医务人员职称晋升、评先评优的重要依据
   E. 以上都对

5. 医疗机构从业人员违反本规范的，视情节轻重给予处罚，其中不正确的是
   A. 批评教育、通报批评、取消当年评优评职资格
   B. 卫生行政部门依法给予警告、暂停执业或吊销执业证书
   C. 纪检监察部门按照党纪、政纪案件的调查处理程序办理
   D. 缓聘、解职待聘、解聘
   E. 涉嫌犯罪的，移送司法机关依法处理

6. "医学科学规律，不断更新医学理念和知识，保证医疗技术应用的科学性、合理性"这是哪个行业的重要行为规范
   A. 药学技术人员
   B. 医技人员
   C. 医师
   D. 护士
   E. 管理人员

参考答案

1. C　　2. E　　3. E　　4. E　　5. B　　6. C

综合复习题

1. 羊膜腔穿刺诊断染色体病的最佳时间是

    A. 孕中期任何时间

    B. 孕 12 周

    C. 孕 14 周

    D. 孕 16 ~ 20 周

    E. 孕 24 周

2. 关于妊娠期泌尿系统的变化，下列叙述中正确的是

    A. 胎儿代谢物亦由母体肾脏排出

    B. 肾小球滤过率与肾小管重吸收能力均相应增加

    C. 因妊娠代谢产物增多，孕妇血中尿素氮、肌酐浓度高于非孕妇女

    D. 孕妇仰卧位时因子宫压迫，尿量减少

    E. 受雌激素影响，泌尿系统平滑肌张力降低

3. 关于初产妇的产程描述，下列哪项是错误的

    A. 先兆临产：妊娠近足月，有不规则宫缩或阴道有血性分泌物

    B. 第一产程：自规律宫缩到宫口开全，正常为 11 ~ 12 小时

    C. 第二产程：自宫口开全至胎儿娩出，正常为 1 ~ 2 小时

    D. 第三产程：胎儿娩出至胎盘娩出，正常为 5 ~ 15 分钟，不应超过 30 分钟

    E. 滞产的定义：总产程超过 30 小时称为滞产

4. 关于稽留流产，下列叙述中错误的是

    A. 妇科检查：宫颈松，可容 1 指

    B. 妇科检查：子宫小于停经周期

    C. 患者自觉胎动消失

    D. 患者自觉早孕反应消失

    E. 胚胎或胎儿死亡滞留在宫腔内尚未自然排出

5. 关于分娩期子宫颈的变化，下列叙述中不正确的是

    A. 子宫颈管分娩前初产妇一般比经产妇长

    B. 初产妇颈管消失及扩张同时进行

    C. 初产妇子宫颈管先消失，然后宫口扩张

    D. 经产妇颈管消失及扩张同时进行

    E. 子宫颈内口常被拉向上向外扩张，呈漏斗形

6. 关于妊娠期母体代谢的变化，下列叙述中错误的是

    A. 蛋白质代谢—负氮平衡

    B. 糖代谢—胰岛素分泌增加

    C. 脂类代谢—血脂升高

    D. 铁—妊娠最后 3 个月需要量增加

    E. 钙及磷—妊娠后期需要量增加

7. 关于骨盆测量，下列哪项是正常的

    A. 骨盆倾斜度80°

    B. 耻骨弓90°

    C. 坐骨棘切迹容2指

    D. 坐骨结节间径小于 8 cm

    E. 对角径为 11 cm

8. 关于妊娠急性脂肪肝，下列叙述中正确的是

    A. 以经产妇居多

    B. 明显黄疸，但尿胆红素多为阴性

    C. B 超检查显示肝脏低回声

    D. 肝活检见肝细胞广泛坏死

    E. 多妊娠早期发病

9. 关于不协调性宫缩乏力，下列叙述中错误的是

    A. 多见于高龄初产妇

    B. 多见于精神过度紧张者

    C. 可见于枕后位或头盆不称者

    D. 宫缩特点是节律不协调，伴极向倒置

    E. 宫缩间歇时，子宫完全放松

10. 活跃期是指

A. 宫口开大 3 cm 到宫口开全

B. 宫口开大 1~4 cm

C. 胎儿娩出到胎盘娩出

D. 宫口开全到胎儿娩出

E. 从临产到宫口开大 3 cm

11. 目前我国前置胎盘的发生率为

A. 0.1%~0.2%

B. 0.3%~0.5%

C. 0.5%~1.0%

D. 1.1%~2.0%

E. 2.1%~5.0%

12. 产后血容量明显增加的时间是

A. 产后 2 小时内

B. 产后 48 小时内

C. 产后 20 小时内

D. 产后 72 小时内

E. 产后 6 小时内

13. 下列哪项不属于胎盘剥离征象

A. 宫底升高

B. 宫体变硬,呈球形

C. 外露之脐带下降

D. 于耻骨联合上方压子宫下段,脐带回缩

E. 阴道少量流血

14. 自然绝经是指

A. 女性生命中最后一次月经

B. 距离最后一次月经半年以上

C. 指月经完全停止 1 年以上

D. 卵巢功能衰退,停止排卵

E. 生殖器官萎缩

15. 妊娠期血容量增加,产后恢复至未孕状态所需的时间是

A. 1~2 周　　　　B. 3~4 周

C. 3~5 周　　　　D. 4~5 周

E. 2~3 周

16. 下列哪项不是卵巢妊娠的诊断标准

A. 双侧输卵管必须完整

B. 囊胚种植于卵巢

C. 卵巢及囊胚必须以卵巢固有韧带与子宫相连

D. 囊胚壁上有卵巢组织

E. 卵巢表面必须有破口

17. 关于老年期的特征,下列叙述中错误的是

A. 生殖器官进一步萎缩老化

B. 骨代谢异常引起骨质疏松

C. 雌激素水平低落但仍可维持女性第二性征

D. 60 岁以后,卵巢功能衰竭

E. 心脑血管病发生率增加

18. 关于类人猿骨盆,下列叙述中正确的是

A. 骨盆各径线均小于正常值

B. 骨盆入口前后径 <10 cm

C. 骨盆出口横径 <8 cm

D. 骨盆三个平面的横径均小于正常值

E. 骶耻外径 =18 cm

19. 关于妇女一生各阶段的生理特点,下列叙述中正确的是

A. 幼童期小儿体格及内外生殖器同时发育

B. 第二性征的出现,标志着青春期开始

C. 月经初潮标志卵巢功能成熟,为性成熟的开始

D. 更年期一般历时 2 年

E. 卵巢激素减少至不能引起子宫内膜脱落出血,最后一次经血过后 1 年以上称为绝经

20. 两次均生育无脑儿的孕妇,再生无脑儿的风险可达

A. <5%

B. 5%~10%

C. 10%~20%

D. 20%~50%

E. >50%

21. 关于排卵时间,下列叙述中正确的是

A. 月经第 1 日后的第 14 天

B. 月经第 1 日前的第 14 天

C. 月经最后 1 日后的第 14 天

D. 月经最后 1 日前的第 14 天

E. 两次月经间期中点

22. 关于妊娠期母体血液的变化,叙述正确的是

A. 红细胞增加多于血浆的增加

B. 血液处于高凝状态

C. 血浆脂质减少

D. 白细胞稍减少

E. 血浆白蛋白增加

23. 关于妊娠期母体凝血功能，叙述正确的是

A. 血浆纤维蛋白原增加 50%

B. 血小板数增加 2 倍

C. 纤溶活性增加

D. 凝血因子 XI 增加

E. 血液处于低凝状态

24. 保持子宫不至于向下脱垂的主要结构是

A. 阔韧带

B. 圆韧带

C. 主韧带

D. 宫骶韧带

E. 骨盆漏斗韧带

25. 关于孕妇血液方面的变化，叙述错误的是

A. 循环血容量增加

B. 血液处于高凝状态

C. 血浆胶体渗透压升高

D. 血浆蛋白降低主要是白蛋白减少

E. 红细胞沉降率加快

26. 关于先兆流产的处理，下列哪项是错误的

A. 每日肌注黄体酮 20 mg

B. 卧床休息

C. 禁阴道检查

D. 服用小剂量甲状腺素片

E. 禁性生活

27. 关于正常产后 2 小时应在产房观察的内容，下列哪项是不急需的

A. 是否已进食

B. 注意子宫收缩

C. 宫底高度

D. 膀胱充盈

E. 会阴、阴道有无出血

28. 女性，35 岁，有习惯性流产史，病因已确诊为宫颈内口松弛。现孕 3 个月，请问做宫颈内口环扎术的最佳时间为

A. 妊娠 10 ~ 15 周

B. 妊娠 15 ~ 20 周

C. 妊娠 14 ~ 28 周

D. 妊娠 30 周以后

E. 妊娠 14 ~ 16 周

29. 急性前庭大腺炎的首选治疗方式是

A. 手术剥除囊肿

B. 抗生素应用

C. 随访观察

D. 激光造口术

E. 囊肿抽液术

30. 胎死宫内 7 周，测血纤维蛋白原为 0.18 g/L，血小板 80×10^9 g/L。正确处理为

A. 输注纤维蛋白原

B. 羊膜腔内注入依沙吖啶引产

C. 米非司酮 + 米索前列醇引产

D. 肝素 0.5 g/kg，每 6 小时 1 次，24 小时后复查纤维蛋白原和血小板

E. 等待自然娩出死胎

31. 女性，G_1P_0，孕 42 周，LOA 已临产，宫开 3 cm 时做 CST 提示频发晚期减速。正确处理是

A. 吸氧

B. 静滴缩宫素加速产程

C. 继续 CST 监护

D. 剖宫产

E. 人工破膜

32. 女性，G_1P_0，孕 33 周，ROA，胎心率 136 次/分，宫缩 30 秒/10 ~ 15 分，宫颈管长 0.5 cm，宫口开 1 cm。如何处理

A. 肌注黄体酮 + 地塞米松

B. 卧床休息，静滴平衡盐水

C. 服用维生素 E

D. 给 β_2 受体兴奋药 + 地塞米松

E. 给 β_2 受体抑制药 + 地塞米松

33. 死胎大多在胎儿死亡后多长时间内自然娩出

A. 1 周　　　　　　　B. 2 ~ 3 周

C. 10 天　　　　　　D. 4 周

E. 3 日

34. 关于衣原体感染生殖道的临床特征，下列叙述中错误的是

A. 最常累及输卵管

B. 感染输卵管黏膜与不孕有关

C. 孕妇感染可引起早产，胎膜早破

D. 新生儿经阴道分娩，可引起沙眼衣原体结膜炎、肺炎

E. 宫颈分泌物涂片，Giemsa 染色可见包涵体

35. 不属于高危性妊娠范畴的是

A. 34 岁初产妇

B. 过期妊娠

C. 妊娠合并急性肾盂肾炎

D. 有子宫肌瘤切除术史

E. 前置胎盘

36. 关于侵蚀性葡萄胎的治疗原则，下列述叙中哪项是错误的

A. 化疗几乎已完全替代手术

B. 手术切除子宫并辅以化疗

C. 化疗原则是治愈后再巩固 2 个疗程

D. 手术用于切除残存或耐药病灶

E. 转移灶发生大出血时应考虑手术

37. 下列哪项是诊断侵蚀性葡萄胎的可靠依据

A. 葡萄胎清宫术后半年内胸片提示肺野外侧有多个圆形阴影

B. 葡萄胎清宫术后 1 年后胸片提示肺野外侧有多个圆形阴影

C. 葡萄胎清宫术后 1 年后出现阴道紫蓝色转移灶

D. 葡萄胎清宫术后 1 年后出现阴道不规则出血

E. 葡萄胎清宫术后 2 个月内血 β – HCG 仍未转阴

38. 关于子宫肌瘤治疗，下列叙述中不正确的是

A. 近绝经期，子宫小于 10 周妊娠大小，月经量不多，可定期随访

B. 肌瘤症状明显，保守治疗无效，应考虑手术

C. 突出于宫颈口外的黏膜下肌瘤均应手术摘除

D. 年轻，有生育愿望，单个肌壁间肌瘤行挖除术，多个者不能行挖除术

E. 有恶变可疑者不能行肌瘤挖除术

39. 关于前置胎盘的处理，下列哪项是错误的

A. 剖宫产是处理前置胎盘的主要手段

B. 术前 B 超的重要目的是胎盘定位和选择切口

C. 术前必须做好防止和抢救出血的准备

D. 术前必须做阴道检查

E. 子宫切口应避开胎盘附着部位

40. 子宫内膜腺癌的生长特点是

A. 生长迅速，易早期淋巴结转移

B. 生长迅速，易直接蔓延

C. 生长缓慢

D. 生长缓慢，但有少数发展迅速

E. 生长迅速，部分易血行转移

41. 前置胎盘的积极保守治疗最主要的目的是

A. 减少阴道出血

B. 延长孕周

C. 减少感染

D. 减少胎儿宫内窘迫

E. 降低剖宫产率

42. 探亲避孕片的正确服法是

A. 月经干净后第 5 天起，每晚服 1 片，共服 22 天

B. 月经前 5 天起，每晚服 1 片，共服 22 天

C. 探亲当晚服 1 片，以后每晚服 1 片，直至探亲结束

D. 月经第 5 天起每晚服 1 片，共服 22 天

E. 性交后 72 小时内顿服 2 片，12 小时后再服 2 片

43. 下列哪项不属于急性宫颈炎

A. 急性宫颈炎可采用局部物理治疗

B. 急性宫颈炎可伴有尿频、尿急、尿痛

C. 急性宫颈炎最常见的病原体是淋病奈瑟菌

D. 急性宫颈炎的主要症状是白带过多、脓性

E. 急性宫颈炎宜采用抗生素全身治疗

44. 下列哪项不是化疗药物顺铂的毒性作用

A. 恶心，呕吐　　　　B. 肾毒性

C. 神经毒性　　　　　D. 耳毒性

E. 肺纤维化

45. 关于女性生殖器炎症，下列叙述中错误的是
    A. 衣原体、支原体所致生殖器炎症亦属性传播疾病
    B. 前庭大腺脓肿形成应做切开引流术
    C. 生殖器炎症常为需氧菌、厌氧菌混合感染
    D. 念珠菌性阴道炎久治不愈，应查血糖和尿糖
    E. 临床上细菌性阴道病在女性生殖器炎症中少见

46. 某产妇足月顺产后 2 日，下腹部阵发性疼痛，宫底脐下 3 指，无压痛，阴道出血不多，无恶心、呕吐，无发热。首选处理方法是
    A. 抗生素预防感染
    B. 给予解痉、止痛药物
    C. 排除肠梗阻
    D. 按摩子宫
    E. 一般不需处理

47. 38 岁女性，初次妊娠，孕 16 周出现口渴，24 周筛查，血糖值为 10.5 mmol/L。病人需要进一步进行的检查是
    A. 尿糖检测
    B. 空腹血糖
    C. OGTT
    D. 尿酮体
    E. 羊水穿刺

48. 26 岁初产妇，5 小时前产钳助产分娩一女婴，现有大便感，并感会阴疼痛，解大便一次，黄色软便，便后仍有大便感。最可能的诊断为
    A. 产后宫缩痛
    B. 阴道后壁血肿
    C. 会阴伤口痛
    D. 便秘
    E. 产后尿潴留

49. 27 岁初产妇，孕 36 周，双胎。查体：血压 120/80 mmHg，脉搏 72 次/分，宫高 37 cm，腹围 108 cm。产妇自然临产，到医院时宫口开全，胎位一臀一头，先露臀，胎心 130 ~ 140 次/分。骨盆检查无异常。为避免发生胎

头交锁，助手做下列哪项工作是不正确的
    A. 助手用手在腹部上推第二个胎儿的胎头，使第一个胎儿顺利娩出
    B. 第一个胎儿已死应行断头术，待娩出第二个胎儿后再取第一个胎头
    C. 将第一个胎儿回转 90° ~ 180° 后再牵引
    D. 若已发生胎头交锁，应上推第二个胎头，待两胎头松动时，将第一个胎儿回转 90° ~ 180° 后再牵引
    E. 应立即行剖宫产术

50. 32 岁女性，已婚未孕。妇科检查发现子宫增大如孕 12 周。B 超提示子宫前壁壁间单发肌瘤 8 cm × 7 cm × 7 cm，双附件未发现异常。最佳治疗方法是
    A. 子宫肌瘤切除术
    B. 全子宫切除术
    C. 全子宫 + 一侧附件切除术
    D. 全子宫 + 双附件切除术
    E. 严密随访观察

51. 患者，女性，G_1P_0，孕 33 周，因先兆早产入院，抑制宫缩治疗已 1 周，子宫仍敏感，曾肌注地塞米松治疗 2 天，NST 检查为无反应型。首选的处理方案为
    A. 吸氧，左侧卧位
    B. 尽快剖宫产，结束分娩
    C. 复查 NST，继续保胎
    D. 缩宫素引产
    E. 人工破膜，了解羊水情况

52. 23 岁女性，有习惯性流产史，均发生在孕 5 ~ 6 个月，目前孕 4 个月，昨日起有阴道流血，查宫颈扩张约 2 cm，并可触及羊膜囊，胎心好，无腹痛及阴道流血。处理应为
    A. 卧床休息
    B. 禁性生活
    C. 口服维生素 E
    D. 肌注黄体酮
    E. 保胎 + 宫颈内口环扎术

53. 28 岁女性，G_1P_0，孕 40 周，因胎膜早破 20 小时，规律宫缩 18 小时未分娩，自外院转来。入院查体：血压 105/75 mmHg，LOA 位，胎头浮，胎心好。阴道检查：宫口开大

2 cm，先露 **S－3**，宫缩 **20** 秒**/5～7** 分，弱，出口横径 **8 cm**。产程停滞的主要原因是

A. 子宫收缩不协调

B. 原发宫缩乏力

C. 继发宫缩乏力

D. 子宫收缩力过强

E. 胎膜异常

54. **45** 岁女性，月经紊乱 **3** 年，既往体健。妇科检查：外阴、阴道正常，宫颈光滑，子宫如孕 **6** 周大，双附件无异常。诊刮结果为内膜上皮重度非典型增生伴灶性癌变。正确的处理是

A. 大剂量孕激素治疗，3 个月后复查诊刮

B. 次广泛子宫切除加双附件切除术

C. 筋膜内子宫切除加双附件切除术

D. 广泛子宫切除加双附件切除术

E. 筋膜外子宫切除加双附件切除术

55. **34** 岁女性，G_2P_1，孕 **42^{+2}** 周，**LOA**，血压 **120/80 mmHg**，无水肿，尿蛋白（－），第一个小孩意外而亡，今 **NST** 无反应入院，查宫颈 **Bishop** 评分 **8** 分。正确处理为

A. 人工破膜若羊水多而清，缩宫素引产，若羊水粪染，则剖宫产

B. 住院观察并待自然临产

C. 立即剖宫产

D. 促宫颈成熟后引产

E. 行胎儿生物物理评分

56. 关于性激素的合成，下列叙述中不正确的是

A. 甾体激素的原料是胆固醇

B. 孕激素是雄激素的前身

C. 雄激素是雌激素的前身

D. 卵巢睾酮与肾上腺所分泌的甾体激素，其合成过程是不同的

E. 睾酮转化为雌二醇，雄烯二酮转化为雌酮

57. 为避免子宫破裂，关于产前缩宫素的使用，下列哪项说法不正确

A. 使用缩宫素前，仔细行阴道检查

B. 瘢痕子宫分娩前慎用缩宫素

C. 从 1% 浓度 10 滴开始

D. 缩宫素引产时应有专人守护

E. 剂量个体化

58. 对于无糖尿病高危因素的孕妇，糖筛查的最佳时间是

A. 20～24 周

B. 23～25 周

C. 24～28 周

D. 28～30 周

E. 24～26 周

59. 产褥中暑分为中暑先兆、轻度中暑和重度中暑。关于重度中暑描述不正确的是

A. 体温可以高达 41℃～42℃

B. 稽留型高热

C. 弛张型高热

D. 病情危重，不及时抢救，数小时内可以因为呼吸、循环衰竭死亡

E. 幸存者常遗留不可逆的中枢神经系统后遗症

60. 胎头浮动时，估计头盆关系的方法是

A. 跨耻征阳性者一定是头盆不称

B. 令孕妇排尿后，仰卧，两腿屈曲

C. 胎头低于耻骨联合前表面为跨耻征阴性

D. 胎头与耻骨联合前表面在同一平面为跨耻征阳性

E. 检查者一手置于耻骨联合上缘，另一手将胎头向宫底方向推压

61. 口服短效避孕药发生不规则少量阴道流血，应

A. 加大药量

B. 服药前半周期出血，加用炔雌醇

C. 减少药量

D. 使用吲哚美辛

E. 立即停药

62. 卵巢恶性肿瘤中对放疗特别敏感的肿瘤是

A. 无性细胞瘤

B. 内胚窦瘤

C. 颗粒细胞瘤

D. 透明细胞瘤

E. 未成熟畸胎瘤

63. 临床测定雌激素可用于以下目的，除了

A. 判断闭经原因

B. 诊断有无排卵

C. 检测卵泡发育

D. 女性性早熟

E. 诊断子宫内膜异位症

64. 可在门诊了解胎儿储备功能，并可作为 OCT 的筛选试验的是

A. 多普勒测胎心率

B. NST

C. 尿 E 测定

D. 胎儿心电图监测

E. B 型超声检查

65. 关于胎盘功能的叙述，下述哪项是错误的

A. 脂溶性高，分子量 <800，不带电荷的物质，容易通过胎盘

B. 氨基酸，水溶性维生素在胎儿血中浓度高于母体

C. 血葡萄糖是靠胎盘的易化扩散运送及胎儿

D. 免疫球蛋白 IgG 分子量较大，但能通过胎盘

E. 母血的自由脂肪酸能较快通过胎盘

66. 关于子宫内膜癌的手术治疗，下述哪项是正确的

A. 先行盆腔淋巴结清扫，再切除子宫

B. 先切除子宫，根据剖视子宫情况决定是否清扫淋巴结

C. 若卵巢无转移应保留双附件

D. Ⅱ 期不应行子宫广泛切除

E. 应先切除腹主动脉旁淋巴结，再切除盆腔淋巴结

67. 关于子宫恶性苗勒管混合瘤，下列叙述中不正确的是

A. 含有肉瘤和癌两种成分

B. 恶性程度低，预后好

C. 葡萄状肉瘤多发生于幼女

D. 来源于残留胚胎细胞或间质细胞化生

E. 对放疗较敏感

68. 流产手术 10 天后，阴道继续流血时多时少。妇科检查：阴道内少量鲜血，宫口松，宫体稍大，无压痛，尿妊娠试验阳性。下列诊断

哪项可能性大

A. 流产不全

B. 子宫内膜炎

C. 子宫穿孔

D. 绒癌

E. 功能性子宫出血

69. 关于输卵管的描述，下列哪项不正确

A. 为一对细长而弯曲的管，全长 8～14 cm

B. 输卵管壁由 3 层组成，即浆膜层、肌层和黏膜层

C. 根据输卵管的形态，可分为 4 部分

D. 输卵管黏膜的无纤毛细胞有分泌功能

E. 输卵管黏膜不受性激素的影响

70. 关于卵巢动脉，下列叙述中错误的是

A. 自腹主动脉分出，左侧可来自左肾动脉

B. 在腹膜后沿腰大肌前下行至骨盆腔

C. 卵巢动脉分出若干支营养输卵管

D. 右侧卵巢动脉多来自右肾动脉

E. 卵巢动脉经卵巢系膜进入卵巢门

71. 33 岁孕妇，G_1P_0，孕 41 周，产前检查均正常，自觉胎动减少 1 天入院。查体：血压 110/70 mmHg，胎头高浮，胎心率 120 次/分。以下哪项不提示胎儿窘迫

A. 胎儿头皮血 pH 7.2

B. NST 呈反应型

C. OCT 频发晚期减速

D. OCT 重度变异减速

E. 胎儿基线 120～110 次/分，平直型

72. 32 岁女性，患风心病多年，孕 32 周就诊。下述哪项不是早期心衰的表现

A. 轻微活动后心悸

B. 满肺大中水泡音

C. 静息状态下呼吸 >20 次/分

D. 夜间阵发性呼吸困难

E. 静息状态下心率 >110 次/分

73. 31 岁女性，G_3P_2，孕 36 周，因产前出血 1 天住院，诊断部分性前置胎盘拟行剖宫产终止妊娠。前两次均因前置胎盘行子宫下段剖宫产，本次手术处理中可能发生的最大问题是

综合复习题

209

A. 尿潴留

B. 脏器损伤

C. 手术切口愈合不良

D. 进入腹腔困难

E. 胎盘植入

74. 35 岁孕妇，G_1P_0，孕 39 周，胎膜早破 1 小时，羊水流出约 2000 ml，下腹部持续性疼痛，宫底明显上升，子宫张力高，无阴道出血。最可能的诊断是

A. 已临产   B. 胎盘早剥

C. 急性阑尾炎   D. 宫缩过强

E. 前置胎盘

75. 22 岁女性，因妊娠 50 天行吸宫术后 20 天，有较多阴道流血。妇科检查：宫口松，子宫约妊娠 6 周大小，软。血 HCG 1250 ~ 2500 U/L。下列何种诊断可能性最大

A. 子宫复旧不良

B. 吸宫不全

C. 绒毛膜癌

D. 侵蚀性葡萄胎

E. 子宫内膜炎

76. 28 岁已婚女性，婚后不孕 3 年。停经 50 天后少量阴道流血 5 天，突感右小腹剧痛。查体：面色苍白、腹部压痛、反跳痛（+），移动浊音（+）。血压 70/50 mmHg，脉搏 120 次/分。妇科检查：穹窿膨胀，宫颈举痛，子宫中位，正常大小，右侧扪及 6 cm × 6 cm ×5 cm 包块，触痛。拟诊异位妊娠，此时最恰当的处理是

A. 腹腔镜检查

B. 超声检查

C. 剖腹探查

D. 静脉滴注升压药

E. 输血纠正休克与手术同时进行

77. 28 岁已婚女性，平时月经 3 ~ 4 天/28 ~ 30 天，放置宫内节育器 3 年。现停经 42 天，阴道流血 10 天，近 2 天感下腹疼痛。妇科检查：宫口闭，举痛不明显，子宫正常大小，左侧扪及 4 cm × 3 cm × 3 cm 肿块，触痛，右侧附件尚软。尿妊娠试验（+）。其最可能的诊断为

A. 月经失调

B. 子宫内膜炎

C. 左附件炎性肿块

D. 先兆流产

E. 异位妊娠

78. 40 岁妇女，月经周期 26 ~ 32 天，经期 3 ~ 7 天，经量不多，周期正常。自月经 14 天出现头痛、乳房胀痛、腹部胀满、体重增加，伴激怒、焦虑、抑郁、思想不集中，甚至有自杀意图。此患者最可能的诊断是

A. 围绝经期综合征

B. 痛经

C. 经前期综合征

D. 子宫肌瘤

E. 精神分裂症

79. 34 岁女性，婚后 5 年未孕，月经量逐渐减少。妇科检查：子宫正常大小，双侧附件区稍厚。子宫输卵管碘油造影显示双侧输卵管均不通畅，管腔细而僵直，盆腔有散在钙化点。诊断为输卵管结核。应首选下列哪种治疗方案

A. 卡那霉素和异烟肼

B. 利福平和乙胺丁醇

C. 异烟肼和乙胺丁醇

D. 异烟肼和利福平

E. 异烟肼、链霉素和对氨基水杨酸钠

80. 36 岁妇女，G_4P_2，行人工流产 2 次。近 1 年来月经不调，表现为经期延长，出血量多，基础体温双相，但上升相常持续到下次月经来潮不降。月经来第 5 天刮宫，仍能见到分泌期子宫内膜。其可能的诊断是

A. 无排卵型功血

B. 子宫内膜炎

C. 子宫内膜不规则脱落

D. 子宫黏膜下肌瘤

E. 黄体功能不足

81. 40 岁女性，下腹坠痛，脓性白带 1 个月。妇科检查：发现宫颈外观光滑，宫颈管内有脓性分泌物排出，子宫体轻压痛，双附件区无压痛。下列哪项为其首选的治疗方法

A. 局部药物治疗

B. 激光治疗

C. 电烫治疗

D. 中药治疗

E. 全身抗感染治疗

82. 48 岁女性，G_3P_2，接触性出血 3 个月，既往有慢性支气管炎。妇科检查：宫颈重度糜烂，较硬，有出血点，阴道穹窿部变硬，碘实验不着色，子宫正常大小，双侧附件正常。X 线胸片显示肺动脉段明显突出。心电图显示电轴右偏，重度顺钟向转位，阵发性室上性心动过速。宫颈活检：宫颈鳞状上皮癌。妇科治疗宜选

A. 全子宫切除术

B. 化疗

C. 宫颈锥切术

D. 激素治疗

E. 放疗

【A3/A4 型题】

(83~85 题共用题干)

65 岁女性，G_5P_2，绝经 15 年，近 3 年会阴坠胀感，近 2 个月症状加重，自觉阴道口有块物脱出。妇科检查：阴道前壁隆起脱出阴道口外，宫颈外口距处女膜缘约 2 cm，子宫体萎缩，双附件正常。

83. 该病例的诊断是

A. 膀胱膨出

B. 子宫脱垂 + 膀胱膨出

C. 子宫脱垂

D. 子宫脱垂Ⅱ度轻 + 膀胱膨出

E. 子宫脱垂Ⅱ度重 + 膀胱膨出

84. 最适合的治疗是

A. 阴道前后壁修补术

B. 阴式子宫切除术

C. 阴式子宫切除术 + 阴道前壁修补术

D. Manchester 手术

E. 阴道纵隔成形术

85. 关于子宫脱垂的病因，下述不正确的是

A. 受孕后子宫重量增加且盆底肌肉松弛

B. 分娩过程中，盆底肌、筋膜过度延伸，甚至撕裂

C. 产妇过早参加重体力劳动

D. 长期慢性咳嗽或便秘，长期腹压增加

E. 老年妇女盆底组织萎缩退化

(86~87 题共用题干)

初产妇宫口已开全。阴道检查：胎头矢状缝与中骨盆横径一致，前囟在 3 点处。

86. 该胎儿的胎方位是

A. LOT   B. LOP

C. LOA   D. ROT

E. ROP

87. 胎头应向哪个方向转动才可正常娩出

A. 逆时针转 90°

B. 顺时针转 90°

C. 逆时针转 45°

D. 顺时针转 45°

E. 顺时针转 135°

(88~89 题共用题干)

30 岁女性，0-0-3-0。有 3 次连续自然流产史，每次自然流产均发生在妊娠 18~20 周。目前停经 4 个月，阴道少量流血伴腹痛 2 天。妇科检查：阴道少量积血，宫颈口松，容 1 指，宫体如孕 4 月大小。

88. 诊断为

A. 不全流产   B. 完全流产

C. 过期流产   D. 难免流产

E. 先兆流产

89. 适宜的处理为

A. 镇静药

B. 宫颈内口环扎术

C. 刮宫术

D. 卧床休息

E. 禁性生活

(90~91 题共用题干)

10 岁女性。小便后外阴不适感，妇科检查发现外阴皮肤白色病变，变薄、干燥。身体其他部分无类似病变。

90. 下列治疗中不正确的是

A. 丙酸睾酮软膏局部外用首选

B. 1% 氢化可的松软膏局部外用缓解症状

C. 100 mg 黄体酮软膏局部外用缓解症状

D. 治疗有别于成年女性

E. 可长期定时随访

91. 该患儿可能患有

A. 外阴鳞状上皮细胞增生

B. 滴虫阴道炎

C. 念珠菌阴道炎

D. 外阴白癜风

E. 外阴硬化性苔藓

(92～94题共用题干)

46岁女性，因阴道出血20天入院。末次月经于2013年9月20日。患者于2013年10月18日阴道淋漓出血，10天后血量增多，有血块，伴下腹隐痛。既往月经6/30天，量中等，无痛经。G_2P_1，20年前顺产，此后人流1次。17年前带环至今。查体：血压120/80 mmHg，脉搏80次/分。妇科检查：外阴阴道（−），宫颈光滑，子宫中位，常大，双附件（−）。实验室检查：Hb 121 g/L，WBC 4×10^9 g/L，血小板 357×10^9 g/L。B超示：子宫前位，大小 5.9 cm × 5.3 cm × 4.4 cm，内膜 1.3 cm，环正，双附件（−）。

92. 诊断不考虑

A. 带环出血　　　　B. 异位妊娠

C. 子宫腺肌病　　　D. 子宫内膜炎

E. 黄体萎缩不全

93. 止血首选

A. 大剂量雌激素

B. 止血药物

C. 孕激素治疗

D. 雌孕激素联合治疗

E. 取环及诊刮术

94. 子宫内膜病理检查为月经期内膜，下一步应建议患者

A. 人工周期治疗

B. 口服避孕药治疗

C. 妇康片治疗

D. 继续口服抗生素1个月

E. 观察，不需治疗

(95～96题共用题干)

患者，女性，30岁。人工流产加放环后阴道流血1个月余，取环后阴道流血仍持续至今3个月未净。近1周咳嗽、痰中带血丝。查：子宫稍大、质软。胸片提示右上肺有一直径2 cm球形阴影，血 β − HCG 248 ng/ml。

95. 最可能的诊断是

A. 不全流产合并肺结核

B. 绒癌肺转移

C. 侵蚀性葡萄胎肺转移

D. 早孕合并肺结核

E. 子宫内膜炎合并肺结核

96. 上述情况最恰当的处理是

A. 化疗　　　　　　B. 抗感染

C. 诊刮　　　　　　D. 手术

E. 药物止血

(97～99题共用题干)

16岁女性，初潮13岁，月经规律。因左下腹胀痛不适3个月余就诊。妇科检查：子宫正常大小，子宫左上方可触及一8 cm × 6 cm大小的偏实性肿物，活动尚可，轻触痛。血生化检查：AFP 140 ng/dl，β − HCG 108 U/L。

97. 手术病理结果以内胚窦瘤成分为主，术后应首选下面哪一化疗方案

A. VAC　　　　　　B. PC

C. PAC　　　　　　D. Taxol + DDP

E. PVB

98. 最可能的诊断是

A. 卵巢囊肿

B. 宫外孕

C. 卵巢混合性生殖细胞肿瘤

D. 卵巢内胚窦瘤

E. 卵巢转移性癌

99. 该患者的最佳治疗方法应是

A. 切除两侧附件

B. 全子宫双附件切除术

C. 切除一侧附件

D. 卵巢肿瘤剔除术

E. 以上都不是

(100～102题共用题干)

患者，女性，25岁。婚后3年不孕。14岁初潮，月经规则。20岁以后时常低热、盗汗、乏力，随月经量逐渐减少。妇科检查：子宫后

位，正常大小，活动度差，左侧附件区可扪及一直径约4cm大小之包块，边界不清，与子宫紧贴，轻压痛。

100. 最可能的诊断是

   A. 染色体异常

   B. 内分泌失调

   C. 先天性生殖器发育不良

   D. 生殖器结核

   E. 子宫内膜异位症

101. 如要确诊该病，下列哪项是最主要的诊断依据

   A. 有闭经或不孕史

   B. SR升高，血淋巴细胞增加

   C. 有结核接触史或结核病史

   D. 低热、盗汗、乏力、消瘦

   E. 生殖道碘油造影或诊刮活检

102. 该病的主要传播途径是

   A. 血行播散   B. 上行性感染

   C. 淋巴传播   D. 直接蔓延

   E. 病灶种植

(103～106题共用题干)

女性，31岁，妊娠26周，G_4P_1，第一、二胎行人工流产，前次剖宫产新生儿患有先天性心脏病。阴道少量流血2小时，检查：子宫底高度27cm。

103. 需要做下列哪项检查

   A. 胎儿心电图

   B. 听胎心

   C. NST

   D. B超

   E. 以上都是

104. B超检查发现胎盘覆盖子宫颈口上，阴道出血已停止，在下列措施中哪项最为重要

   A. 卧床休息

   B. 肌内注射地塞米松

   C. 口服沙丁胺醇

   D. 静滴硫酸镁

   E. 绝对避免性生活

105. 确诊的首选检查方法是

   A. 阴道穹窿扪诊

   B. 阴道宫颈管扪诊

   C. B超检查

   D. NST

   E. 窥阴器检查

106. 在妊娠33周时有大量阴道出血，患者血压86/60mmHg，脉率110次/分，胎心率20～80次/分。应立即采取下列哪项措施

   A. 立即补液、输血

   B. 面罩吸氧

   C. 立即做剖宫产

   D. 作好子宫切除的各种准备

   E. 以上都是

(107～109题共用题干)

女性，55岁。外阴瘙痒伴灼热感4年，发现右侧大阴唇肿块1年，肿块活检为基底细胞癌伴鳞状细胞癌。

107. 基底细胞癌伴发其他原发癌的可能性大约为

   A. 10%   B. 15%

   C. 20%   D. 25%

   E. 30%

108. 基底细胞癌的治疗原则一般是

   A. 外阴广泛切除

   B. 单纯外阴切除

   C. 较广泛的局部病灶切除

   D. 放射治疗

   E. 放射治疗配合化疗

109. 基底细胞癌5年生存率是

   A. 45%～55%   B. 80%～95%

   C. 60%～70%   D. 95%～98%

   E. 35%～40%

(110～111题共用题干)

已婚女性，32岁，主诉发现外阴肿物，伴外阴坠感3天。妇科检查：右侧处女膜缘阴道口7点处可触及一直径4cm包块，有波动感，轻度压痛，略红肿。

110. 最可能的诊断是

   A. 前庭大腺脓肿

   B. 前庭大腺囊肿

   C. 大阴唇脓肿

D. 小阴唇脓肿

E. 梅毒硬下疳

111. 最佳处理方案是

A. 静脉应用抗生素

B. 1:5000 高锰酸钾坐浴

C. 观察，休息

D. 局麻下肿物切除术

E. 应用抗生素，切开引流并造口术

(112~113 题共用题干)

孕妇，G_1P_0，孕 36 周，双胎，ROA/COA，第一胎儿娩出后，羊水破，第二个胎儿心率下降达 70 次/分，宫缩好，行阴道检查见一阵宫缩后胎头从 S-3 下降达 S+3。

112. 引起胎儿心率下降最可能的诊断是

A. 胎盘早剥   B. 脐带脱垂

C. 胎头受压   D. 胎儿畸形

E. 胎位不正

113. 正确的处理原则是

A. 应用缩宫素加速产程

B. 产钳助产

C. 内倒转及臀牵引

D. 剖宫产

E. 给予硫酸镁缓减宫缩

(114~116 题共用题干)

37 岁孕妇，G_1P_0，孕 20 周。近 1 周以来子宫明显增大，张力升高，有痛感，不能平卧，呼吸困难，下肢水肿（+）。

114. 可能的诊断是

A. 急性羊水过多

B. 慢性羊水过多

C. 多胎妊娠

D. 巨大儿

E. 心力衰竭

115. 对该患者最有诊断价值的方法是

A. B 超检查 AFV（羊水深度）

B. B 超检查了解胎儿生长发育情况

C. 检查母体心脏功能

D. B 超检查 AFI（羊水指数）

E. 继续监测宫高腹围

116. 若未发现胎儿畸形，应如何处理

A. 继续观察

B. 依沙吖啶（利凡诺）引产

C. 予以吲哚美辛（消炎痛）治疗至足月

D. 高位穿刺抽羊水，1~2 天重复 1 次

E. 高位穿刺抽羊水，必要时 3~4 周重复 1 次

(117~118 题共用题干)

宫颈癌患者，64 岁，肥胖。查宫颈肥大，呈结节状，硬，表面呈糜烂状外观，阴道无浸润，子宫大小正常，双附件正常。

117. 临床分期是

A. Ⅱb   B. Ⅲa

C. Ⅰb   D. Ⅰa

E. Ⅱa

118. 最佳治疗方案是

A. 广泛性子宫切除 + 盆腔淋巴清扫术

B. 次广泛性子宫切除

C. 全子宫切除

D. 放疗

E. 化疗

(119~120 题共用题干)

20 岁女性，前臂、小腿及外阴处均发现界限分明的白色区，皮肤光滑润泽，弹性正常，无自觉症状。

119. 该女可能患有

A. 外阴鳞状上皮细胞增生

B. 外阴硬化性苔藓

C. 外阴白癜风

D. 滴虫阴道炎

E. 念珠菌性阴道炎

120. 治疗首选

A. 皮质激素局部外用

B. 雄激素局部外用

C. 雌激素局部外用

D. 抗生素局部外用

E. 无特效治疗使用

【B 型题】

(121~124 题共用备选答案)

A. 入口略呈三角形，骶坐切迹窄呈高弓形

B. 入口横径较前后径稍长，骶坐切迹呈圆形

C. 入口横径较前后径短，骶坐切迹较宽

D. 入口横径较前后径长，骶坐切迹较宽

E. 入口横径较前后径短，骶坐切迹较窄

121. 类人猿骨盆表现为

122. 扁平骨盆表现为

123. 女型骨盆表现为

124. 男型骨盆表现为

（125～127 题共用备选答案）

    A. 滴虫阴道炎

    B. 念珠菌阴道炎

    C. 老年性阴道炎

    D. 细菌性阴道病

    E. 以上都不是

125. 白带增多，均匀稀薄，有鱼腥臭味。妇科检查：黏膜无明显充血。阴道分泌物 pH 大于 4.5。应诊断为

126. 白带稠厚呈豆渣样。妇科检查见小阴唇内侧及阴道黏膜附着白色膜状物，应诊断为

127. 稀薄的泡沫状白带。妇科检查可见阴道黏膜有散在出血斑点的是

（128～130 题共用备选答案）

    A. 停经，子宫大小与停经时间相符，尿 HCG （+）

    B. 停经，子宫增大，阴道流血，排出物镜检为底蜕膜

    C. 停经，阴道流血，子宫大于停经时间，尿 HCG （+）

    D. 停经，阴道流血，腹痛，休克，尿 HCG （+）

    E. 停经，阴道流血，宫颈外口开，内口闭，尿 HCG （+）

128. 流产表现为

129. 宫颈妊娠表现为

130. 输卵管妊娠表现为

（131～134 题共用备选答案）

    A. 常有家族史或口服避孕药后

    B. 妊娠晚期特有，好发于初产妇，常伴有妊高征

    C. 有应用损害肝细胞药物史

    D. 伴有高血压、蛋白尿或水肿

    E. 妊娠早期呕吐明显，尿酮体阳性伴肝功异常

131. 妊娠期肝内胆汁淤积症表现为

132. 妊娠剧吐表现为

133. 妊娠期药物性肝炎表现为

134. 妊娠急性脂肪肝表现为

（135～138 题共用备选答案）

    A. 孕激素

    B. 雌激素

    C. 雄激素

    D. 氯米芬 + HCG

    E. 雌孕激素序贯疗法

135. 内源性雌激素水平不足的青春期功血需止血者，选用

136. 内源性雌激素水平较高的育龄期功血患者调整月经周期，选用

137. 内源性雌激素水平较低的无排卵型功血患者调整月经周期，选用

138. 体内已有一定水平雌激素的围绝经期无排卵型功血需止血者，选用

（139～143 题共用备选答案）

    A. 病变转移到肝脏

    B. 病变转移至阴道

    C. 肺内转移病灶总面积大于一侧肺的 1/2

    D. 病变转移至宫旁组织及附件

    E. 病变局限于子宫

139. 关于绒毛膜癌及侵蚀性葡萄胎临床分期，Ⅱa 期为

140. 关于绒毛膜癌及侵蚀性葡萄胎临床分期，Ⅱb 期为

141. 关于绒毛膜癌及侵蚀性葡萄胎临床分期，Ⅳ期为

142. 关于绒毛膜癌及侵蚀性葡萄胎临床分期，Ⅲb 期为

143. 关于绒毛膜癌及侵蚀性葡萄胎临床分期，Ⅰ期为

（144～147 题共用备选答案）

    A. 腹腔镜

    B. 宫腔镜

    C. 阴道镜

    D. 超声检查

    E. 诊断性刮宫

144. 可用于诊断子宫颈癌的是

145. 可用于诊断和治疗不规则子宫出血的是

146. 可用于诊断子宫内膜异位症的是

147. 可用于诊断卵巢癌的是

（148～152 题共用备选答案）

    A. 枕左后位

    B. 横位

    C. 枕右横位

    D. 枕右后位

    E. 臀位

148. 胎儿枕骨位于母体骨盆左后方，胎位是

149. 胎儿纵轴与母体纵轴平行，先露部宽大而软，胎位是

150. 对母儿危害最大的异常胎位是

151. 初产妇，规律宫缩 8 小时，阴道检查宫口开全，先露部位于坐骨棘水平以下 2 cm，矢状缝与骨盆横径一致，小囟门位于母体的右侧，胎位是

152. 最常见的异常胎位是

（153～156 题共用备选答案）

    A. 米非司酮治疗

    B. MTX 治疗

    C. 双侧髂内动脉结扎

    D. 患侧卵巢部分切除

    E. 患侧输卵管切除

153. 36 岁已婚女性，停经 45 天，阴道流血 7 天，下腹剧烈疼痛 2 小时入院。查体：患者面色苍白，腹部移动浊音（＋）。剖腹探查诊断为卵巢妊娠。选择哪种治疗方法为宜

154. 40 岁已婚育女性，因"先兆流产"做流产刮宫术，术中发现为宫颈妊娠，大量流血，经注射止血药，局部填塞等措施仍血流如注，血压 80/60 mmHg。此时宜选择哪种治疗

155. 40 岁已婚育妇女，因停经 50 天，下腹剧烈疼痛 2 小时急诊。查体：血压 70/50 mmHg，腹部移动浊音（＋），剖腹探查见左输卵管妊娠破裂型，左输卵管包裹于血块中。选择哪种治疗为宜

156. 28 岁已婚女性，2 年前因输卵管妊娠切除

右侧输卵管，继发不孕 2 年，现停经 40 天，阴道流血 10 天。尿 HCG（＋）。B 超提示右侧输卵管妊娠 3 cm×2 cm×2 cm，盆腔无积液。选择哪种治疗为宜

（157～158 题共用备选答案）

    A. 无性细胞瘤

    B. 未成熟畸胎瘤

    C. 内胚窦瘤

    D. 原发性卵巢绒癌

    E. 成熟畸胎瘤

157. 卵巢恶性生殖细胞肿瘤中最为常见的是

158. 手术后复发越晚，肿瘤越成熟的是

（159～162 题共用备选答案）

    A. 雌激素　　　　　　B. 孕激素

    C. 雄激素　　　　　　D. PRL

    E. PG

159. 多囊卵巢综合征患者的多毛现象与哪种激素水平的升高有关

160. 原发性痛经的发生与患者月经期子宫内膜和月经血中哪种激素水平升高有关

161. 闭经溢乳综合征患者主要表现为哪种激素水平升高

162. 围绝经期综合征的发生与哪种激素水平的减少有关

（163～167 题共用备选答案）

    A. 产后 6 周　　　　　B. 产后 1 周

    C. 产后 10 日　　　　D. 产后 2 周

    E. 产后 3 日

163. 产后宫颈外形恢复到未孕状态出现在

164. 产后子宫体恢复到未孕状态出现在

165. 产后血性恶露转变为浆液性恶露多在

166. 胎盘附着面子宫内膜完全修复出现在

167. 产后子宫复旧降至骨盆腔出现在

【案例分析题】

（168～171 题共用题干）

　　患者，女性，24 岁，已婚，G_0P_0。因"停经 45 天，恶心呕吐 5 天"于 2013 年 4 月 10 入院。平时月经周期欠规律，约 30～40 天一行，4 天干净，末次月经 2013-2-23。既往有"胃病"史，否认糖尿病史。5 天前出现

嗜睡、乏力、乳胀、恶心、伴呕吐胃内容物，发生频繁，不能进食，无腹泻，偶有下腹坠痛，无阴道出血。

168. 为了明确诊断，该病人首先应做哪些检查
   A. 腹部透视
   B. 大便常规
   C. 血常规
   D. 尿常规
   E. 尿妊娠试验
   F. 血清淀粉酶测定

169. 该病人尿常规示尿酮体（＋＋＋），尿妊娠试验阳性。考虑为何诊断
   A. 先兆流产
   B. 妊娠剧吐
   C. 急性胃炎
   D. 急性盆腔炎
   E. 葡萄胎
   F. 妊娠合并糖尿病

170. 需进一步作何检查以确诊
   A. 肝肾功能
   B. 妇科 B 超
   C. 胸片
   D. 妇科检查
   E. 肝、胆、脾、胰 B 超
   F. 血糖测定

171. 诊断为妊娠剧吐，首先要做的处理是
   A. 人工流产
   B. 保胎
   C. 补充能量，输液支持对症
   D. 药物流产
   E. 清宫术
   F. 西咪替丁＋胃复安对症处理

（172～175 题共用题干）

35 岁女性，已婚，孕 2 产 1。白带增多 1 年，性交后出血 3 天。月经正常。妇科检查：宫颈中度糜烂，有接触性出血。子宫正常大小，无压痛。双附件未见异常。

172. 请问该病人的诊断可能是
   A. 宫颈癌
   B. 宫颈炎
   C. 宫颈尖锐湿疣
   D. 宫颈上皮内瘤变
   E. 宫颈淋巴瘤
   F. 宫颈结核

173. 首选做以下哪项检查
   A. 阴道镜
   B. 阴道镜加宫颈细胞学检查
   C. 宫颈锥形切除送病理检查
   D. 疱疹病毒检查
   E. HPV 检查
   F. 宫颈管诊刮术

174. 宫颈细胞学检查提示有不典型鳞状上皮。下一步做哪些检查
   A. 重复阴道镜加宫颈细胞学检查
   B. 阴道镜下宫颈多点活检
   C. 宫颈锥形切除送病理检查
   D. 疱疹病毒检查
   E. HPV 检查
   F. 宫颈管诊刮术

175. 宫颈多点活检提示慢性炎症，HPV 阴性。下一步如何处理
   A. 随访观察
   B. 宫颈激光治疗
   C. 宫颈 LEEP 环切术
   D. 宫颈锥形切除
   E. 子宫切除术
   F. 宫颈局部用抗生素治疗

（176～178 题共用题干）

24 岁妇女，8 月前行剖宫产术，现停经 7 周，要求终止妊娠。

176. 患者终止妊娠的方法可采用
   A. 依沙吖啶（利凡诺）羊膜腔注射
   B. 水囊引产
   C. 负压吸引术
   D. 缩宫素引产
   E. 天花粉羊膜腔引产
   F. 米非司酮药物流产
   G. 钳刮术

177. 患者若采用负压吸引术终止妊娠，手术可能出现的并发症为
   A. 子宫穿孔

B. 羊水栓塞

C. 术中出血多

D. 人工流产综合反应

E. 漏吸

F. 感染

178. 患者于负压吸引术后一周，突然阴道流血增多，伴腹痛，发热。妇科检查：子宫稍大软，压痛（＋），附件正常。为确诊应行的检查是

A. 血 HCG   B. 宫腔镜

C. B 超   D. 腹平片

E. 子宫造影   F. 血常规

（179～182 题共用题干）

患者，女性，26 岁，因"痛经 3 年，未避孕未孕 2 年"入院。平素月经规律，多次测 BBT 为双相型。妇科检查：子宫直肠陷凹扪及触痛性结节，子宫正常大小，右附件区扪及一直径 6 cm 大小囊性包块，张力高，固定，与子宫分界不清，左附件区（－）。B 超：子宫未见异常，右附件区见一 6.7 cm×5.4 cm 大小囊性包块，其内见致密光点。曾行子宫输卵管碘油造影：双侧输卵管通畅；盆腔弥散欠佳。血 CA125：68.3 U/ml。

179. 此病人不孕可能是因为

A. 无卵泡发育

B. 输卵管不通畅

C. 慢性盆腔炎症

D. 子宫内膜发育不良

E. 黄体功能不足

F. 黄素化未破裂卵泡综合征

180. 诊断主要应考虑

A. 不孕症

B. 卵巢恶性肿瘤

C. 子宫内膜异位症

D. 盆腔结核

E. 子宫肌瘤

F. 慢性盆腔炎

181. 确诊的最好方法是

A. 宫腔镜检查

B. 腹腔镜检查

C. 阴道镜检查

D. 分段诊刮术

E. 盆腔 CT 检查

F. 后穹窿穿刺术

182. 腹腔镜探查于子宫骶韧带见多个紫蓝色小点，右卵巢有一直径 6 cm 大小囊性包块，壁厚，色白，包块与子宫右侧壁、阔韧带后叶粘连，其内为巧克力样液体。适宜的手术方式为

A. 右附件切除术

B. 右卵巢切除术

C. 卵巢子宫内膜异位囊肿剥除＋盆腔子宫内膜异位灶灼电术

D. 全子宫＋双附件切除术

E. 双附件切除术

F. 药物保守治疗

（183～186 题共用题干）

患者，女性，45 岁。因白带多、间有阴道少量出血 4 个月于 2013 年 5 月 15 日入院。既往月经规律，LMP 2013 年 5 月 10 日。妇科检查：宫颈重度糜烂样外观，子宫体正常大小，双侧附件未扪及异常。

183. 为明确诊断，患者应首先做哪些检查

A. 腹部 CT

B. 宫颈活检

C. 血常规

D. 宫颈刮片细胞学检查

E. 尿妊娠试验

F. 白带培养

184. 入院后患者作了妇科 B 超检查，发现子宫正常大小，子宫内膜厚 2 cm，左侧附件区可见一个 3 cm×2 cm 混合回声块影，右附件区未见异常。为了明确诊断，患者进一步做下列哪些检查最有临床意义

A. 血清 CA125 测定

B. 腹部 CT

C. 诊断性刮宫

D. 宫腔镜检查

E. 在 B 超引导下细针穿刺活检

F. 宫颈活检

185. 患者宫颈刮片细胞学检查提示，腺上皮高度可疑病变。首先应做的检查是

A. 血清性激素测定

B. 腹部 CT

C. 诊断性刮宫

D. 宫腔镜检查

E. 在 B 超引导下细针穿刺活检

F. 宫颈活检

186. 患者做子宫腔镜检查：子宫颈管光滑，宫腔深 7 cm，子宫内膜厚，宫底近左侧壁可见多个直径约 0.3 ~ 0.5 cm 大小菜花样新生物。病理检查提示：腺癌。下列有关该患者的叙述正确的是

A. 诊断子宫内膜腺癌 I a 期

B. 诊断子宫内膜腺癌 I b 期

C. 应行广泛子宫切除 + 盆腔淋巴结清扫术

D. 应行筋膜外子宫切除 + 盆腔淋巴结清扫术

E. 应先行宫颈活检再决定是否手术

F. 该患者首选放射治疗

(187 ~ 190 题共用题干)

患者 32 岁，未避孕未孕 5 年。10 年前结婚，婚后夫妻同居一处，感情好，性生活正常、规律，每周 2 ~ 3 次。9 年前足月顺娩一活男婴，现健在；8 年前孕 50 天时自然流产 1 次，流产后无特殊不适。此后上环避孕，5 年前因节育环下移行取环术，此后一直未避孕，但未孕至今，现有生育要求。平素偶有下腹部隐痛不适，休息后可自然缓解。既往无传染病史、腹部手术史及其他特殊病史。13 岁月经初潮，月经规律，周期 30 天，经期 5 天，经量中等，偶有痛经。男方查精液无异常。

187. 该患者诊断为

A. 原发不孕

B. 继发不孕

C. 相对不孕

D. 绝对不孕

E. 药物性不孕

F. 感染性不孕

188. 该患者目前需做哪些不孕症相关的检查

A. 查女性激素了解卵巢功能状态

B. 查腹部 B 超了解各脏器发育情况

C. 通过盆腔 B 超监测排卵了解卵泡生长、发育及排卵情况

D. 行胸部 X 线摄片了解心肺情况

E. 行心电图检查了解心脏情况

F. 行子宫输卵管碘油造影了解输卵管通畅情况

189. 若该患者输卵管碘油造影见宫腔形态正常，双侧输卵管全程显影，但走行稍扭曲，双侧输卵管伞端有造影剂积聚，提示双侧输卵管伞端不通、双输卵管积液。那么下一步诊断计划如何制订

A. 监测排卵，嘱其排卵后 24 小时内行房

B. 嘱其测基础体温，于体温升高第一天行房

C. 行腹腔镜下双侧输卵管造口术，术后予输卵管通液治疗

D. 行体外受精 – 胚胎移植术

E. 行丈夫精液人工授精

F. 行宫腔镜检查

190. 若该患者输卵管碘油造影的结果提示：宫腔形态未见异常，双侧输卵管全程均未见显影。则

A. 提示该患者双侧输卵管间质部不通

B. 提示该患者双侧输卵管远端不通

C. 提示该患者子宫发育不良

D. 应行丈夫精液人工授精助孕

E. 应行体外受精胚胎移植术助孕

F. 应行供精人工授精助孕

(191 ~ 194 题共用题干)

患者 26 岁，初产妇，因足月阴道产后大量出血 20 分钟入院。患者孕 39 周，于 2 小时前出现阵发性下腹痛入住一私人医院待产，入院后产程进展快，于 20 分钟前顺利娩出一活男婴，产后即出现阴道大量流血不止，约 1000 ml，遂急诊入院。入院时查体：血压 89/40 mmHg，脉搏 110 次/分，神情淡漠，口唇苍白，脉搏细弱，四肢厥冷，双肺听诊无明显异常，心率 110 次/分，律齐，各听诊区未闻及杂音。腹部稍膨隆，下腹部轻压痛，全腹无反跳痛及肌紧张，肝脾肋下均未扪及。双下肢轻度水肿。

191. 该患者诊断应考虑

A. 胎盘早剥

B. 产后出血

C. 失血性休克

D. 贫血

E. 前置胎盘

F. 羊水栓塞

G. 子宫破裂

192. 追问病史：该患者系胎儿娩出后，胎盘娩出前即开始出现阴道流出大量鲜红色的血液，并有大块血凝块，则考虑

A. 胎盘滞留

B. 胎盘剥离不全

C. 阴道壁严重撕伤

D. 凝血功能障碍

E. 宫缩乏力

F. 宫颈严重撕伤

G. 子宫下段撕伤

193. 入院后立即于外阴及阴道消毒下检查产道，见胎盘尚未娩出，仍有较多鲜红色血液及血凝块自阴道内流出，右侧阴道壁可见长约 3 cm、深约 2 cm 的裂伤，可见活动性出血，部分见血凝块覆盖，子宫轮廓尚清楚，应立即采取下列哪些处理方案

A. 立即设法娩出胎盘

B. 予止血剂

C. 建立静脉通道

D. 检查软产道

E. 输血、补液等抗休克治疗

F. 监测生命体征

G. 修补软产道

H. 立即输注抗生素

194. 若患者胎盘娩出、产道修补后仍有较多暗红色血自宫腔内流出，此时检查胎盘见胎盘虽完整，但胎膜边缘有一较粗的血管断端，且此时子宫轮廓不清。此时应作何应急处理

A. 予止血剂

B. 予宫缩剂

C. 予抗生素

D. 立即清宫

E. 再次检查软产道

F. 按摩子宫

G. 立即手术切除子宫

（195～198 题共用题干）

患者，女性，14 岁，体格及智力发育与同龄人相似，已出现第二性征 3 年，一直无月经来潮。近 1 年常感下腹胀痛，每一至两月发作一次，每次持续 3～4 天，可自然缓解，近来偶于腹痛时伴有腰骶部胀痛及肛门坠胀，亦可自然缓解。2 月前无意间发现下腹部有一包块。查体：身高 160 cm，体重 50 kg，乳房发育好，女性体态，其他系统查体未发现异常。

195. 该患者诊断首先可考虑为

A. 子宫内膜异位症

B. 盆腔炎

C. 先天性处女膜闭锁

D. 卵巢肿瘤

E. 先天性无阴道

F. 子宫肌瘤

G. 原发性闭经

H. 继发性闭经

196. 为明确诊断，该患者首先应作哪种检查

A. 腹部 B 超

B. 胸部 X 线摄片

C. 妇科检查

D. 染色体检查

E. 血常规检查

F. 心电图检查

G. 肿瘤标志物检查

H. 肝肾功能检查

197. 该患者妇科检查见阴阜、大小阴唇、阴蒂均发育正常，前庭内未见阴道开口，仅于相应位置见直径约 1 cm 的紫蓝色组织向外膨出，直肠-腹部检查于阴道相应部位可扪及直径约 3 cm 的条索状物，盆腔内可扪及直径约 10 cm 类圆形包块，边界尚清晰，无压痛。双附件区均未扪及异常。该患者诊断考虑

A. 外阴肿瘤

B. 阴道肿瘤

C. 子宫内膜异位症

D. 先天性处女膜闭锁

E. 先天性无阴道

F. 两性畸形

G. 卵巢肿瘤

H. 子宫肌瘤

198. 对该患者应如何治疗

A. 腹腔镜探查手术

B. 剖腹探查术

C. 宫腔镜手术

D. 处女膜切开术

E. 阴道成形术

F. 外阴肿瘤切除术

G. 子宫肌瘤剥除术

H. 卵巢肿瘤剥除术

(199～202 题共用题干)

患者，女性，49 岁，已婚，孕 3 产 1。因月经紊乱伴经量增多 6 月于 2008－7－20 就诊。既往月经 4－5 天/28－32 天，现月经 7－10 天/15－45 天，LMP 2008－7－18，量多有血凝块。查体：轻度贫血貌，全身皮肤黏膜无出血点和瘀斑。妇科检查：子宫略增大，双附件未扪及异常。

199. 请问该病人诊断可能有哪些

A. 子宫肌瘤

B. 子宫内膜癌

C. 子宫内膜息肉

D. 功能失调性子宫出血

E. 葡萄胎

F. 早孕流产

200. 首选做以下哪些检查

A. 子宫附件 B 超

B. 诊断性刮宫术

C. 分段诊断性刮宫术

D. 尿妊娠试验

E. 性激素检查

F. 盆腔 CT 检查

201. 子宫附件 B 超提示子宫浆膜下见直径约 3 cm 的低回声包块。下一步应做哪种检查

A. 诊断性刮宫术

B. 分段诊断性刮宫术

C. 尿妊娠试验

D. 性激素检查

E. 盆腔 CT 检查

F. 凝血功能检查

202. 若分段诊刮报告为子宫内膜单纯性增生，则病人出血的原因是

A. 子宫肌瘤

B. 子宫内膜癌

C. 子宫内膜息肉

D. 功能失调性子宫出血

E. 葡萄胎

F. 早孕流产

(203～206 题共用题干)

患者，女性，26 岁。因"停经 33 周，恶心呕吐纳差七天"入院。G_0P_0，否认肝炎病史。入院检查：体温正常，血压 118/80 mmHg，脉搏 81 次/分，意识清楚，皮肤巩膜中度黄染，心肺未见异常。腹膨隆，左上腹轻压痛，肝脾未触及。肝区无叩痛，莫菲氏征阴性。宫高 25 cm，腹围 90 cm，胎心 140 次/分。B 超：胆囊回声异常，胆囊息肉。双顶径 8.6 cm，股骨长 5.4 cm，羊水指数 15.7 cm。实验室检查：白细胞 11.2×10^9 g/L，血小板 168×10^9 g/L，血红蛋白 139 g/L，尿胆原（－），尿胆红素（－），丙氨酸氨基转移酶（ALT）157IU/L，天冬氨酸氨基转移酶（AST）190 IU/L，总胆红素 127.57 μmol/L，直接胆红素 106 μmol/L，总蛋白 65 g/L，白蛋白 28.34 g/L，尿素氮 7.20 mmol/L，肌酐 132 μmol/L。凝血象：部分凝血活酶时间（APTT）47.0 s，凝血酶原时间（TT）20.1 s，纤维蛋白原（FIB）2.36 g/L。入院后予以保肝、促胎肺成熟、营养等对症治疗。肝功能损害进行性加重，于第 6 天因上消化道出血及胎儿窘迫在全麻下行子宫下段剖宫产术。

203. 入院初步诊断需考虑哪些疾病

A. 妊娠合并病毒性肝炎

B. 妊娠急性脂肪肝

C. 妊娠肝内胆汁淤积综合征

D. 妊娠合并急性胆囊炎

E. HELLP 综合征

F. 妊娠合并重症肝炎

204. 入院后还需进行哪些辅助检查

A. 甘胆酸测定

B. 肝炎标志物

C. 血淀粉酶

D. 尿淀粉酶

E. 甲状腺功能

F. 女性激素全项

205. 入院后检查血、尿淀粉酶正常，甲、乙、丙、丁、戊肝病毒标志物均阴性，甘胆酸（CG）55.6 μg/ml（正常值 2 μg/ml）。该病最有可能的诊断有

A. 妊娠合并病毒性肝炎

B. 妊娠急性脂肪肝

C. 妊娠肝内胆汁淤积综合征

D. 妊娠合并急性胆囊炎

E. HELLP 综合征

F. 妊娠合并重症肝炎

206. 要对此病人的诊断作出进一步明确，需要做的实验有

A. 肝脏 CT

B. 肝脏穿刺术＋活组织病理检查

C. 肝功能检测

D. 肾功能检测

E. 凝血功能检测

F. 血沉检测

（207～209 题共用题干）

初产妇，足月临产 10 小时，破水 7 小时，宫缩 20 秒，间隔 8～10 分钟，胎心率 180 次/分，羊水Ⅱ度污染。阴道检查：宫口开大 5 cm，S0，矢状缝在右斜径上，小囟门在 7 点处，坐骨棘突，坐骨切迹<2 横指，骶骨浅弧。

207. 下列哪项诊断是正确的

A. 胎膜早破

B. ROP

C. 中骨盆狭窄

D. 胎儿窘迫

E. 继发性宫缩乏力

F. 持续性枕后位

208. 应立即采取的措施为

A. 严密观察产程，等待自然分娩

B. 立即剖宫产

C. 小剂量滴注催产素

D. 持续吸氧

E. 地西泮 10 mg 静脉推注

F. 手法转胎位，产钳助产

209. 患者立即行剖宫产结束分娩，下列哪项不是本病例的手术适应证

A. 胎儿窘迫

B. 头盆不称

C. 中骨盆狭窄

D. 胎膜早破

E. 宫缩乏力

F. 持续性枕后位

（210～212 题共用题干）

32 岁女性，单胎足月妊娠，胎膜早破，漏斗骨盆，行剖宫产。手术进行顺利，术后静脉预防感染 3 天，后改为口服药物 4 天，术后第 7 天出院。出院后第 4 天因发冷、发热和腹痛而再次入院，入院时体温 39.5℃。

210. 根据上述病例可能考虑的诊断是

A. 急性乳腺炎

B. 乳腺乳汁淤积

C. 急性膀胱炎

D. 急性盆腔炎，包括子宫内膜炎、子宫肌炎、盆腔结缔组织炎和盆腔腹膜炎

E. 上呼吸道感染

F. 糖尿病酮症

211. 患者入院后对其进行处理，下列哪些是正确的

A. 宫腔分泌物进行细菌培养和药物敏感试验

B. 产妇采用半卧位

C. 物理或药物降温

D. 选用对需氧菌和厌氧菌有效的抗生素联合用药

E. 清宫术

F. 应用缩宫素

212. 为明确患者感染的病原体，可采用的鉴定方法为

A. 病原体培养

B. 分泌物涂片检查

C. 病原体抗原检测

D. 病原体特异性抗体检测

E. 血清急性期 C - 反应蛋白

F. 血常规检查

参考答案

1. D	2. A	3. E	4. A	5. B	6. A
7. B	8. B	9. E	10. A	11. C	12. D
13. D	14. A	15. E	16. E	17. C	18. D
19. E	20. C	21. B	22. B	23. A	24. C
25. C	26. C	27. A	28. E	29. B	30. D
31. D	32. D	33. B	34. A	35. A	36. B
37. A	38. D	39. D	40. D	41. B	42. C
43. A	44. E	45. E	46. E	47. B	48. B
49. C	50. A	51. C	52. E	53. B	54. E
55. A	56. D	57. C	58. C	59. C	60. C
61. B	62. A	63. E	64. B	65. A	66. B
67. B	68. A	69. E	70. D	71. B	72. B
73. E	74. B	75. B	76. E	77. E	78. C
79. E	80. C	81. E	82. E	83. D	84. C
85. A	86. D	87. B	88. E	89. B	90. A
91. E	92. C	93. E	94. E	95. B	96. A
97. E	98. C	99. C	100. D	101. E	102. A
103. D	104. A	105. C	106. E	107. C	108. C
109. B	110. A	111. E	112. B	113. B	114. A
115. D	116. E	117. C	118. D	119. C	120. E
121. C	122. D	123. B	124. A	125. D	126. B

127. A	128. B	129. E	130. D	131. A	132. E
133. C	134. B	135. B	136. A	137. E	138. A
139. D	140. C	141. A	142. C	143. E	144. C
145. B	146. A	147. A	148. A	149. E	150. B
151. C	152. A	153. D	154. C	155. E	156. B
157. A	158. B	159. C	160. E	161. D	162. A
163. B	164. A	165. E	166. A	167. C	

168. BCDE	169. BCE	170. ABD
171. BC	172. ABDEF	173. B
174. BE	175. B	176. C
177. ABCDEF	178. C	179. CEF
180. AC	181. B	182. CB
183. CDE	184. ACD	185. CD
186. AD	187. BC	188. ACF
189. CD	190. AE	191. BCD
192. CFG	193. ACDEFG	194. BDF
195. CEG	196. C	197. D
198. D	199. ABCD	200. A
201. B	202. D	203. ABC
204. ABCD	205. BC	206. B
207. BCDE	208. BD	209. BCDEF
210. ACDE	211. ABCD	212. ABCD